Retalhos e Enxertos
em Cirurgia Micrográfica de Mohs

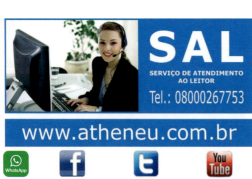
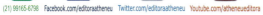

Retalhos e Enxertos
em Cirurgia Micrográfica de Mohs

Autores-Editores

Felipe Bochnia Cerci

Graduado pela Pontifícia Universidade Católica do Paraná (PUC-PR), com residência médica em dermatologia no Hospital Santa Casa de Curitiba, seguida de 1 ano de especialização em cirurgia dermatológica na mesma instituição. Realizou 2 anos e 4 meses de aperfeiçoamentos e especializações em cirurgia micrográfica de Mohs nos Estados Unidos – University of Texas/MD Anderson Cancer Center (Houston), Wake Forest University (Winston-Salem), Skin Surgery Medical Group (San Diego), Mayo Clinic (Rochester), Texas Surgical Dermatology (Spring), Weill Medical College of Cornell University (Nova Iorque), Massachusetts General Hospital – Harvard University (Boston/Cambridge), Mount Sinai Medical Center (Miami) e Cleveland University Hospitals (Cleveland). Também se aperfeiçoou por 1 mês na Austrália – Skin and Cancer Foundation (Melbourne). Possui mestrado e doutorado pela Universidade Federal do Paraná (UFPR). Autor e coautor de 59 artigos científicos. Contribui com a formação de novos cirurgiões de Mohs no curso de formação em cirurgia micrográfica da Sociedade Brasileira de Cirurgia Dermatológica e Sociedade Brasileira de Dermatologia.

Bruno de Carvalho Fantini

Graduado pela Faculdade de Medicina da USP (FMUSP), com residência médica em clínica médica e dermatologia pelo Hospital das Clínicas da FMUSP. Realizou 2 anos de especialização em cirurgia dermatológica e cirurgia micrográfica de Mohs na Faculdade de Medicina do ABC. Como complementação realizou 3 meses de aperfeiçoamentos e especializações em cirurgia micrográfica de Mohs no Exterior – Mayo Clinic (Rochester) e Centro de Dermatologia Integral (Madri, Espanha). Possui doutorado pela Faculdade de Medicina de Ribeirão Preto – USP (FMRP-USP), abordando os preditores da extensão subclínica e do número de fases da cirurgia micrográfica de Mohs no carcinoma basocelular. É responsável pela formação de cirurgiões de Mohs na FMRP-USP, onde coordena o grupo de cirurgia micrográfica de Mohs há mais de 10 anos. Além disso, contribui com a formação de novos cirurgiões de Mohs no curso de formação em cirurgia micrográfica da Sociedade Brasileira de Cirurgia Dermatológica e Sociedade Brasileira de Dermatologia.

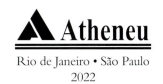

Rio de Janeiro • São Paulo
2022

EDITORA ATHENEU | São Paulo — Rua Maria Paula, 123 – 13º andar
Conjuntos 133 e 134
Tel.: (11) 2858-8750
E-mail: atheneu@atheneu.com.br

Rio de Janeiro — Rua Bambina, 74
Tel.: (21) 3094-1295
E-mail: atheneu@atheneu.com.br

CAPA: Equipe Atheneu
PRODUÇÃO EDITORIAL: Adielson Anselme

CIP-BRASIL. CATALOGAÇÃO NA PUBLICAÇÃO
SINDICATO NACIONAL DOS EDITORES DE LIVROS, RJ

C391r

Cerci, Felipe Bochnia

Retalhos e enxertos em cirurgia micrográfica de Mohs/Felipe Bochnia Cerci, Bruno de Carvalho Fantini. – 1. ed. – Rio de Janeiro : Atheneu, 2022.

272 p. : il. ; 28 cm.

Inclui bibliografia e índice
ISBN 978-65-5586-518-9

1. Face – Cirurgia. I. Fantini, Bruno de Carvalho. II. Título.

| 22-78549 | CDD: 617.952 |
| | CDU: 617.52 |

Gabriela Faray Ferreira Lopes – Bibliotecária – CRB-7/6643

24/06/2022   29/06/2022

CERCI, F.B.; FANTINI, B.C.
Retalhos e Enxertos em Cirurgia Micrográfica de Mohs

© Direitos reservados à EDITORA ATHENEU – Rio de Janeiro, São Paulo, 2022

Colaboradores

Alessandro Ferreira Silva Guedes de Amorim

Clínica de Dermatologia Alessandro Guedes.
Brasília, DF.

Allison Vidimos

Chairman, Department of Dermatology – Cleveland Clinic.
Professor of Medicine, Cleveland Clinic.
Lerner College of Medicine – Case Western Reserve
University.
Cleveland, Estados Unidos.

André Luiz Simião

Coordenador da Cirurgia Micrográfica de Mohs,
PUC-Campinas.
Chefe do Serviço de Dermatologia, PUC-Campinas.
Campinas, SP.

Aparecida Machado de Moraes

Doutorado – USP.
Professora Associada e Livre-Docente – UNICAMP.
Mohs Campinas.
Campinas, SP.

Arash Kimyai-Asadi

Associate Professor of Dermatology, Weill Cornell
Medicine, Nova Iorque, Estados Unidos.
Associate Professor of Medicine, Houston Methodist
Hospital, Houston, Estados Unidos.

Bogdana Victoria Kadunc

Doutorado – USP.
Professora Colaboradora de Dermatologia, Hospital do
Servidor Público Municipal de São Paulo.
São Paulo, SP.

Bruno de Carvalho Fantini

Doutorado – USP.
Médico Assistente do Hospital das Clínicas da Faculdade
de Medicina de Ribeirão Preto (USP).
Ribeirão Preto, SP.

Carlos D'Apparecida Santos Machado Filho

Mestrado e Doutorado – UNIFESP.
Professor Titular de Dermatologia, Faculdade de
Medicina do ABC.
Santo André, SP.

Caroline Brandão

Mestrado – Faculdade de Medicina do ABC.
Médica Colaboradora em Cirurgia Micrográfica de
Mohs, UFRJ.
Rio de Janeiro, RJ.

Eliandre Palermo

Clínica Eliandre Palermo.
São Paulo, SP.

Elisa Kubo

Clínica de Dermatologia Elisa Kubo.
União de Vitória, PR.

Emerson Henrique Padoveze

Doutorado – USP.
Professor-Coordenador da Dermatologia, Faculdade de
Medicina São Leopoldo Mandic.
Médico Colaborador em Cirurgia Dermatológica,
UNICAMP.
Campinas, SP.

Felipe Bochnia Cerci

Mestrado – Universidade Federal do Paraná.
Mohs Curitiba, Clínica Cepelle.
Curitiba, PR.

Francisco Paschoal

Mestrado – UNIFESP.
Doutorado – USP.
Professor Assistente de Dermatologia, Faculdade de
Medicina do ABC.
DermaImage Médicos Associados.
São Paulo, SP.

Frederico Hassin Sanchez

Mestrado – UFRJ.
Professor do Curso de Medicina, Universidade Estácio
de Sá.
Médico Colaborador do Instituto de Dermatologia
Professor Rubem David Azulay da Santa Casa de
Misericórdia do Rio de Janeiro.
Rio de Janeiro, RJ.

Glaysson Tassara Tavares

Mestrado – Faculdade de Ciências Médicas de Minas
Gerais.
Mohs BH.
Belo Horizonte, MG.

Guilherme Athanasio Shwetz

Coordenador do Ambulatório de Câncer de Pele do
Hospital Universitário Evangélico Mackenzie.
Curitiba, PR.

Guilherme Canho Bittner

Médico Colaborador em Cirurgia Dermatológica,
Universidade Federal do Mato Grosso do Sul.
Clínica Hans.
Campo Grande, MS.

Hamilton Ometto Stolf

Mestrado – UNIFESP.
Doutorado – UNIFESP.
Professor Colaborador de Dermatologia, UNICAMP.
Campinas, SP.

Henrique José de Magalhães Cavellani

Médico Colaborador, Faculdade de Medicina de
Ribeirão Preto, USP.
Ribeirão Preto, SP.

Jeremy Bordeaux

Professor of Dermatology.
Case Western Reserve University.
Director of Dermatologic Surgery.
University Hospitals Cleveland Medical Center.
Cleveland, Estados Unidos.

Jerry D. Brewer

Professor of Dermatology.
Program Director – Micrographic Surgery and
Dermatologic Oncology.
Mayo Clinic.
Rochester, Estados Unidos.

Juan Ramon Garces Gatrau

Centro Médico Teknon.
Barcelona, Espanha.

Joaquim José Teixeira de Mesquita Filho

Dermatologista e Cirurgião Geral.
Chefe do Setor de Cirurgia Dermatológica, Instituto
de Dermatologia Professor Rubem David Azulay da
Santa Casa de Misericórdia do Rio de Janeiro.
Rio de Janeiro, RJ.

Juliana Jordão

Mestrado – Faculdade Evangélica Mackenzie do
Paraná.
Coordenadora do Serviço de Laser e Tecnologias,
Hospital Universitário Evangélico Mackenzie.
Curitiba, PR.

Leonardo Rotolo Araújo

Médico Colaborador em Cirurgia Dermatológica.
Instituto de Dermatologia Professor Rubem David Azulay
da Santa Casa de Misericórdia do Rio de Janeiro.
Rio de Janeiro, RJ.

Luciana Takata Pontes

Mestrado – UNICAMP.
Mohs Campinas.
Campinas, SP.

Luis Henrique Barbizan de Moura

Médico Colaborador em Cirurgia Micrográfica de
Mohs, UNIFESP.
São Paulo, SP.

Luiz Fernando Froes Fleury Junior

Mestrado – USP.
Professor de Dermatologia, Universidade Federal de
Goiás.
Coordenador da Cirurgia Dermatológica, Universidade
Federal de Goiás.
Goiânia, GO.

Luiz Roberto Terzian

Mestrado – USP.
Professor Colaborador da Faculdade de Medicina do
    ABC, Coordenador da Cirurgia Micrográfica de Mohs.
Hospital Israelita Albert Einstein.
São Paulo, SP.

Mariana Nadalin Meireles

Coordenadora da Cirurgia Micrográfica de Mohs –
    UNIFESP.
São Paulo, SP.

Mark E. Burnett

Surgical Director.
California Dermatology Group.
Santa Barbara, Estados Unidos.

Mauro Enokihara

Mestrado – UNIFESP.
Doutorado – UNIFESP.
Professor Adjunto de Dermatologia, Escola Paulista de
    Medicina, UNIFESP.
São Paulo, SP.

Michael Chang

Clinical Assistant Professor.
University of New Mexico.
Albuquerque, Estados Unidos.

Michael Kunz

Department of Dermatology, University Hospital Basel.
Basel, Suíça.

Miguel Olmos

Fundación Universitaria de Ciencias de la Salud.
Bogotá, Colômbia.

Miguel Sánchez Viera

Instituto de Dermatologia Integral.
Madri, Espanha.

Naiara S. Barbosa

Assistant Professor.
Director of Mohs Surgery & Dermatologic Oncology.
The University of New Mexico.
Albuquerque, Estados Unidos.

Nataly Portilla

Clínica Erasmo.
Valledupar, Colômbia.

Nilton Di Chiacchio

Mestrado – USP.
Doutorado – USP.
Chefe da Clínica de Dermatologia do Hospital do
    Servidor Público Municipal de São Paulo.
São Paulo, SP.

Nilton Gioia Di Chiacchio

Doutorado – USP.
Médico Assistente da Clínica de Dermatologia do
    Hospital do Servidor Público Municipal de São Paulo.
São Paulo, SP.
Médico Colaborador da Disciplina de Dermatologia da
    Faculdade de Medicina do ABC.
Santo André, SP.

Ricardo José David Costa Vieira

Doutorado – Universidade de Coimbra.
Professor Auxiliar.
Coimbra, Portugal.

Roberto Bueno Filho

Doutorado – USP.
Médico Assistente do Hospital das Clínicas, Faculdade
    de Medicina de Ribeirão Preto, USP.
Ribeirão Preto, SP.

Roman Miñano Medrano

Professor Colaborador, Universidad Rey Juan Carlos.
Instituto de Dermatologia Integral.
Madri, Espanha.

Selma Schuartz Cernea

Médica Colaboradora Responsável pela Cirurgia
    Micrográfica de Mohs, Hospital do Servidor Público
    Municipal de São Paulo.
São Paulo, SP.

Severin Läuchli

Dermatologisches Zentrum Zürich AG.
Zurique, Suíça.

Stanislav N. Tolkachjov

Epiphany Dermatology, Director of Mohs Micrographic
    & Reconstructive Surgery.
Texas A&M College of Medicine, Clinical Associate
    Professor (Affiliated).
Department of Dermatology – The University of Texas
    at Southwestern Medical Center, Clinical Assistant
    Professor.
Division of Dermatology – Baylor Scott & White,
    Clinical Faculty.
Dallas, Estados Unidos.

Thais Helena Buffo

Mestrado – UNICAMP.
Médica Assistente do Hospital de Clínicas – UNICAMP.
Coordenadora da Cirurgia Dermatológica e Cirurgia Micrográfica de Mohs – UNICAMP.
Campinas, SP.

Vanessa Mussupapo

Médica Assistente em Cirurgia Dermatológica e Cirurgia Micrográfica de Mohs, Faculdade de Medicina do ABC.
Santo André, SP.
Coordenadora do Curso de Formação em Cirurgia Micrográfica de Mohs da SBD/SBCD.
São Paulo, SP.

Victor Neel

Assistant Professor of Dermatology.
Massachusetts General Hospital.
Harvard Medical School.
Boston, Estados Unidos.

Wesley Y. Yu

Assistant Professor.
Department of Dermatology.
Oregon Health & Science University.
Portland, Estados Unidos.

Yahima Santana Trébol

Instituto de Dermatologia Integral.
Madri, Espanha.

Colaboradores (Fotos)

Flávia Augusta Attié de Castro

Doutorado – USP.
Médica colaboradora da Oculoplástica do Hospital das Clínicas de Ribeirão Preto, USP.
Clínica Dra. Flávia Attié.
Franca, SP.

Joseph F. Sobanko

Director of cosmetic and laser surgery.
Associate Professor of Dermatology.
University of Pennsylvania.
Filadélfia, Estados Unidos.

Manuela Fiorese Benites Gomes

Médica assistente da oculoplástica do Hospital de Olhos do Paraná.
Clínica Visão com Saúde.
Curitiba, PR.

Patricia Mitiko Santello Akaishi

Doutorado – USP
Médica assistente da oculoplástica do Hospital das Clínicas da Faculdade de Medicina de Ribeirão Preto (USP).
Ribeirão Preto, SP.

Sergio Schrader Serpa

Mestrado – UFRJ.
Médico Colaborador da Cirurgia Dermatológica, UFRJ.
Rio de Janeiro, RJ.

Tri H. Nguyen

Texas Surgical Dermatology.
Spring, Estados Unidos.

Agradecimentos

Agradeço aos meus pais, Vladimir e Iracema, pelo amor e apoio incondicionais, pelos ensinamentos e, por serem, desde sempre, exemplos para mim e meus irmãos. Sem vocês, nada disso seria possível.

À minha amada esposa, Viviane, pelo incentivo constante, pela compreensão e por tornar os meus dias mais leves e alegres. A jornada da vida ao seu lado é ainda mais bela.

Aos meus irmãos, Bruno e Gustavo, pelo suporte, pela amizade e por me ensinarem a importância da união.

Agradeço aos meus mentores em cirurgia micrográfica de Mohs, pelos ensinamentos e pela dedicação, em especial ao Dr. Tri Nguyen, por ser fonte contínua de inspiração e por me mostrar a importância dos detalhes em cada reconstrução.

Ao amigo Stan Tolkachjov, exímio cirurgião de Mohs, pela receptividade desde o dia em que nos conhecemos e pela colaboração em inúmeros trabalhos científicos.

À Dra. Betina Werner, pela orientação no mestrado e no doutorado, e por ter sido fundamental na mudança de rumo da minha vida profissional.

Por fim, agradeço ao meu amigo Bruno de Carvalho Fantini, brilhante e talentoso cirurgião de Mohs, sem o qual não teria sido possível a realização deste sonho.

Felipe Bochnia Cerci

Agradeço aos meus pais, Aldo e Mariza, e à minha irmã, Paula, por sempre estarem ao meu lado.

À minha esposa, Cilene, e aos meus filhos, Laís, Lucas e Lara, pelo incentivo e paciência.

Agradeço a todos os meus mentores pelos ensinamentos e acolhimento. Ao Prof. Carlos Machado, ao Dr. Jerry D. Brewer e ao Dr. Luiz Roberto Terzian, pela admirável dedicação à minha formação.

À Professora Cacilda da Silva Souza, pelo entusiasmo, apoio, viabilização e expansão da cirurgia dermatológica e cirurgia micrográfica de Mohs no Hospital das Clínicas de Ribeirão Preto, assim como aos meus colegas de trabalho e residentes que me acompanharam por todos esses anos.

Finalmente, agradeço ao meu amigo Felipe Bochnia Cerci, cirurgião de Mohs com singular qualidade técnica, pela parceria indispensável e dedicação excepcional a este projeto.

Bruno de Carvalho Fantini

Agradecemos aos colaboradores pelo esforço e por compartilharem anos de estudo e de trabalho conosco neste livro.

Agradecemos aos pacientes, pela contribuição imensurável e indispensável a esta obra.

Felipe Bochnia Cerci
Bruno de Carvalho Fantini

Prefácio

Generational changes in the practice of medicine are rare. We often practice how we were trained and a departure from how we think, assess, and perform techniques is uncommon. Yet, that transformation has now arrived. In their book, *Retalhos e Enxertos em Cirurgia Micrográfica de Mohs*, Drs. Felipe Bochnia Cerci and Bruno de Carvalho Fantini transform the field of reconstructive surgery for Brazil. They assembled a team of national and international surgeons to create a comprehensive compendium for facial reconstruction that is insightful, well organized, and beautifully photographed and illustrated. While these artful repairs are of oncologic wounds from Mohs micrographic surgery, the principles are multidisciplinary and timeless. Generations of dermatologists, otolaryngologists, and plastic surgeons will be referencing these pages for years to come.

Tri Nguyen, MD

Texas Surgical Dermatology
Spring, Texas, Estados Unidos

Mudanças geracionais na prática da medicina são raras. Frequentemente, praticamos como fomos treinados sem nos darmos conta de como pensamos, avaliamos e executamos as técnicas. No entanto, essa transformação chegou. No livro *Retalhos e Enxertos em Cirurgia Micrográfica de Mohs*, os Drs. Felipe Bochnia Cerci e Bruno de Carvalho Fantini transformam o campo da cirurgia reconstrutora no Brasil. Eles reuniram uma equipe de cirurgiões nacionais e internacionais para criar um compêndio abrangente sobre reconstrução facial, que é perspicaz, bem organizado e belamente fotografado e ilustrado. Embora esses reparos engenhosos sejam de feridas oncológicas após cirurgia micrográfica de Mohs, os princípios são multidisciplinares e atemporais. Gerações de dermatologistas, otorrinolaringologistas e cirurgiões plásticos farão referência a estas páginas nos anos que virão.

Tri Nguyen, MD

Texas Surgical Dermatology
Spring, Texas, Estados Unidos

Apresentação

É com muita alegria e satisfação que apresentamos a vocês a obra *Retalhos e Enxertos em Cirurgia Micrográfica de Mohs*, um projeto realizado com muito empenho por nós editores, que nos dedicamos quase exclusivamente à prática e ao ensino da cirurgia micrográfica de Mohs e reconstruções. Para a realização desse sonho e elaboração deste livro, tivemos o prazer enorme de contar com amigos e colegas do Brasil e de outros países, muitos dos quais foram nossos mentores durante períodos de formação e de aperfeiçoamentos. A participação de cirurgiões de Mohs de outros países é um importante diferencial desta obra, uma vez que esses colegas têm grande experiência devido ao grande volume de cirurgias.

Apesar de existirem excelentes livros sobre o tema, em sua maioria nos Estados Unidos, não havia no Brasil um livro focado apenas nas reconstruções após cirurgia de Mohs. Devido à constante expansão da técnica no país, a elaboração desta obra visa, de alguma forma, contribuir para esse contínuo crescimento. Todos os casos do livro, exceto os das Figuras 10.2A-C, 10.5, 13.3, 13.7, 13.8 e do capítulo de unhas foram tratados com cirurgia micrográfica de Mohs. Com relação às reconstruções, todas foram realizadas por cirurgiões de Mohs dermatologistas, exceto alguns casos do Capítulo 18 – Reconstrução Periorbital, que foram restaurados por cirurgiãs oculoplásticas.

Dividimos o livro em dois grandes grupos de capítulos: métodos de reconstrução e unidades anatômicas. Dessa forma, além de ser um livro para ser lido "por inteiro", também poderá ser consultado de maneira rápida, quando necessário. Além das reconstruções, os seguintes capítulos complementam o livro: um capítulo inicial sobre a cirurgia micrográfica de Mohs para familiarizar os leitores que não a conhecem; um capítulo sobre os princípios básicos de reconstrução cutânea, o qual é a base para todos os demais capítulos, já que o domínio dos princípios cirúrgicos é fundamental para realização de todas as formas de reparo; um capítulo sobre revisão de cicatrizes e outro destinado às complicações e ao manejo.

O início da obra descreve os diferentes métodos de reconstrução. Estes são capítulos fundamentais, pois explicam a teoria que respalda cada método, baseando-se em importantes referências bibliográficas e na experiência dos autores/editores. Incluímos também um capítulo sobre enxerto de cartilagem, técnica essencial para a manutenção da função e restauração anatômica de muitas feridas operatórias do terço nasal inferior, assim como para restauração anatômica da orelha.

A segunda parte do livro é dividida por unidades anatômicas. Além de oferecer importante embasamento teórico, esta distribuição permite que o leitor possa consultar cada capítulo de forma rápida no dia a dia. Apesar de o foco do livro ser a reconstrução facial, optamos por inserir um capítulo contemplando o aparelho ungueal para enriquecer a obra.

Algo inédito que fizemos foi "cruzar" todas as fotos do livro para permitir que o leitor localize rapidamente todos os casos de uma determinada reconstrução. Dessa forma, quando mostramos um exemplo de retalho paramediano frontal no capítulo de retalhos interpolados, referenciamos os demais casos presentes no livro na sequência do texto.

Outro importante diferencial da obra é a extensa documentação fotográfica intraoperatória, que permite a observação dos detalhes e minúcias das reconstruções, facilitando a sua aplicabilidade. Acreditamos que boas imagens são fundamentais para o entendimento e aprendizado das reconstruções. A obra contempla desde casos "simples" até reconstruções mais complexas, enriquecendo, assim, o repertório do leitor, independentemente do seu grau de experiência.

Acreditamos que mais importante do que o uso de epônimos é o entendimento da biomecânica dos retalhos e o domínio da técnica operatória. Aliado a isso, antecipar e entender o processo de cicatrização é essencial, já que uma reconstrução terá seu resultado "final" depois de transcorridos ao menos 6 meses de pós-operatório.

A reconstrução de feridas operatórias após a remoção de câncer de pele é altamente gratificante. Não se trata apenas de "fechar um buraco"! Devemos sempre restaurar a ferida do mesmo modo que faríamos em algum ente querido. Atenção deve ser dada aos mínimos detalhes, pois o reparo executado pode ter profundo impacto na vida dos pacientes. Não se deve menosprezar nenhuma ferida operatória. Além disso, não existe receita de bolo para as reconstruções, cada ferida é única. Assim como em qualquer área da medicina, o conhecimento e o treinamento adequado, acompanhados da reflexão, são necessários para o aprendizado.

A utilização dos retalhos possibilita a restauração das feridas utilizando, na maioria das vezes, pele da própria vizinhança e exige algumas reflexões:

- Onde há pele sobrando?
- Quais incisões são capazes de recrutar mais pele?
- Elas podem ser ocultadas?
- De onde virá o suprimento sanguíneo?
- Qual será a consequência para a área doadora?
- Haverá distorções?
- Quais são as vantagens e desvantagens de cada opção?

Essas e outras reflexões são fundamentais e devem sempre acompanhar o cirurgião no momento da escolha do método de reconstrução.

Foi um longo projeto, que contou com admirável dedicação de todos os envolvidos. Com a obra concluída, estamos certos de que cada minuto nela investido valeu a pena. Esperamos que esta obra possa ser útil para colegas de diferentes especialidades e de diferentes níveis técnicos e, em última instância, que possa beneficiar muitos pacientes. Que a preocupação do paciente na consulta pré-operatória se transforme em gratidão e alegria no pós-operatório.

Felipe Bochnia Cerci

Mestrado – Universidade Federal do Paraná
Mohs Curitiba, Clínica Cepelle
Curitiba, PR

Bruno de Carvalho Fantini

Doutorado – USP
Médico Assistente do Hospital das Clínicas –
Faculdade de Medicina de Ribeirão Preto, USP
Ribeirão Preto, SP

Sumário

1. Cirurgia Micrográfica de Mohs: Uma Breve Introdução à Técnica, 1

Guilherme Canho Bittner
Elisa Kubo
Bruno de Carvalho Fantini
Stanislav N. Tolkachjov
Felipe Bochnia Cerci

2. Princípios Básicos de Reconstrução Cutânea, 9

Vanessa Mussupapo
Felipe Bochnia Cerci
Bruno de Carvalho Fantini
Francisco Paschoal
Carlos D'Apparecida Santos Machado Filho

3. Cicatrização por Segunda Intenção, 23

Eliandre Palermo
Felipe Bochnia Cerci
Victor Neel

4. Fechamento Primário, 31

Caroline Brandão
Felipe Bochnia Cerci
Allison Vidimos

5. Retalhos de Avanço, 39

Roberto Bueno Filho
Jerry D. Brewer

6. Retalhos de Rotação, 47

Yahima Santana Trébol
Miguel Sánchez Viera
Roman Miñano Medrano

7. Retalhos de Transposição, 59

Naiara S. Barbosa
Michael Chang

8. Retalhos em Ilha, 71

Luis Henrique Barbizan de Moura
Mariana Nadalin Meireles
Mauro Enokihara

9. Retalhos Interpolados, 81

Wesley Y. Yu
Jeremy Bordeaux

10. Enxertos de Pele, 97

Thais Helena Buffo
Emerson Henrique Padoveze
Hamilton Ometto Stolf

11. Enxerto de Cartilagem Auricular, 107

Mark E. Burnett

12. Reconstruções Combinadas, 115

Felipe Bochnia Cerci
Stanislav N. Tolkachjov

13. Reconstrução de Couro Cabeludo, 123

Leonardo Rotolo Araújo
Joaquim José Teixeira de Mesquita Filho

14. Reconstrução Frontal e Temporal, 131

Nataly Portilla
Miguel Olmos
Juan Ramon Garces Gatrau

15. Reconstrução Malar, 141

Luciana Takata Pontes
Aparecida Machado de Moraes
Arash Kimyai-Asadi

16. Reconstrução Perioral, 151

Michael Kunz
Severin Läuchli

17. Reconstrução Auricular, 167

Luiz Roberto Terzian
Selma Schuartz Cernea

18. Reconstrução Periorbital, 179

Luiz Fernando Froes Fleury Junior
Bruno de Carvalho Fantini
Alessandro Ferreira Silva Guedes de Amorim
Frederico Hassin Sanchez

19. Reconstrução Nasal, 197

Felipe Bochnia Cerci
Bruno de Carvalho Fantini

20. Reconstrução do Aparelho Ungueal, 225

Nilton Gioia Di Chiacchio
Nilton Di Chiacchio
Glaysson Tassara Tavares

21. Revisão de Cicatrizes, 233

André Luiz Simião
Juliana Jordão
Bogdana Victoria Kadunc

22. Complicações e Manejo, 241

Henrique José de Magalhães Cavellani
Guilherme Athanasio Shwetz
Ricardo José David Costa Vieira

Índice Remissivo, 251

Cirurgia Micrográfica de Mohs: Uma Breve Introdução à Técnica

1

| Guilherme Canho Bittner | Elisa Kubo | Bruno de Carvalho Fantini |
| Stanislav N. Tolkachjov | Felipe B. Cerci |

Introdução

A cirurgia micrográfica de Mohs (CMM) é uma técnica cirúrgica minuciosa para o tratamento de determinadas formas de câncer de pele, principalmente carcinomas basocelulares (CBC) e carcinomas espinocelulares (CEC).[1-6] A CMM permite a completa visualização microscópica das margens cirúrgicas e, comparada à cirurgia convencional (Figuras 1.1 e 1.2), proporciona taxas de cura mais altas, além de preservar ao máximo o tecido sadio.[2-4,7]

Histórico

Na década de 1930, o Dr. Frederic E. Mohs iniciou seu trabalho, intitulado "Quimiocirurgia". Em 1936, mais especificamente, Dr. Mohs começou a usar essa técnica em pacientes considerados incuráveis. Na ocasião, aplicava-se uma pasta de cloreto de zinco a 20% na lesão *in vivo*, deixando-a agir durante a noite para fixar o tecido. Embora desconfortável para o paciente, o método preservava a anatomia microscópica da pele.[2,8]

Nos anos 1960, o Dr. Theodore Tromovitch publicou um estudo utilizando a técnica de tecido fresco (congelação) para tumores em outras regiões do corpo. Essa modificação no método permitiu que a cirurgia fosse realizada em um único dia.[8] O Dr. Mohs havia feito isso em 1953, mas não publicou esse trabalho.[9] A eficácia do método tornou-se mais consistente após a avaliação e a publicação de séries de casos, tanto pelo Dr. Mohs quanto pelo Dr. Tromovitch, fazendo com que a técnica com tecido fresco se tornasse padrão para o procedimento. Em 1987, a denominação *American College of Chemosurgery* foi substituída por *American College of Mohs Micrographic Surgery and Cutaneous Oncology* para refletir essa prática.[2] A CMM é considerada o tratamento de escolha para muitas neoplasias cutâneas malignas.[10-14]

Técnica cirúrgica

A CMM se inicia com a demarcação do tumor e das margens cirúrgicas a serem excisadas no primeiro estágio (usualmente, entre 1 mm a 2 mm) (Figura 1.3). Isso pode ser feito com o auxílio de lupas cirúrgicas ou da

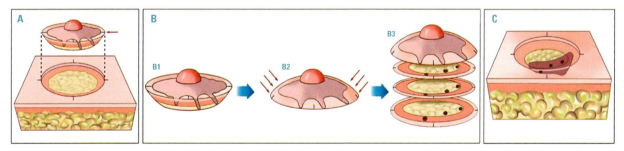

Figura 1.1. Cirurgia micrográfica de Mohs. (A) Demarcação do tumor visível e exérese com margem entre 1 mm e 2 mm. O fragmento de pele é excisado com o bisturi angulado a 45 graus, o que facilita o posicionamento das margens cirúrgicas no mesmo plano. (B1) Peça cirúrgica. As margens cirúrgicas a serem examinadas correspondem a toda a porção lateral e a toda a porção profunda. (B2) As setas vermelhas indicam o "rebaixamento" das margens para o mesmo plano. (B3) Após a peça ser congelada no criostato, cortes histológicos "horizontais" são realizados, permitindo a análise de 100% das margens laterais e profunda. Os três pontos escuros correspondem às raízes do tumor, observadas no exame microscópico. (C) Os pontos remanescentes de tumor são excisados para nova análise no microscópio. Fonte: Bittner GC, Cerci FB, Kubo EM, Tolkachjov S. Mohs micrographic surgery: a review of indications, technique, outcomes, and considerations. An Bras Dermatol. 2021;96:263–77.

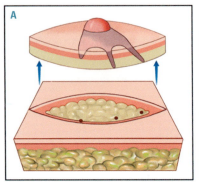
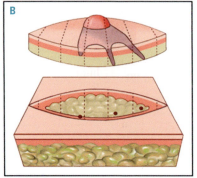
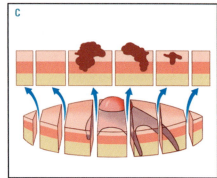

Figura 1.2. Cirurgia convencional. (A) Excisão elíptica com ampla margem cirúrgica ao redor do tumor. (B) Peça cirúrgica. As linhas pontilhadas indicam os cortes histológicos realizados verticalmente na peça, como se fosse um pão de forma (*bread-loaf*). Esses cortes representam apenas cerca de 1% a 2% das margens cirúrgicas, o que pode fazer com que raízes do tumor sejam deixadas fora de visualização durante o exame microscópico. Os três pontos correspondem às raízes do tumor remanescentes no paciente, não visualizadas no exame microscópico, porque não foram incluídas nos cortes histológicos examinados. (C) Correlação entre o material proveniente de exérese cirúrgica e a visualização do tumor em cortes longitudinais. As setas azuis indicam os cortes histológicos feitos na cirurgia convencional. Note a grande quantidade de margem não examinada (desenho inferior) pelo método convencional. Fonte: Bittner GC, Cerci FB, Kubo EM, Tolkachjov S. Mohs micrographic surgery: a review of indications, technique, outcomes, and considerations. An Bras Dermatol. 2021;96:263–77.

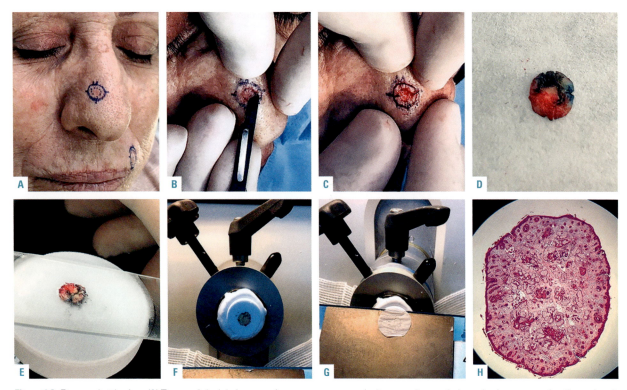

Figura 1.3. Etapas da técnica. (A) Tumor visível é demarcado e uma margem de 1 mm a 2 mm é desenhada a seu redor (área do primeiro estágio). (B-C) Após realização do *debulking* por saucerização (etapa não obrigatória), as margens são removidas com as marcas de orientação (neste caso, optou-se por duas marcas às 12h e uma marca às 3h, às 6h e às 9h). (D) Espécime cirúrgico após incisão de relaxamento, com marcações de orientação pintadas de cores diferentes. (E) Espécime cirúrgico congelado em lâmina dentro do criostato. (F-G) Após confecção do bloco de congelação com gel específico chamado de *optimum cutting temperature* (OCT), o tecido é cortado no micrótomo. (H) Cortes histológicos são colocados em lâminas histológicas e avaliados no microscópio (notar epiderme e margens profundas visíveis em uma mesma lâmina). Fonte: Guilherme Bittner.

dermatoscopia. Após a marcação, são realizadas antissepsia e anestesia local. Para facilitar o processamento do tecido, pode ser realizada clinicamente a remoção do tumor evidente (*debulking*) com lâmina de saucerização, bisturi ou cureta. Em seguida, a margem demarcada é removida com a lâmina de bisturi angulada, geralmente, a 45 graus em relação à pele.[6] Essa angulação facilita o "rebaixamento" das margens cirúrgicas laterais para o mesmo plano da margem profunda durante o preparo da peça no laboratório. No entanto, também é possível realizar a remoção com angulação de 90 graus. Durante a excisão do primeiro estágio, são realizadas marcas de orientação correspondentes na peça removida e na pele do paciente, permitindo a localização exata do tumor residual, caso seja observado no exame microscópico.

Após a excisão, realiza-se a hemostasia com cautela, a fim de evitar artefatos na avaliação histopatológica de eventuais estágios adicionais. Pode ser utilizado um anestésico adicional de longa duração (bupivacaína 0,5%) para prolongar o efeito anestésico, enquanto o paciente aguarda, com um curativo, o preparo e a análise das lâminas histológicas.[15]

O primeiro passo do processamento tecidual consiste em "achatar" a peça cirúrgica, para que as margens laterais e profunda fiquem no mesmo plano. A seguir, as marcações de orientação são pintadas com cores diferentes (*chromacoding*). O próximo passo é a confecção do mapa cirúrgico, que permite correlacionar os achados microscópicos com a ferida operatória. Para isso, desenha-se um mapa bidimensional da lesão e da área correspondente com cores iguais às utilizadas nas marcas de orientação. Outra opção é fazer um mapa digital, fotografando a área da ferida e colorindo as marcações no *tablet* ou no computador.[16,17] Após o fragmento de pele estar devidamente orientado, ele é congelado no criostato envolto por um gel específico. O bloco de tecido é então seccionado em um micrótomo e os cortes são colocados em lâminas histológicas (Figura 1.3), as quais são coradas com hematoxilina e eosina (HE), cobertas com lamínulas e, por fim, examinadas no microscópio pelo cirurgião de Mohs. Alguns cirurgiões de Mohs utilizam o azul de toluidina como corante.[18]

Se houver tumor residual nas margens cirúrgicas durante o exame microscópico (margens positivas), repete-se o processo. Uma nova margem de 1 mm a 2 mm é removida apenas ao redor do local comprometido. Caso o comprometimento seja na margem profunda, o novo fragmento poderá ser obtido sem aumentar o diâmetro da ferida. O manuseio cuidadoso e o mapeamento adequado são essenciais para manter a orientação do fragmento, restringindo a chance de erro de amostragem dos estágios subsequentes.[19,20] Após a remoção completa do tumor, comprovada microscopicamente, o cirurgião de Mohs reconstrói a ferida operatória. Eventualmente, abordagem multidisciplinar pode ser necessária.

Comparação da CMM com a cirurgia convencional e da CMM com a cirurgia convencional com biópsia de congelação

Na cirurgia convencional, o fragmento de tecido enviado ao laboratório de patologia para avaliação das margens é processado de maneira vertical, similarmente a um "pão de forma fatiado" (Figura 1.2). O tecido representativo é seccionado verticalmente, com intervalos de 2 mm a 4 mm (ou mais, dependendo do tamanho do fragmento), para averiguar se há tumor na margem cirúrgica. A quantidade de tecido examinada é proporcional ao número de cortes amostrados e, geralmente, cerca de 1% a 2% da margem real da amostra é avaliada.[21] Ou seja, o exame das margens pode ser falso-negativo quando "raízes" do tumor estão presentes no tecido que não foi amostrado. As Figuras 1.1 e 1.2 comparam a avaliação histológica da cirurgia convencional com a CMM.

Na cirurgia convencional com biópsia de congelação, a avaliação das margens utiliza o mesmo método da técnica convencional ("pão de forma fatiado"), podendo haver tumor residual nas margens não avaliadas e, assim, permanecendo o risco de falso-negativo no exame.[21] Por isso, é fundamental ressaltar que a cirurgia convencional com biópsia de congelação e a CMM são procedimentos totalmente distintos.

Principais indicações da CMM

De acordo com as diretrizes da Academia Americana de Dermatologia, da *American College of Mohs Surgery*, da *American Society for Dermatologic Surgery* e da *American Society for Mohs Surgery*, a indicação da CMM para o tratamento de CBC e CEC depende dos fatores a seguir, conforme detalhado na Figura 1.4 e na Tabela 1.1.[22]

- Localização anatômica (alto, médio e baixo risco).
- Características do tumor.
- Características do paciente.

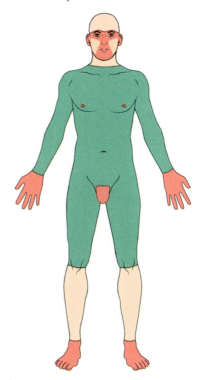

Figura 1.4. Áreas anatômicas. *Vermelho*: alto risco. Centro da face, pálpebras, sobrancelhas, periocular, nariz, lábios, mento, mandíbula, pré-auricular e retroauricular, temporal, orelha, genital, mãos e pés. *amarelo*: Médio risco. Malares, frontal, couro cabeludo, cervical e pré-tibial. *Verde*: baixo risco. Tronco e extremidades (excluindo mãos, pés e pré-tibial). Fonte: Bittner GC, Cerci FB, Kubo EM, Tolkachjov S. Mohs micrographic surgery: a review of indications, technique, outcomes, and considerations. An Bras Dermatol. 2021;96:263–77.

Tabela 1.1. Indicações da CMM no tratamento de CBC e CEC

Critérios do CBC	Tumor de baixo risco	Tumor de alto risco
Clínicos		
Localização/tamanho	Área de baixo risco < 20 mm	Área de baixo risco ≥ 20 mm
	Área de médio risco < 10 mm	Área de baixo risco ≥ 20 mm
		Área de alto risco, independentemente do tamanho
Bordas	Bem delimitadas	Mal delimitadas
Primário ou recorrente	Primário	Recorrente
Imunossupressão	Não	Sim
Radioterapia local prévia	Não	Sim
Histológicos		
Subtipo histológico	Nodular, superficial	Micronodular, infiltrativo, esclerodermiforme ou metatípico
Invasão perineural	Não	Sim
Critérios do CEC	**Tumor de baixo risco**	**Tumor de alto risco**
Clínicos		
Localização/tamanho	Área de baixo risco < 20 mm	Área de baixo risco ≥ 20 mm
	Área de médio risco < 10 mm	Área de baixo risco ≥ 20 mm
		Área de alto risco, independentemente do tamanho
Bordas	Bem delimitadas	Mal delimitadas
Primário ou recorrente	Primário	Recorrente
Imunossupressão	Não	Sim
Radioterapia local prévia ou processo inflamatório crônico	Não	Sim
Crescimento rápido	Não	Sim
Sintomas neurológicos	Não	Sim
Histológicos		
Grau de diferenciação	Bem ou moderado	Pouco diferenciado
Subtipo histológico de alto risco	Não	Sim
Profundidade (espessura ou índice de Clark)	< 2 mm ou I, II, III	≥ 2 mm, ou IV, V
Invasão perineural, linfática ou vascular	Não	Sim

CBC: carcinomas basocelulares; CEC: carcinomas espinocelulares. Fonte: Bittner GC, et al. An Bras Dermatol. 2021;96:263-77.

O tumor será classificado como de baixo risco ou de alto risco de acordo com os fatores mencionados. A simples presença de qualquer fator de alto risco já altera a classificação do tumor. Os CBC e os CEC de alto risco, bem como melanoma *in situ* em áreas de alto risco e outros tumores malignos mais raros (*dermatofibrosarcoma protuberans*, carcinoma anexial microcístico, carcinoma sebáceo, dentre outros), devem ser preferencialmente tratados com CMM.[1,6,23-25]

A mais recente versão do *National Comprehensive Cancer Network* (NCCN) alterou as recomendações de áreas de alto risco e, consequentemente, as indicações da CMM.[26] Entretanto, é importante mencionar que essas recomendações são válidas, principalmente, para a realidade dos EUA, onde a CMM é amplamente disponível.

Segurança da cirurgia de Mohs ambulatorial

A CMM é tradicionalmente realizada sob anestesia local e em sala de cirurgia ambulatorial.[27] Nos EUA, cerca de 82% dos cirurgiões de Mohs operam em ambiente ambulatorial na própria clínica, nas unidades de Mohs (*Mohs Units*). Além disso, não se realiza CMM em centro cirúrgico convencional (*main operating room*) nos EUA.[28] Somente em ocasiões extremamente raras, quando uma abordagem multidisciplinar é necessária, a CMM é realizada sob sedação ou anestesia geral.

Isso se deve ao fato de a CMM ser considerada um procedimento extremamente seguro, devido à ausência dos riscos da anestesia geral.[29] Pacientes idosos com comorbidades, considerados "maus candidatos cirúrgicos" para anestesia geral/sedação, compreendem boa parte dos pacientes com câncer de pele e podem ser submetidos com segurança à CMM sob anestesia local, a qual, mesmo quando usada em quantidade significativa, demonstrou ser segura.[28,30,31] É importante mencionar que todas as medidas que minimizam o desconforto da anestesia local devem ser seguidas. Podem-se associar benzodiazepínicos orais em pacientes selecionados, tendo o midazolam oral demonstrado eficácia e segurança para a redução da ansiedade.[32]

Inúmeros artigos demonstraram a segurança da CMM ambulatorial. O principal deles, um estudo prospectivo de 23 centros nos EUA, avaliou eventos adversos associados ao procedimento.[33-37] As complicações pós-operatórias simples e os eventos adversos graves foram relatados em 0,72% e 0,02% dos casos, respectivamente. As complicações mais relatadas incluíram infecções ou sangramentos. Apenas quatro dos 20.821 casos precisaram ser internados no hospital, constituindo 2,7% de todos os eventos adversos e 0,02% de todos os procedimentos, não havendo casos de incapacidade permanente ou morte. Os quatro pacientes foram internados dias depois da cirurgia, para administração de antibioticoterapia endovenosa.[33] A segurança da CMM ambulatorial foi comprovada inclusive em pacientes maiores de 85 anos.[38]

Um estudo americano de 2005, com 3.937 pacientes, comparou as complicações da CMM realizada na clínica *versus* CMM realizada em ambiente ambulatorial dentro do hospital (todos os casos sob anestesia local). Os resultados mostraram que os procedimentos foram igualmente seguros em ambos os ambientes. Na ocasião, os autores enfatizaram que os cirurgiões dermatológicos podem continuar a executar esses procedimentos rotineiramente em clínicas ou em ambiente ambulatorial com segurança.[35]

É importante ressaltar que, para que esses baixos índices de complicações sejam mantidos, é necessário treinamento adequado em cirurgia micrográfica de Mohs, com a realização supervisionada de centenas de casos.

Vantagens da cirurgia de Mohs para a reconstrução

A reconstrução é realizada depois da confirmação de que as margens estão microscopicamente livres de tumor. Essa segurança da remoção completa é essencial, uma vez que o tumor pode ter extensões subclínicas não visíveis mesmo com auxílio da dermatoscopia (Figura 1.5).[39-41] Por outro lado, na cirurgia convencional, as reconstruções são realizadas sem a certeza da remoção completa do tumor. Por essa razão, o NCCN não recomenda a realização de retalhos após a cirurgia convencional, pois podem "esconder" células cancerígenas, tornando catastróficas as recidivas. Além disso, os pacientes têm preferência pela reconstrução imediata dos defeitos cirúrgicos decorrentes da ressecção do tumor.[42,43]

A CMM demonstrou preservar tecido sadio quando comparada à cirurgia convencional.[44,45] Estudos demonstraram uma preservação significativa de tecido saudável (40% a 86%) para os CBC primários e recidivados na face, em comparação às margens de segurança recomendadas na técnica convencional.[45-47] A conservação tecidual é ainda mais importante para a preservação de estruturas em áreas nobres como pálpebras ou asas nasais. Além disso, facilita a reconstrução, reduzindo a necessidade de retalhos complexos e a morbidade (Figuras 1.6 e 1.7).

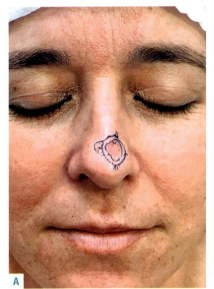
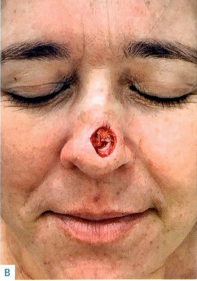
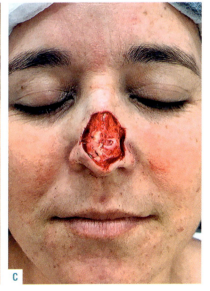

Figura 1.5. Extensão subclínica significativa de CBC esclerodermiforme no nariz. (A) A linha interna representa os limites tumorais com base no exame clínico e na dermatoscopia. A linha externa representa a margem do primeiro estágio. No presente caso, foi também demarcada área medial suspeita na dermatoscopia. (B) Ferida operatória após o primeiro estágio (toda a margem estava comprometida no exame microscópico). (C) Margens livres após quatro estágios de CMM. No caso demonstrado, a opção pela cirurgia convencional não removeria completamente a neoplasia, mesmo utilizando amplas margens cirúrgicas (6 mm). Fonte: Guilherme Bittner.

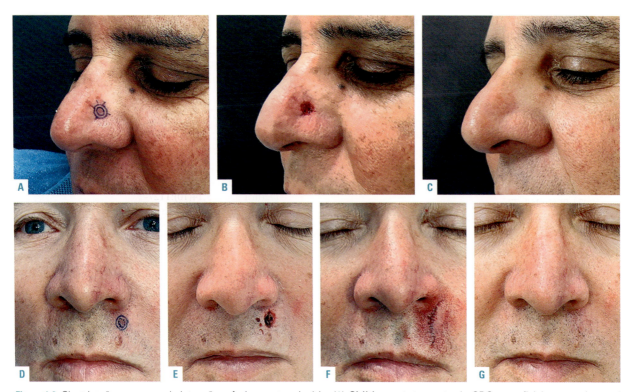

Figura 1.6. Cicatrização por segunda intenção e fechamento primário. (A) CMM para tratamento de CBC superficial na parede nasal inferior esquerda. (B) Ferida operatória superficial deixada cicatrizar por segunda intenção. (C) Pós-operatório, 1 mês. (D) CBC nodular no lábio cutâneo superior esquerdo. (E) Ferida operatória. (F) Fechamento primário. (G) Pós-operatório, 1 mês. Fonte: Guilherme Bittner.

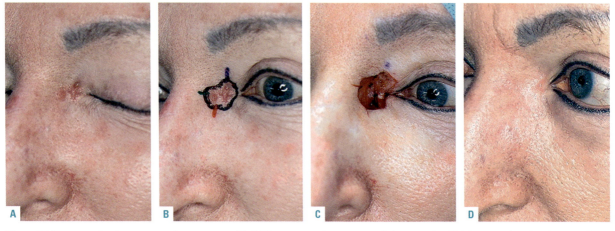

Figura 1.7. Preservação de estruturas importantes. (A) CBC acometendo canto medial esquerdo. (B) Margens do primeiro estágio da CMM. (C) Tumor completamente removido no primeiro estágio. Notar a preservação da pálpebra e do tendão cantal medial. (D) Pós-operatório, 2 meses após retalho de rotação glabelar e retalho de rotação malar (inferior), associado a enxerto de Burow e cicatrização por segunda intenção. Fonte: Felipe Cerci.

Com treinamento adequado, os cirurgiões de Mohs estão habilitados a restaurar feridas operatórias simples e complexas, incluindo fechamento primário, retalhos e enxertos. Mesmo grandes enxertos e extensos retalhos, incluindo os interpolados, podem ser realizados com segurança em ambiente ambulatorial, sob anestesia local.[28,48] Eventualmente, casos específicos e mais complexos podem exigir uma abordagem multidisciplinar com outras especialidades (oculoplástica, cirurgia plástica, cirurgia de cabeça e pescoço, urologia, otorrinolaringologia, cirurgia oncológica, entre outras).[49,50]

Conclusão

A CMM é eficaz para o tratamento de diversos tumores malignos cutâneos. Apresenta maiores taxas de cura do que a cirurgia convencional no tratamento de CBC, CEC e diversos outros tumores. É fundamental que dermatologistas e não dermatologistas que lidem com malignidades cutâneas se familiarizem com as indicações da técnica, uma vez que os pacientes serão os principais beneficiados, evitando recorrências futuras e suas complicações.

■ Referências bibliográficas

1. Bittner GC, Cerci FB, Kubo EM, Tolkachjov SN. Mohs micrographic surgery: a review of indications, technique, outcomes, and considerations. An Bras Dermatol. 2021;96(3):263-77.
2. Mansouri B, Bicknell LM, Hill D, Walker GD, Fiala K, Housewright C. Mohs Micrographic Surgery for the Management of Cutaneous Malignancies. Facial Plast Surg Clin North Am. 2017;25(3):291-301.
3. Rowe DE, Carroll RJ, Day CL Jr. Long-term recurrence rates in previously untreated (primary) basal cell carcinoma: implications for patient follow-up. J Dermatol Surg Oncol. 1989;15(3):315-28.
4. Rowe DE, Carroll RJ, Day CL Jr. Mohs surgery is the treatment of choice for recurrent (previously treated) basal cell carcinoma. J Dermatol Surg Oncol. 1989;15(4):424-31.
5. Tschetter AJ, Campoli MR, Zitelli JA, Brodland DG. Long-term clinical outcomes of patients with invasive cutaneous squamous cell carcinoma treated with Mohs micrographic surgery: A 5-year, multicenter, prospective cohort study. J Am Acad Dermatol. 2020;82(1):139-48.
6. Tolkachjov SN, Brodland DG, Coldiron BM, et al. Understanding Mohs Micrographic Surgery: A Review and Practical Guide for the Nondermatologist. Mayo Clin Proc. 2017;92(8):1261-71.
7. Cerci FB, Kubo EM, Werner B, Tolkachjov SN. Surgical margins required for basal cell carcinomas treated with Mohs micrographic surgery according to tumor features. J Am Acad Dermatol. 2020;83(2):493-500.
8. Dim-Jamora KC, Perone JB. Management of cutaneous tumors with mohs micrographic surgery. Semin Plast Surg. 2008;22(4):247-56.
9. Tromovitch TA, Stegeman SJ. Microscopically controlled excision of skin tumors. Arch Dermatol. 1974;110(2):231-2.
10. Cernea SS, Gontijo G, Pimentel ER, et al. Indication guidelines for Mohs micrographic surgery in skin tumors. An Bras Dermatol. 2016;91(5):621-7.
11. de Eusebio Murillo E, Martin Fuentes A, Ruiz-Salas V, et al. Characterization of Surgical Procedures in the Spanish Mohs Surgery Registry (REGESMOHS) for 2013-2015. Actas Dermosifiliogr. 2017;108(9):836-43.
12. du Plessis PJ, Leventer M, Krekels G, de Wet JD, Laeuchli S. Outcomes of Mohs Micrographic Surgery at the American Society for Dermatologic Surgery International Traveling Mentorship Program International Mohs Fellowship Recognition Units: A Retrospective Survey of 5889 Cases From South Africa, Romania, and the Netherlands. Dermatol Surg. 2019;45(Suppl2):S155-S162.
13. Smeets NW, Kuijpers DI, Nelemans P, et al. Mohs' micrographic surgery for treatment of basal cell carcinoma of the face -- results of a retrospective study and review of the literature. Br J Dermatol. 2004;151(1):141-7.
14. Stewart TJ, Moreno Bonilla G, Venning VL, Lee S, Fernandez-Penas P. Mohs Micrographic Surgery at the Skin and Cancer Foundation Australia, 20 Years Later (1997-2017). Dermatol Surg. 2020;46(2):165-8.
15. Chen P, Smith H, Vinciullo C. Bupivacaine as an Adjunct to Lidocaine in Mohs Micrographic Surgery: A Prospective Randomized Controlled Trial. Dermatol Surg. 2018;44(5):607-10.
16. Kantor J. Fully digital Mohs map for micrographic surgery. J Am Acad Dermatol. 2018;78(3):e65-e66.
17. Alcalay J. Mohs Mapping in the Cloud: An Innovative Method for Mapping Tissue in Mohs Surgery. J Drugs Dermatol. 2015;14(10):1127-30.
18. Humphreys TR, Nemeth A, McCrevey S, Baer SC, Goldberg LH. A pilot study comparing toluidine blue and hematoxylin and eosin staining of basal cell and squamous cell carcinoma during Mohs surgery. Dermatol Surg. 1996;22(8):693-7.
19. Cartee TV, Monheit GD. How many sections are required to clear a tumor? Results from a web-based survey of margin thresholds in Mohs micrographic surgery. Dermatol Surg. 2013;39(2):179-86.
20. Zabielinski M, Leithauser L, Godsey T, Gloster HM Jr. Laboratory errors leading to nonmelanoma skin cancer recurrence after Mohs micrographic surgery. Dermatol Surg. 2015;41(8):913-6.
21. Kimyai-Asadi A, Goldberg LH, Jih MH. Accuracy of serial transverse cross-sections in detecting residual basal cell carcinoma at the surgical margins of an elliptical excision specimen. J Am Acad Dermatol. 2005;53(3):469-74.
22. Ad Hoc Task F, Connolly SM, Baker DR, et al. AAD/ACMS/ASDSA/ASMS 2012 appropriate use criteria for Mohs micrographic surgery: a report of the American Academy of Dermatology, American College of Mohs Surgery, American Society for Dermatologic Surgery Association, and the American Society for Mohs Surgery. J Am Acad Dermatol. 2012;67(4):531-50.
23. Work G, Invited R, Kim JYS, et al. Guidelines of care for the management of basal cell carcinoma. J Am Acad Dermatol. 2018;78(3):540-59.
24. Work G, Invited R, Kim JYS, et al. Guidelines of care for the management of cutaneous squamous cell carcinoma. J Am Acad Dermatol. 2018;78(3):560-78.
25. Fantini BC, Bueno Filho R, Chahud F, Souza CDS. Appropriate use criteria for basal cell carcinoma Mohs surgery at a single center in the face of high-burden skin cancer: a retrospective cohort study. J Dermatolog Treat. 2019; 30(1):74-80.
26. National Comprehensive Cancer Network. Basal cell skin cancer, 2021. Disponível na internet: https://www.nccn.org/professionals/physician_gls/pdf/nmsc.pdf. (31 julho 2021).
27. Etzkorn JR, Alam M. What Is Mohs Surgery? JAMA Dermatol. 2020;156(6):716.
28. Alam M, Schaeffer MR, Geisler A, Poon E, Fosko SW, Srivastava D. Safety of Local Intracutaneous Lidocaine Anesthesia Used by Dermatologic Surgeons for Skin Cancer Excision and Postcancer Reconstruction: Quantification of Standard Injection Volumes and Adverse Event Rates. Dermatol Surg. 2016;42(12):1320-4.
29. Locke MC, Davis JC, Brothers RJ, Love WE. Assessing the outcomes, risks, and costs of local versus general anesthesia:

A review with implications for cutaneous surgery. J Am Acad Dermatol. 2018;78(5):983-8.

30. Patrinely JR Jr., Darragh C, Frank N, Danford BC, Wheless L, Clayton A. Risk of adverse events due to high volumes of local anesthesia during Mohs micrographic surgery. Arch Dermatol Res. 2020. Online ahead of print.

31. Hirshburg JM, Diven DG, Edmiston C, Dozier SE, Woody M, Fox MC. Safety of Intradermal/Subcutaneous Lidocaine With Epinephrine Use in Dermatologic Surgery. Dermatol Surg. 2020;46(1):26-30.

32. Ravitskiy L, Phillips PK, Roenigk RK, et al. The use of oral midazolam for perioperative anxiolysis of healthy patients undergoing Mohs surgery: conclusions from randomized controlled and prospective studies. J Am Acad Dermatol. 2011;64(2):310-22.

33. Alam M, Ibrahim O, Nodzenski M, et al. Adverse events associated with mohs micrographic surgery: multicenter prospective cohort study of 20,821 cases at 23 centers. JAMA Dermatol. 2013;149(12):1378-85.

34. Cook JL, Perone JB. A prospective evaluation of the incidence of complications associated with Mohs micrographic surgery. Arch Dermatol. 2003;139(2):143-52.

35. Kimyai-Asadi A, Goldberg LH, Peterson SR, Silapint S, Jih MH. The incidence of major complications from Mohs micrographic surgery performed in office-based and hospital-based settings. J Am Acad Dermatol. 2005;53(4):628-34.

36. Merritt BG, Lee NY, Brodland DG, Zitelli JA, Cook J. The safety of Mohs surgery: a prospective multicenter cohort study. J Am Acad Dermatol. 2012;67(6):1302-9.

37. Hussain W, Affleck A, Al-Niaimi F, et al. Safety, complications and patients' acceptance of Mohs micrographic surgery under local anaesthesia: results from the U.K. MAPS (Mohs Acceptance and Patient Safety) Collaboration Group. Br J Dermatol. 2017;176(3):806-8.

38. Nemer KM, Ko JJ, Hurst EA. Complications After Mohs Micrographic Surgery in Patients Aged 85 and Older. Dermatol Surg. 2021;47(2):189-93.

39. Cerci FB, Kubo EM, Werner B, Tolkachjov SN. Dermoscopy accuracy for lateral margin assessment of distinct basal cell carcinoma subtypes treated by Mohs micrographic surgery in 368 cases. Int J Dermatol. 2021. 2022;61(4):e139-e141.

40. Cerci FB. 'Dermohscopy' mapping: correlating dermoscopic findings with histology in Mohs micrographic surgery. J Eur Acad Dermatol Venereol. 2018;32(9):e343-e344.

41. Cerci FB, Tolkachjov SN. "DerMohscopia": utilidade da dermatoscopia combinada à cirurgia micrográfica de Mohs no tratamento do carcinoma basocelular. An Bras Dermatol. 2022;97(2):250-253.

42. Egeler SA, Johnson AR, Ibrahim AMS, et al. Reconstruction of Mohs Defects Located in the Head and Neck. J Craniofac Surg. 2019;30(2):412-7.

43. Kohli N, Kwedar K, Golda N. Combined closures in reconstructive surgery. Dermatol Online J. 2017;23(5).

44. Muller FM, Dawe RS, Moseley H, Fleming CJ. Randomized comparison of Mohs micrographic surgery and surgical excision for small nodular basal cell carcinoma: tissue-sparing outcome. Dermatol Surg. 2009;35(9): 1349-54.

45. van Kester MS, Goeman JJ, Genders RE. Tissue-sparing properties of Mohs micrographic surgery for infiltrative basal cell carcinoma. J Am Acad Dermatol. 2019;80(6):1700-3.

46. Gniadecki R, Glud M, Mortensen K, Bang B, Biskup E, Omland SH. Favourable results of Mohs micrographic surgery for basal cell carcinoma. Dan Med J. 2015;62(12):A5171.

47. Terzian LR, Nogueira VMA, Paschoal FM, Barros JC, Machado Filho CDS. Cirurgia micrográfica de Mohs para preservação tecidual nas cirurgias oncológicas da face. Surg Cosmet Dermatol. 2010;2(4):257-63.

48. Newlove T, Cook J. Safety of staged interpolation flaps after Mohs micrographic surgery in an outpatient setting: a single-center experience. Dermatol Surg. 2013;39(11):1671-82.

49. Vinciullo C. Mohs micrographic surgery and multidisciplinary management. Australas J Dermatol. 2019;60(4):334-5.

50. Seth R, Revenaugh PC, Vidimos AT, Scharpf J, Somani AK, Fritz MA. Simultaneous intraoperative Mohs clearance and reconstruction for advanced cutaneous malignancies. Arch Facial Plast Surg. 2011;13(6):404-10.

Princípios Básicos de Reconstrução Cutânea

2

| Vanessa Mussupapo | Felipe B. Cerci | Bruno de Carvalho Fantini |
| Francisco Paschoal | Carlos D'Apparecida Santos Machado Filho |

Introdução

A reconstrução cutânea após remoção de um câncer de pele não deve ser encarada apenas como o preenchimento de um "buraco".[1] Apesar de a prioridade ser a manutenção da função da área acometida, a parte estética jamais deve ser ignorada, pois deformidades pós-operatórias têm impacto psicológico significativo, principalmente as faciais.[2]

Antes da reconstrução, diversos fatores devem ser levados em consideração, incluindo a anatomia local, as linhas de força, as características da pele acometida, a mobilidade, o tamanho e a profundidade da ferida. Quando um reparo é bem planejado e executado com técnica meticulosa, os resultados costumam ser muito satisfatórios.[3,4]

É importante mencionar a ordem das prioridades frente ao tratamento cirúrgico do câncer de pele:[1]

1. **Erradicação do tumor:** uma reconstrução bem executada, mas sem remoção completa do tumor, faz todo o trabalho ser em vão. Além disso, o tratamento de recidivas é mais complexo, pois a reconstrução prévia "esconde" restos tumorais, propiciando a invasão de áreas mais profundas. Essa é uma das razões pelas quais a cirurgia micrográfica de Mohs é tão importante na face.[1]

2. **Distorções de margens livres:** reconstruções próximas aos lábios, ao nariz e aos olhos devem ser planejadas e realizadas com cautela extra. Devem-se considerar os vetores gerados pelo reparo, evitando distorção de margens livres como o ectrópio, o que, além de problemas estéticos, causa problemas funcionais.[1]

3. **Restauração do contorno:** uma cicatriz deprimida é mais visível aos olhos do que cicatrizes lineares finas. Por isso, sempre que possível, devem-se utilizar técnicas que reduzam o risco de deformidades de contorno.[1]

4. **Camuflagem das incisões:** sempre que possível, posicione as incisões na junção de subunidades anatômicas, como no sulco nasogeniano, nas rítides ou nas linhas de tensão da pele relaxada (LTPR) (Figuras 2.1 e 2.2).[1]

Essa ordem de prioridades é fundamental, pois "vale a pena" aumentar o número de incisões (item 4) para confeccionar um retalho quando o objetivo é manter o contorno local (item 3) e/ou evitar distorção de margem livre (item 2). Uma asa nasal distorcida ou um ectrópio pode ser visto a alguns metros de distância. Já as linhas de sutura na face, desde que executadas com técnica cirúrgica adequada, tendem a se tornar pouco perceptíveis, na maioria dos casos. Outra consideração é que revisões de cicatrizes planas lineares tendem a ser de manejo mais fácil e com melhor resposta do que cicatrizes deprimidas. Esse assunto é abordado no Capítulo 22.

Outro detalhe importante é que, preferencialmente, deve-se planejar a reconstrução antes da reaplicação da anestesia local, pois o volume injetado mascara a real mobilidade do tecido adjacente.

Fios de sutura e agulhas

As características das agulhas e dos fios de sutura que serão utilizados dependem de fatores que incluem localização da ferida, espessura da pele e tensão do reparo.[3] Da mesma forma que um marceneiro precisa de material adequado para realizar um conserto, um cirurgião de Mohs precisa de material cirúrgico adequado para restauração de uma ferida. Não se deve prejudicar o resultado cirúrgico por uso de material inadequado.

Os planos anatômicos que requerem sutura dependem do local, da profundidade e da complexidade da ferida. Suturas no tecido celular subcutâneo e na derme reduzem o espaço morto e aproximam derme e epiderme, diminuindo a tensão da ferida. Quanto menor essa tensão, melhor será a cicatrização e, consequentemente, a estética final.[3,4] Para que isso ocorra, deve-se suturar por planos, de forma que a tensão esteja na parte interna da ferida.

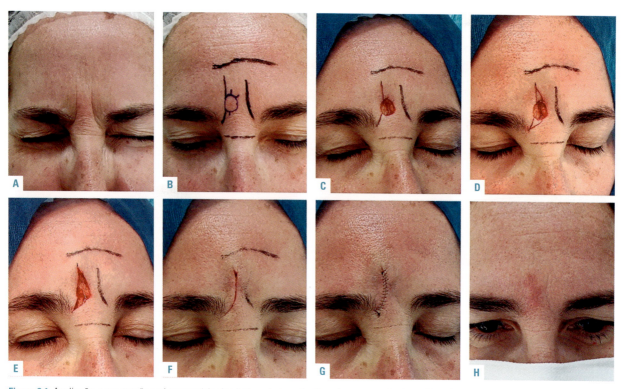

Figura 2.1. Avaliação e marcação pré-operatória das linhas de tensão da pele e correção dos triângulos de Burow. (A) Paciente franzindo a glabela, para facilitar a marcação das rítides. (B) Rítides marcadas. (C) Ferida operatória. (D-E) Triângulos de Burow corrigidos no sentido das rítides glabelares. (F) Sutura interna. (G) Pós-operatório imediato. (H) Pós-operatório, 5 semanas. Fonte: Bruno Fantini.

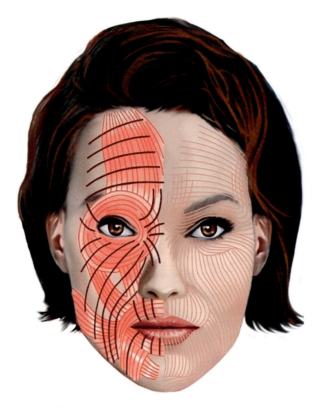

Figura 2.2. Linhas de tensão da pele relaxada (LTPR) da face. Fonte: Luiz Gonçalves.

A sutura superficial deve ser encarada como um "acabamento" da reconstrução (Figura 2.3).

O fio de sutura e o calibre da agulha influenciam na execução dos diferentes nós cirúrgicos. A seleção criteriosa desses materiais é o primeiro passo para a realização correta e assertiva de qualquer sutura.[3] A Tabela 2.1 ilustra os principais fios utilizados em cirurgia dermatológica.

Com relação ao calibre do fio, o principal determinante na escolha é a tensão do reparo em questão. Uma ferida com muita tensão, como no tórax ou na região dorsal do tronco, pode requerer fios mais calibrosos, como 2.0 e 3.0. Em feridas com tensão moderada, uma sutura com 4.0 pode ser suficiente. Para feridas com tensão mínima, 5.0 ou 6.0 oferecem um acoplamento ideal.

A escolha da agulha depende de fatores como plano a ser suturado, espessura da derme e espaço disponível para realizar a sutura.[3] A agulha com ponta triangular é ideal para sutura na derme e na epiderme, pois consegue penetrar mais facilmente. Já no tecido celular subcutâneo, pode ser utilizada a circular, pois o tecido é menos denso, sem necessidade de uma força maior para a realização da sutura. Com relação à espessura da derme, nas áreas anatômicas com derme fina, uma agulha menor é preferível. O espaço disponível para sutura é outro fator a ser considerado, principalmente no que diz respeito ao tamanho e

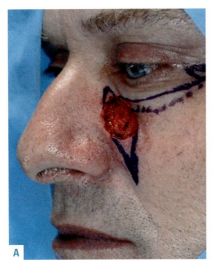 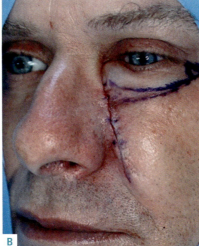 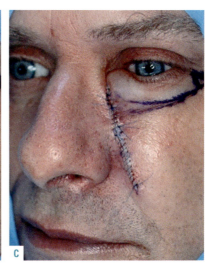

Figura 2.3. Sutura por planos. (A) Ferida operatória e desenho do fechamento primário. Também está desenhado retalho de avanço lateral, caso fosse necessário. (B) Fechamento primário. Sutura dos planos subcutâneo e dérmico com fio poliglicólico 4.0 (Vicryl®) e poliglecaprone 5.0 (Monocryl®). (C) Sutura superficial com polipropileno 6.0 (Prolene®). Fonte: Felipe Cerci.

Tabela 2.1. Principais fios de sutura utilizados em cirurgias dermatológicas da face

Fios	Nome comercial	Material	Filamentos	Resistência tênsil	Tempo de absorção
Absorvíveis	VICRYL	Poligalactina 370	Multifilamentar	70% na 1ª semana, 50% na 2ª e 35% na 4ª semana	58 a 70 dias
	VICRYL RAPID	Poligalactina 370	Multifilamentar	50% no 5º dia, 9% no 14º dia	42 dias
	MONOCRYL	Poliglocapona 25	Monofilamentar	50% a 60% na 1ª semana, 30% na 2ª semana, inexistente em 28 dias	91 a 119 dias
	PDS	Polidoxanona	Monofilamentar	60% a 80% na 2ª semana, 35% a 60% na 6ª semana	182 a 238 dias
Não absorvíveis	Ethilon, Nylon, Daflon	Nailon (poliamida)	Monofilamentar	Perde 15% a 20% em 12 meses	
	Prolene	Polipropileno	Monofilamentar	Perde 80% em 14 dias	

à curvatura da agulha (⅜, ½ etc.). Por exemplo, para sutura interna no nariz, é preferível uso de agulhas pequenas (de até 13 mm) com curvatura ⅜ ou ½.

Tipos de sutura e tipos de nós

Há diversos tipos de sutura e de nós para o reparo das feridas operatórias, cada um com sua utilidade. Um princípio essencial, válido para quase toda a face, é realizar a sutura interna, para reduzir (ou anular) a tensão da sutura externa na superfície da ferida. Algumas áreas, como as pálpebras, dificultam a realização de suturas internas, devido à escassez de derme.

A sequência da realização das suturas também influencia em sua eficácia. Geralmente, inicia-se a sutura na área de maior tensão. É importante frisar que o termo "área de maior tensão" não é sinônimo de fechamento tenso, mas de área que requer maior movimento para ser coaptada. Ao iniciar a sutura pela área de maior tensão, as bordas da ferida se aproximam mais facilmente, mobilizando o tecido da ferida e fazendo com que haja um estiramento desse tecido e, consequentemente, uma diminuição da tensão sobre toda a ferida.[3]

Para realizar suturas internas, o ponto mais utilizado é o de sutura vertical com nó invertido, em que o nó permanece para baixo. Ele diminui o espaço morto e a tensão das bordas, aproximando-as e evertendo-as, facilitando a cicatrização da porção superficial da ferida. Isso minimiza a possibilidade de deiscência e reduz o risco de marcas causadas pelos pontos externos (Figuras 2.4 e 2.5).[3]

A posição do cirurgião, a correta ergonomia e a adequada manipulação do material cirúrgico são essenciais para a realização da sutura. Além disso, a manipulação delicada é fundamental, para não danificar a pele e as áreas adjacentes à ferida. O uso de instrumentais que auxiliem na visualização do campo cirúrgico sem traumatizar a pele é fundamental. Para isso, recomenda-se o uso de pinças extremamente delicadas ou ganchos cirúrgicos,[3,5] os quais podem ser posicionados na derme papilar, orientando a eversão das bordas, para a realização correta da sutura (Figura 2.6).

A agulha deve ser introduzida com um ângulo de 90 graus (Figuras 2.7 e 2.8) na mesma altura, em ambos os lados da ferida, para reduzir o risco de desnivelamento das bordas.

Para a realização da sutura externa, quanto menor a tensão, menor o risco de marcas na pele e menor a chance

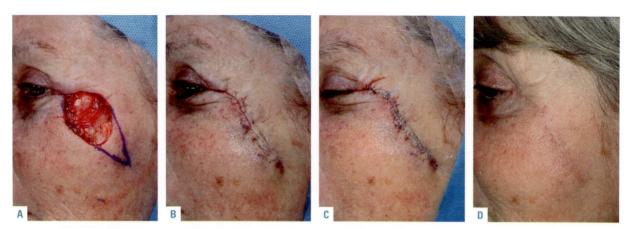

Figura 2.4. Eversão das bordas com sutura interna. (A) Ferida operatória. (B) Eversão das bordas com sutura interna de pontos verticais com nó invertido. (C) Sutura superficial contínua. Notar bordas evertidas ao final da cirurgia. (D) Pós-operatório, 4 meses. Fonte: Felipe Cerci.

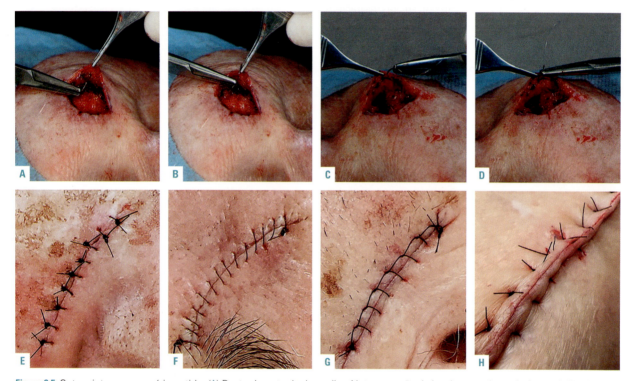

Figura 2.5. Sutura interna com nó invertido. (A) Ponto de entrada da agulha. Notar eversão da borda com pinça, de forma delicada, para auxiliar a sutura. (B) Ponto de saída da agulha na derme. (C) Ponto de entrada da agulha no lado oposto deve ser similar ao ponto de saída da figura B, para evitar a formação de "degrau". (D) Ponto de saída deve ser igual ao ponto de entrada da figura A. (E) Sutura simples. (F) Sutura contínua. (G) Sutura contínua ancorada. (H) Sutura vertical (Donati). Fonte: Felipe Cerci (A-D) e Bruno Fantini (E-H).

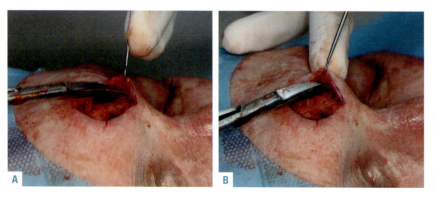

Figura 2.6. Uso do gancho para auxiliar no descolamento. (A) Gancho utilizado de forma isolada. (B) Gancho associado à "contrapressão" do quirodáctilo para facilitar o plano de descolamento. Fonte: Felipe Cerci.

Capítulo 2 Princípios Básicos de Reconstrução Cutânea 13

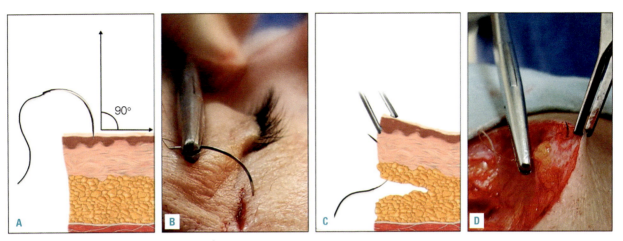

Figura 2.7. Ângulo de entrada da agulha. (A-B) Ângulo correto (90°) da entrada da agulha na sutura superficial. (C-D) Angulação adequada para eversão das bordas com a sutura interna de nó invertido. Dependendo da área anatômica operada, os pontos internos devem incluir outras camadas, como o músculo em suturas realizadas no nariz, onde o descolamento é preferencialmente realizado no plano submuscular. Fonte: Bruno Fantini.

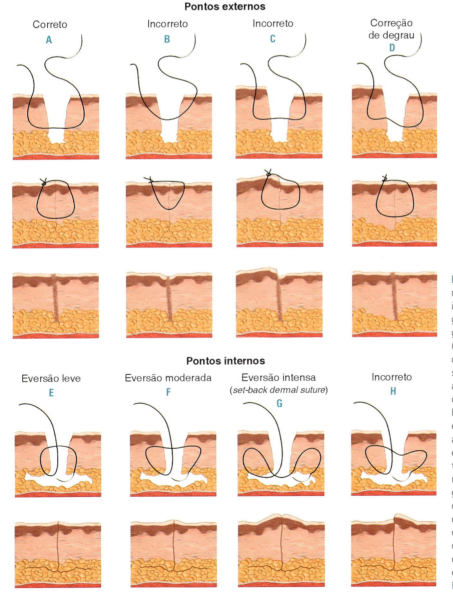

Figura 2.8. Correta angulação e erros mais comuns em pontos externos e internos. (A) O ângulo correto de 90 graus everte as bordas da ferida cirúrgica melhorando o resultado estético. (B) A angulação incorreta da entrada da agulha, assim como a não inclusão da derme profunda, favorecem a inversão da cicatriz, prejudicando o resultado estético. (C e D) Quando há desnível entre as bordas da ferida, este pode ser corrigido mantendo-se a simetria da profundidade da sutura em relação à superfície, ou seja, entrando com a agulha mais profundamente no lado rebaixado. (E-G) A angulação no ponto interno pode gerar diferentes graus de eversão das bordas. (H) A assimetria entre as profundidades do ponto interno pode gerar desníveis na superfície. Isto pode ser corrigido com os pontos externos, no entanto tal prática deve ser evitada. Fonte: Bruno Fantini.

de cicatriz aparente.[3] As marcas acrômicas em "trilho de trem" ao longo da cicatriz são decorrentes da isquemia e da morte dos melanócitos, secundárias à tensão na superfície da pele.[6] Para evitá-las, a sutura externa deve aproximar delicadamente as bordas, sem que o nó fique apertado. Na prática, a maioria dos cirurgiões de Mohs dos Estados Unidos realiza a sutura externa contínua após o fechamento completo com suturas internas, o que proporciona resultados estéticos excelentes.

Estudos não mostraram diferença nos resultados estéticos de feridas operatórias na face submetidas à sutura externa contínua ou à sutura externa com pontos separados, desde que tivessem sido realizados os pontos internos.[7] A realização da sutura contínua é mais rápida que a sutura simples, otimizando a duração da cirurgia. Com relação à eversão das bordas, não há diferença significativa em relação aos dois tipos de sutura. Tanto a sutura simples quanto a sutura contínua, quando bem executadas, possibilitam a eversão das bordas de forma similar, pois o mais importante para a eversão das bordas é a sutura interna bem realizada.[3]

Com relação ao espaçamento entre os pontos na sutura contínua externa, intervalos de 2 mm e 5 mm tiveram resultado estético equivalente 12 meses após a cirurgia. Antes dos pontos externos, todas as feridas foram reparadas com suturas internas similares. No estudo, foram incluídas feridas na cabeça e no pescoço.[8] Para o reparo de feridas no tronco e nos membros, a sutura contínua intradérmica demonstrou melhor resultado cosmético quando comparado aos pontos simples ou contínuos externos.[9]

Outros tipos de sutura/pontos podem ser úteis para o reparo da ferida (Figura 2.9).[3,4,6]

- **Ponto vertical (Donati)** (Figura 2.5): é eficiente para eversão das bordas da ferida e adequado, também, para feridas com maior tensão. As principais desvantagens são maior risco de isquemia e marcas permanentes na pele.
- **Ponto vertical semissepultado:** é uma variante do ponto vertical em que, em uma das bordas, o ponto fica "sepultado" na derme e subcutâneo. É útil para incisões nos limites de zonas pilosas, como couro cabeludo e sobrancelha (o nó fica escondido dentro da área pilosa).
- **Ponto horizontal ou em "U":** é apropriado para eversão das bordas ou em situações de maior tensão.
- **Ponto em roldana ou polia:** permite a aproximação das bordas da ferida em situações de extrema tensão. Também conhecido como "perto-longe-longe-perto", pode ser útil como ponto provisório no início do reparo para facilitar a realização de suturas internas em áreas como o couro cabeludo.
- **Sutura intradérmica contínua:** é indicada quando a tensão nas bordas for mínima. Na face, não apresentou vantagem estética a longo prazo quando comparada aos pontos simples bem executados, exceto pelo efeito estético da sutura no pós-operatório imediato.[10]
- **Sutura contínua ancorada** (Figura 2.5): pode auxiliar na hemostasia da "parede" da ferida e tem força tênsil maior do que sutura contínua tradicional.
- **Sutura contínua horizontal ou "Barra Grega":** é conveniente para suportar maior tensão e everter as bordas da ferida.

Na prática, para reconstrução da maioria das feridas na face, recomendamos utilizar suturas internas (Monocryl® 4.0 ou 5.0 e Vicryl® 5.0) com nós invertidos para o fechamento completo da ferida, seguidas de sutura externa contínua com Nylon ou Prolene® 5.0 ou 6.0.

Para a realização de uma boa sutura, devem ser considerados alguns fatores inerentes ao ato operatório:

- O corte deve ser perpendicular à superfície da pele, sem irregularidades em suas bordas. No caso da cirurgia de Mohs, em que as incisões são geralmente anguladas 45 graus em relação à superfície da pele, antes do fechamento, deve-se remover tecido necessário para transformar essa angulação em 90 graus, garantindo adequada coaptação das bordas. Além disso, quando indicado, deve-se remover tecido profundo para facilitar a aproximação das bordas (Figuras 2.10, 4.3 e 13.5).
- Todo o tecido passível de necrose deve ser removido, assim como fragmentos que impeçam a adequada coaptação das bordas (lóbulos de gordura soltos, por exemplo).
- Uma hemostasia delicada, porém rigorosa, é fundamental.

Outra questão é o uso de fitas adesivas após a sutura para melhorar o resultado. A princípio, não há diferença na aparência da cicatriz com sua utilização após a sutura cuticular.[11]

As colas cirúrgicas não demonstraram superioridade estética em relação às suturas superficiais para o reparo de feridas faciais decorrentes de cirurgia de Mohs. A cola tem como vantagem a redução do tempo cirúrgico, mas tem custo mais elevado e não permite o delicado acabamento da sutura externa.[12,13] É importante mencionar que, para a restauração de feridas com perda de tecido, o uso da cola é sempre precedido pela sutura interna.

Sutura de ancoragem

As suturas de ancoragem são muito úteis em cirurgias da face. Servem para fixar o retalho a tecidos mais profundos, como fáscias e periósteo (Figuras 2.9, 2.11, 2.14 e 6.14). Essa fixação reduz o risco de distorções, além de permitir recriar concavidades como o sulco nasofacial.[14] As suturas de ancoragem foram descritas, também, como úteis para reduzir o tamanho de feridas deixadas cicatrizar por segunda intenção no lábio cutâneo inferior.[15]

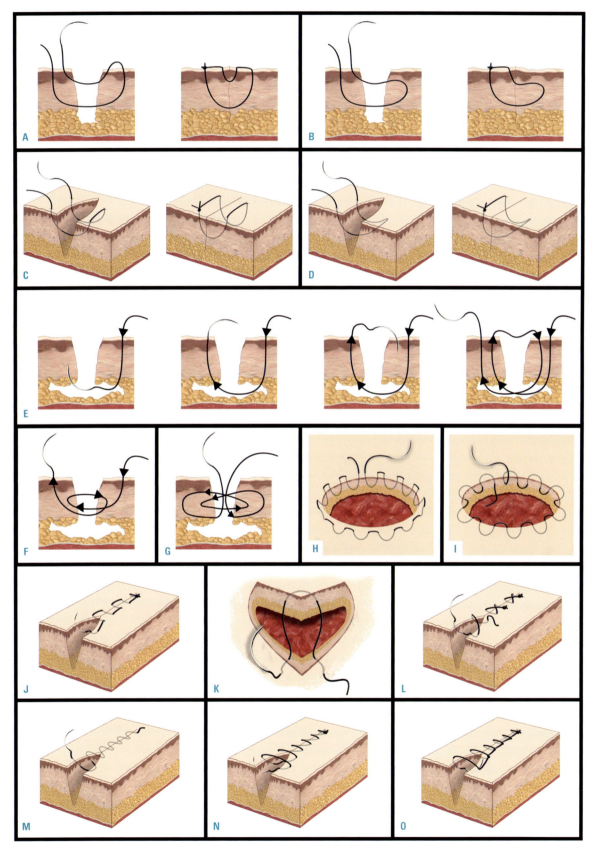

Figura 2.9. Principais pontos utilizados em cirurgia dermatológica. (A) Ponto vertical (Donati). (B) Ponto vertical semissepultado. (C) Ponto horizontal ou em "U". (D) Ponto horizontal semissepultado. (E) Ponto em roldana ou polia. (F) Ponto em roldana semissepultado. (G) Ponto em roldana sepultado. (H) Sutura em bolsa. (I) Sutura em bolsa sepultada. (J) Sutura horizontal contínua ou "barra grega". (K) Ponto de canto. (L) Ponto em "X". (M) Sutura contínua intradérmica. (N) Sutura contínua. (O) Sutura contínua ancorada. Fonte: Bruno Fantini.

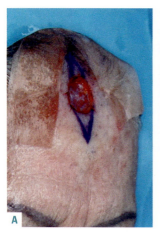 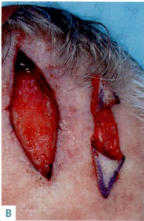 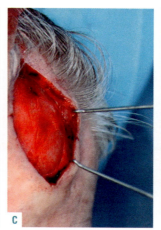 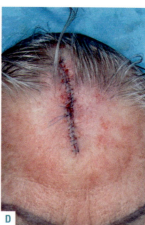

Figura 2.10. Remoção de tecido adicional antes da reconstrução. (A) Ferida operatória. (B) Remoção dos triângulos de Burow e de tecido adicional na profundidade, para permitir adequada coaptação. As laterais da ferida operatória foram retificadas. (C) Descolamento das bordas no plano subgaleal. O descolamento, além de reduzir a tensão, permite que as suturas internas sejam realizadas mais facilmente. (D) Pós-operatório imediato. Fonte: Felipe Cerci.

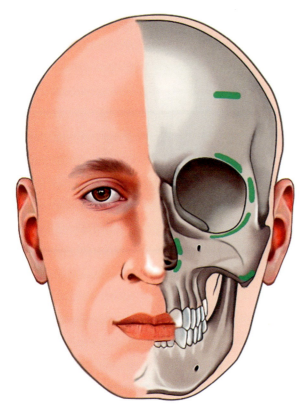

Figura 2.11. Principais áreas da face para utilização das suturas de ancoragem. Fonte: Luiz Gonçalves.

Sutura em bolsa de tabaco (*purse-string suture*)

Consiste em pontos contínuos ao longo da borda de uma ferida circular, de modo que, quando as pontas da sutura são tracionadas, a ferida é fechada como uma bolsa (Figura 2.9). Os pontos podem ser posicionados na derme ou podem ser externos. A técnica pode ser usada para fechamento completo ou parcial, associada, nesse caso, à cicatrização por segunda intenção ou ao enxerto. Apesar da aparência estranha no pós-operatório inicial, o relaxamento da pele ao longo das semanas torna a cicatriz plana e, geralmente, apresenta bons resultados. É indicada, principalmente, para feridas no tronco e nos membros.[16]

Sutura em "X"

Técnica utilizada para hemostasia quando a eletrocoagulação direta ou a ligadura do vaso não são possíveis. Consiste em uma sutura em X em que a configuração cruzada tampona o vaso sangrante subjacente (Figura 2.9). Geralmente, é realizada com fio absorvível.

Reparo de feridas operatórias sob o ponto de vista oncológico

A cirurgia de Mohs, ao assegurar a remoção completa do tumor, permite que a ferida seja restaurada com o método que traga os melhores resultados funcional e estético. Entretanto, em raros casos de tumores extremamente agressivos (invasão perineural extensa, por exemplo), deve-se considerar deixar a ferida cicatrizar por segunda intenção ou restaurá-la com métodos que permitam melhor seguimento oncológico, como fechamento primário ou enxerto.

K.I.S.S.

A sigla K.I.S.S., do inglês *Keep It Simple and Safe*, refere-se ao reparo das feridas de um modo mais simples, rápido e seguro, desde que não cause distorções e defeitos inestéticos importantes (Figuras 2.12 a 2.14). Além do tradicional fechamento primário, o princípio inclui a cicatrização por segunda intenção, isolada ou associada a outros métodos.

Capítulo 2 Princípios Básicos de Reconstrução Cutânea 17

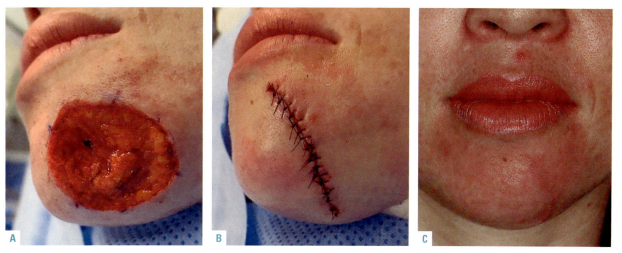

Figura 2.12. Princípio K.I.S.S. (A) Ferida operatória. (B) Pós-operatório imediato. (C) Pós-operatório, 2 meses. Fonte: Bruno Fantini.

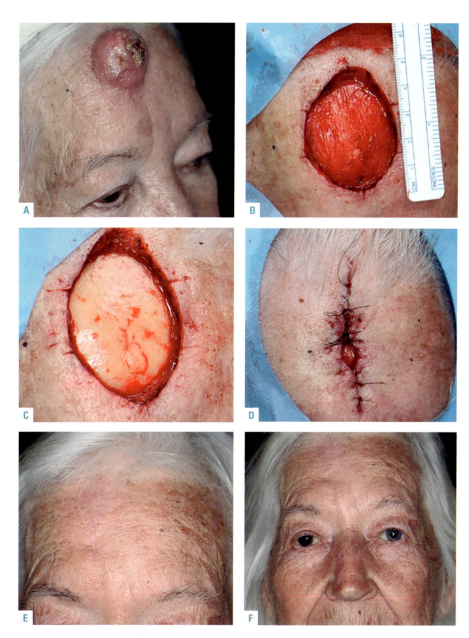

Figura 2.13. CEC frontal com exposição óssea. (A) Pré-operatório. (B) Ferida operatória com 5 cm no maior diâmetro. (C) Ferida operatória final, após ressecção do periósteo. (D) Pós-operatório imediato, após fechamento primário e cicatrização por segunda intenção de pequena porção central. (E-F) Pós-operatório, 4 meses. Na imagem C, notar o calo ósseo na porção inferior da ferida, sem relação com o tumor em questão. Fonte: Felipe Cerci.

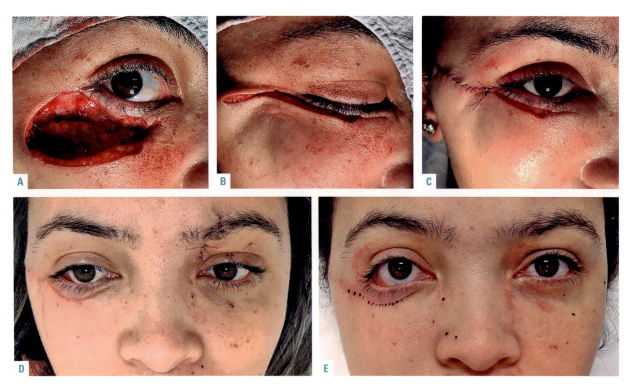

Figura 2.14. Princípio K.I.S.S em paciente com Síndrome de Gorlin. (A) Ferida operatória profunda. (B) Sutura de ancoragem no periósteo. (C) Pós-operatório imediato, após pexia no periósteo, fechamento primário e cicatrização por segunda intenção de porção horizontal da ferida. (D-E) Retração cicatricial, levando a ectrópio. Os pontos pretos marcados na paciente correspondem a pequenos CBC. O ectrópio foi corrigido com enxerto de pele, conforme demonstrado na Figura 22.8. Fonte: Bruno Fantini.

Sutura "interestágios"

Consiste na sutura provisória da ferida entre os estágios da cirurgia de Mohs. É útil para feridas maiores e baseia-se no conceito de elasticidade e relaxamento da pele. Pode reduzir a tensão para o fechamento definitivo da ferida e até evitar a realização de um retalho.[17]

Nomenclatura dos retalhos

Antes de iniciarmos a discussão de cada método de reconstrução neste livro, é importante o leitor se familiarizar com a nomenclatura dos retalhos. De acordo com o suprimento vascular, os retalhos podem ser classificados em axiais (nutridos por uma artéria específica) ou randomizados (nutridos por uma rede aleatória de pequenos vasos sanguíneos locais).

Na prática, entretanto, a classificação mais utilizada para os retalhos leva em consideração seu movimento: avanço, rotação, transposição ou interpolação (Figura 2.15). Essa divisão é conceitualmente simplista, pois a maioria dos retalhos combina diferentes movimentos. Por exemplo, muitos retalhos de rotação incorporam avanço, enquanto o clássico retalho de transposição do SNG envolve avanço substancial da região malar.

Outros termos importantes incluem (Figura 2.16):
- **Defeito primário:** defeito cirúrgico criado pela remoção do tumor.
- **Defeito secundário:** defeito criado pela movimentação do retalho para o fechamento do defeito primário.
- **Movimento primário:** movimento que o retalho faz para cobrir o defeito primário.
- **Movimento secundário:** movimento tecidual adjacente ao retalho decorrente do fechamento da ferida.
- **Lóbulo primário:** área projetada para cobrir o defeito primário.
- **Lóbulo secundário:** área projetada para cobrir o defeito secundário.
- **Ponto pivô (*pivot point*):** em termos geométricos, é o ponto central de qualquer sistema rotacional; em termos cirúrgicos, é o centro do arco em torno do qual se move um retalho durante sua transferência.
- **Ponta do retalho:** extremidade do retalho que preenche o defeito primário mais distante da área doadora.
- **Pedículo ou base do retalho:** porção do retalho que o conecta à pele circundante, sendo seu suprimento vascular.
- **Borda principal do retalho (*leading edge*):** borda do retalho que está mais próxima da ferida.
- **Sutura-chave:** local em que a primeira sutura é normalmente colocada para fornecer o alinhamento inicial correto de um retalho e direcionar o posicionamento de suturas para fechar o defeito secundário.

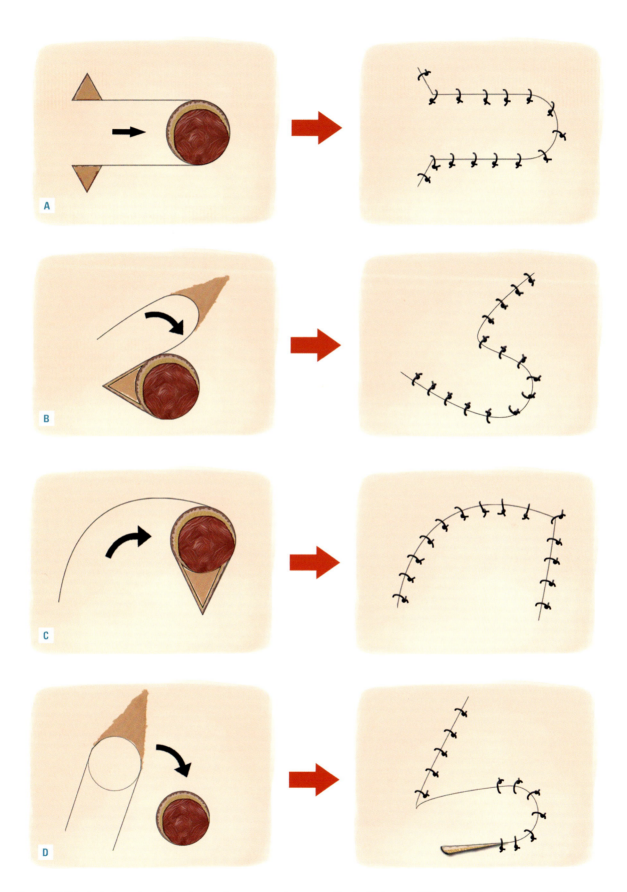

Figura 2.15. Principais tipos de retalho, de acordo com o movimento realizado. (A) Avanço. (B) Transposição. (C) Rotação. (D) Interpolação (apenas o primeiro estágio está ilustrado). Fonte: Bruno Fantini.

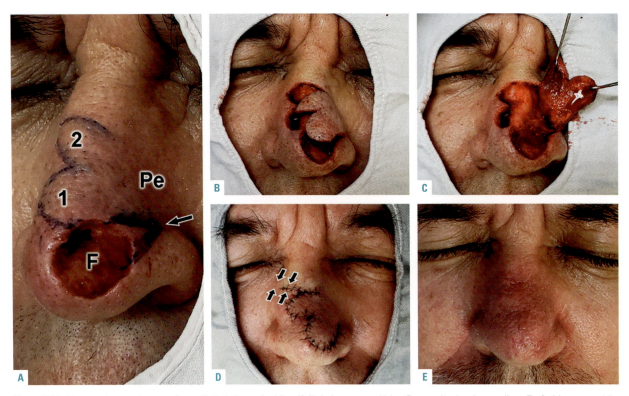

Figura 2.16. Nomenclatura dos retalhos. (A-1) Lobo primário. (A-2) Lobo secundário. Pe: pedículo do retalho. F: ferida operatória. A seta indica o ponto pivô. (B) Retalho bilobado incisado. (C) Retalho descolado. (D) As setas indicam o movimento secundário, que é o movimento de tecido que ocorre para restaurar a área doadora. Por isso, é fundamental no planejamento de qualquer retalho. (E) Pós-operatório, 1 mês. Em um paciente jovem, sem sobra de pele no dorso nasal superior, esse design teria risco de elevação da asa nasal direita devido ao movimento secundário (setas da figura D). Em tal caso, o design com um lóbulo adicional (retalho trilobado) seria indicado para que o vetor de fechamento do lobo terciário fosse horizontal e posicionado no dorso nasal superior. Fonte: Bruno Fantini.

- **Dog ear ("orelhas de cachorro"):** áreas de redundância de tecido local, em decorrência do fechamento da ferida, também chamadas de triângulo de compensação. Quando decorrentes do movimento do retalho, são preferencialmente denominadas triângulo de Burow.

Entender os detalhes da biomecânica dos retalhos é pré-requisito para sua execução adequada. Além disso, a grande variação das características do tecido entre os pacientes e entre as unidades anatômicas deve ser sempre considerada no planejamento. Retalhos em tecidos espessos têm menor distensibilidade e precisam ser maiores do que em áreas com maior elasticidade cutânea.

Por fim, quando próximo à borda livre, o movimento secundário deve ser preferencialmente nulo, para evitar sua distorção. Ao criar um defeito secundário ou terciário na realização do retalho, deve estar longe da margem livre e com vetor de fechamento paralelo a ela.

Conclusão

Os objetivos de uma reconstrução são manter/restaurar a função e recriar a aparência normal. Por isso, evitar distorção de borda livre, restaurar o contorno e camuflar as incisões cirúrgicas são estratégias fundamentais para o sucesso dos reparos cirúrgicos na face. Além disso, a escolha adequada do material cirúrgico, do fio e das técnicas de sutura é um fator compulsório para aqueles que se dedicam ao tratamento do câncer de pele.

■ Referências bibliográficas

1. Cerci FB. Reconstruction after skin cancer removal: More than just a "filling a hole". J Surg Dermatol. 2017;2(1):1-2.
2. Sobanko JF, Sarwer DB, Zvargulis Z, Miller CJ. Importance of physical appearance in patients with skin cancer. Dermatol Surg. 2015;41(2):183-8.
3. Miller CJ, Antunes MB, Sobanko JF. Surgical technique for optimal outcomes: Part II. Repairing tissue: suturing. J Am Acad Dermatol. 2015;72(3):389-402.
4. Miller CJ, Antunes MB, Sobanko JF. Surgical technique for optimal outcomes: Part I. Cutting tissue: incising, excising, and undermining. J Am Acad Dermatol. 2015;72(3):377-87.
5. Cerci FB, Nguyen T. Skin hook: the "free" surgical assistant. J Am Acad Dermatol. 2014;71(2):e41-42.
6. Field LM. Suture marks: factors of causation and prevention. Dermatol Surg. 2006;32(11):1425-6.
7. Blouin MM, Al Jasser M, Demanczuk A, Berkowitz J, Zloty D. Continuous versus interrupted sutures for facial surgery repair: a randomized prospective study. Dermatol Surg. 2015;41(8):919-28.

8. Sklar LR, Pourang A, Armstrong AW, Dhaliwal SK, Sivamani RK, Eisen DB. Comparison of Running Cutaneous Suture Spacing During Linear Wound Closures and the Effect on Wound Cosmesis of the Face and Neck: A Randomized Clinical Trial. JAMA Dermatol. 2019; 155(3):321-6.

9. Shin TM, Bordeaux JS. How suture technique affects the cosmetic outcome of cutaneous repairs. J Drugs Dermatol. 2014;13(8):967-9.

10. Liu X, Nelemans PJ, Frenk LDS, et al. Aesthetic outcome and complications of simple interrupted versus running subcuticular sutures in facial surgery: A randomized controlled trial. J Am Acad Dermatol. 2017;77(5):911-9.

11. Custis T, Armstrong AW, King TH, Sharon VR, Eisen DB. Effect of Adhesive Strips and Dermal Sutures vs Dermal Sutures Only on Wound Closure: A Randomized Clinical Trial. JAMA Dermatol. 2015;151(8):862-7.

12. Kim J, Singh Maan H, Cool AJ, Hanlon AM, Leffell DJ. Fast Absorbing Gut Suture versus Cyanoacrylate Tissue Adhesive in the Epidermal Closure of Linear Repairs Following Mohs Micrographic Surgery. J Clin Aesthet Dermatol. 2015;8(2):24-9.

13. Sniezek PJ, Walling HW, DeBloom JR, 3rd, et al. A randomized controlled trial of high-viscosity 2-octyl cyanoacrylate tissue adhesive versus sutures in repairing facial wounds following Mohs micrographic surgery. Dermatol Surg. 2007;33(8):966-71.

14. Robinson JK. Suspension sutures in facial reconstruction. Dermatol Surg. 2003;29(4):386-93.

15. Bayers S, Srivastava D, Nijhawan RI. How We Do It: Tacking Sutures to Shrink Mohs Defects of the Lower Lip. Dermatol Surg. 2020;46(11):1447-9.

16. Cohen PR, Martinelli PT, Schulze KE, Nelson BR. The purse-string suture revisited: a useful technique for the closure of cutaneous surgical wounds. Int J Dermatol. 2007; 46(4):341-7.

17. Weber PJ, Weber RG. Mohs surgery update. Intraoperative presuturing. J Dermatol Surg Oncol. 1992;18(5):436-9.

Cicatrização por Segunda Intenção

3

| Eliandre Palermo | Felipe B. Cerci | Victor Neel |

Introdução

Cicatrização por segunda intenção (CSI) refere-se a feridas que cicatrizam sem fechamento cirúrgico.[1] Durante esse processo, a ferida se contrai e o movimento centrípeto dos novos queratinócitos, gerados das bordas da ferida, em direção ao centro leva à sua reepitelização. Esse processo resulta em uma cicatriz menor que a ferida original. A magnitude da contração depende da localização anatômica da ferida, de sua profundidade e da flacidez local da pele. Ao optar pela CSI, é essencial entender esses fatores para predizer racionalmente os desfechos funcionais e cosméticos envolvidos nesse tipo de cicatrização.

Nos "primórdios" da cirurgia de Mohs, a fixação *in vivo* do tumor com pasta de cloreto de zinco impedia a reconstrução imediata da ferida operatória devido à grande inflamação, sendo a CSI a opção de escolha na maioria dos casos.[2] Posteriormente, uma revisão cirúrgica da cicatriz era realizada, conforme necessário.

A introdução do método a fresco na técnica de Mohs tornou possível a reconstrução imediata. Seguiram-se avanços nas técnicas cirúrgicas reconstrutivas e, atualmente, a maioria das feridas cirúrgicas é restaurada.[3] Muito do conhecimento acumulado sobre a CSI não foi transmitido aos cirurgiões mais jovens. No entanto, em muitos cenários, a CSI tem vantagens distintas e deve ser considerada de acordo com as características do defeito e com as necessidades do paciente.

Estágios da cicatrização

A cicatrização é um processo dinâmico e coordenado de eventos celulares e moleculares que interagem para reparar o tecido cutâneo danificado. É dividida em três fases: inflamatória, proliferativa e maturação/remodelação (Figura 3.1).

A fase inflamatória inicial é facilitada pela infiltração de vários tipos de células do sistema imunológico e pela produção de citocinas. A fase proliferativa é caracterizada por neoangiogênese, formação de colágeno e reepitelização. Em seguida, as cicatrizes formadas passam por uma remodelação extensa e contínua do colágeno.

A CSI é o laboratório ideal para observar as fases de cura da ferida. Inicialmente, observam-se eritema e exsudação. Nas semanas subsequentes, o tecido de granulação vermelho se desenvolve na base da ferida. Conforme o defeito é preenchido, a superfície se reepiteliza. O colágeno é depositado e os miofibroblastos facilitam a contração da ferida. Lentamente, a cicatriz se achata, atrofia e se torna hipopigmentada em fototipos baixos e hiperpigmentada em fototipos mais altos.[4,5]

Principais indicações

Alguns fatores que devem ser considerados para a indicação da CSI incluem localização, tamanho e profundidade da ferida, condições clínicas do paciente e características do tumor.

Localização e características da ferida

Um dos melhores preditores do resultado cosmético da CSI é a localização da ferida (Figura 3.2). Resultados altamente favoráveis são descritos na literatura em áreas côncavas da face, incluindo a região periocular, as concavidades do nariz e a concha auricular (Figuras 17.9, 18.22 e 19.11).[6-11]

Em 1983, Zitelli dividiu as áreas da face de acordo com a probabilidade de um bom resultado cosmético após a CSI. A sigla NEET (do inglês, *nose, eye, ear and temple*) representa as localizações favoráveis, como as superfícies côncavas do nariz, os olhos, as orelhas e as têmporas. A sigla NOCH (do inglês, *nose, oral lips, cheeks, chin and helix* – nariz, vermelhão, malar, mento e hélice) representa as convexidades dessas áreas, locais que podem cicatrizar de forma desfavorável. Por fim, a sigla FAIR

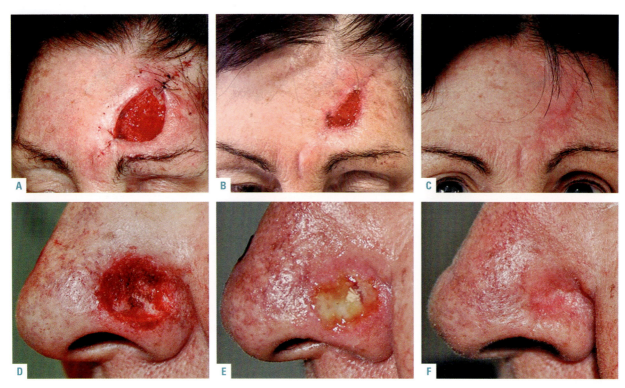

Figura 3.1. Cicatrização por segunda intenção. (A) Fechamento primário associado à CSI em região frontal. (B) Pós-operatório, 16 dias. (C) Pós-operatório, 52 dias, com discreta elevação da sobrancelha. (D) Ferida superficial em asa e porção inferior de parede nasal. (E) Tecido de granulação e fibrina. (F) Pós-operatório, 32 dias. Ausência de distorção da borda alar. Uma ferida profunda do mesmo tamanho nessa localização teria maior risco de distorcer a asa nasal devido à contração. Fonte: Bruno Fantini.

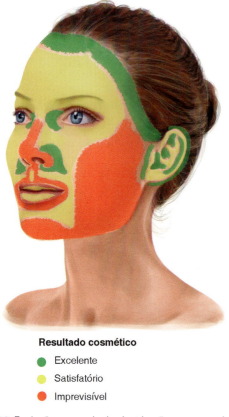

Figura 3.2. Evolução esperada da cicatrização por segunda intenção conforme a área anatômica. Fonte: autores.

(*forehead, anti-helix, eyelids, rest of the nose, lips and cheeks*) representa as áreas planas da fronte, a anti-hélice, as pálpebras, o restante do nariz, dos lábios e das malares, as quais podem cursar com resultados favoráveis, mas menos previsíveis.[6,9]

Apesar dessas previsões, publicações mais recentes têm mostrado resultados satisfatórios de CSI mesmo em localizações convexas, como couro cabeludo, asa nasal, fronte, hélice, região pré-tibial e lábios (Figuras 3.3 a 3.5, 13.3, 13.4, 14.3 e 14.13).[3,12-14]

Embora as concavidades do rosto sejam geralmente as áreas de melhor resultado, nem todos os locais cicatrizam de maneira previsível. Outros fatores, como tamanho e profundidade do defeito, assim como cor e textura da pele, devem ser considerados. Cicatrizes em áreas muito sebáceas da pele tendem a ficar aparentes.

Também é importante observar as unidades anatômicas da face e suas zonas de transição. Cicatrizes entre duas unidades estéticas adjacentes, bem como aquelas próximo a bordas livres, são mais propensas a causar distorção anatômica.

Feridas profundas em superfícies planas ou convexas podem evoluir com depressões proeminentes, as quais podem ser difíceis de revisar não cirurgicamente. Feridas superficiais cicatrizam mais rápido e deixam cicatrizes menores e, em áreas FAIR e NOCH, também têm melhores resultados cosméticos do que feridas profundas.[4]

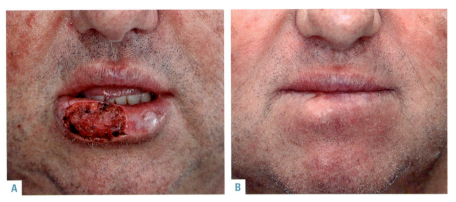

Figura 3.3. CSI para ferida superficial e extensa no vermelhão. (A) Pós-operatório imediato. (B) Pós-operatório, 15 meses. A ferida levou um mês para cicatrizar completamente. Houve preservação funcional completa e, apesar da pequena deformidade decorrente da contração, o paciente declinou da revisão cirúrgica da cicatriz. A hipocromia adjacente à ferida foi compatível com queilite actínica na biópsia pré-operatória e foi manejada de forma conservadora. Fonte: Felipe Cerci.

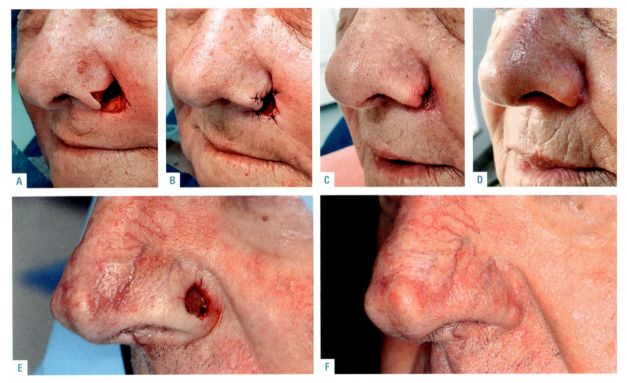

Figura 3.4. CSI para asa nasal. (A) Ferida operatória acometendo asa nasal e triângulo apical. (B) Fechamento primário parcial. (C) Pós-operatório, 2 semanas. (D) Pós-operatório, 40 dias. (E) Ferida operatória superficial, acometendo apenas a asa nasal. (F) Pós-operatório, 5 meses. Fonte: A-D: Bruno fantini. E-F: Felipe Cerci.

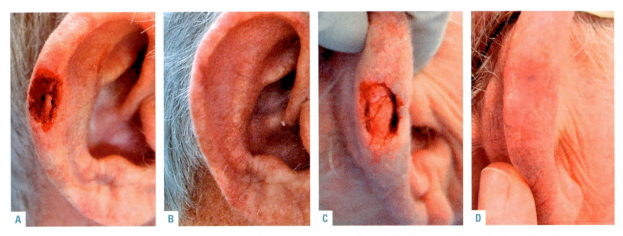

Figura 3.5. CSI para feridas na hélice. (A, C) Feridas operatórias na hélice. (B, D) Pós-operatório tardio. Fonte: Victor Neel.

Fatores relacionados ao paciente e ao tumor

Além da localização da ferida, fatores específicos do paciente e do tumor são importantes na escolha da CSI após a cirurgia de Mohs.

Alguns cirurgiões tendem a escolher a CSI quando há um ou mais dos seguintes fatores: pacientes idosos, tumores grandes, recidivados e histologicamente agressivos, com invasão perineural ou com outros critérios de alto risco (Figura 3.6). Apesar de as recidivas após cirurgia de Mohs serem raras, a CSI facilita o seguimento oncológico de tumores muito agressivos.[3]

A CSI é uma alternativa prática para pacientes que não podem ou não querem fazer reparos complexos com novas incisões de retalhos e enxertos (Figura 3.7). Além disso, reduz o tempo intraoperatório, a morbidade, os custos do procedimento e as potenciais complicações associadas às reconstruções.[1] No pós-operatório, a dor é mínima e o sangramento e a infecção são raros. De fato, estudos mostraram que o risco de infecção após a cirurgia de Mohs é semelhante se as feridas são deixadas para cicatrizar por segunda intenção ou se são imediatamente suturadas.[15,16] O medo de infecção pós-operatória é um dos principais motivos pelos quais os pacientes recusam a CSI.

As desvantagens da CSI incluem o tempo de cicatrização mais longo e a necessidade de cuidado prolongado do paciente com a ferida. Em determinadas circunstâncias, a CSI pode aumentar o tempo de afastamento do trabalho. Por essas razões, é essencial que o paciente seja capaz de cuidar da ferida em casa e esteja ciente de possíveis complicações.[3,4]

Fatores que podem melhorar o benefício relativo da CSI em relação à cirurgia reconstrutiva incluem distúrbios de coagulação ou uso de múltiplos anticoagulantes,

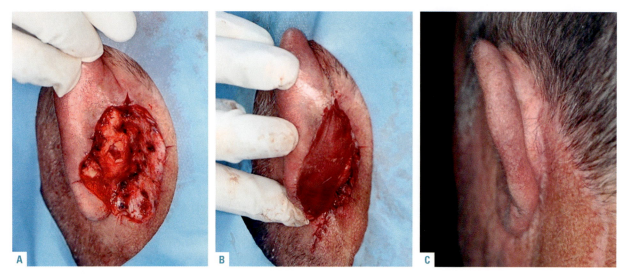

Figura 3.6. CSI combinada com matriz de colágeno bovino e fechamento primário para ferida extensa após remoção de CEC recorrente. (A) Ferida operatória. (B) Pós-operatório imediato. (C) Pós-operatório, 3 meses. A cicatriz em arco na região mastoide é decorrente do procedimento realizado previamente por outro colega. Fonte: Felipe Cerci.

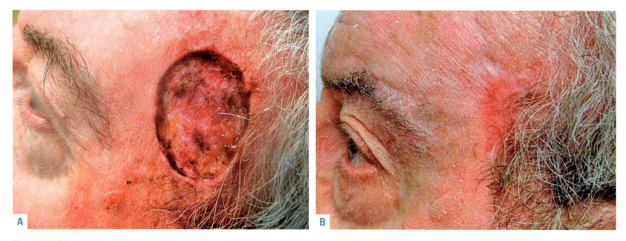

Figura 3.7. CSI para ferida na região temporal. (A) Ferida operatória extensa. (B) Pós-operatório tardio. O eritema tende a melhorar ainda mais com o tempo. Fonte: Victor Neel.

idade muito avançada, história de deiscência, necrose ou infecção e condições clínicas ou sociais que contraindicam uma cirurgia complexa.

Pacientes com pouca destreza e acuidade visual reduzida podem não ser capazes de cuidar de suas feridas. Para feridas em áreas de difícil acesso, o auxílio de outra pessoa pode ser necessário.

Satisfação do paciente

Se devidamente instruídos sobre como cuidar da ferida e sobre o que esperar durante o processo, a maioria dos pacientes tem resultados muito bons com a CSI (Figura 3.8). Embora poucos estudos de caso-controle tenham sido realizados, a CSI teve alto nível de satisfação em um estudo, equivalente ao de pacientes submetidos ao reparo cirúrgico.[1]

Segunda intenção combinada a outros métodos de reparo

A CSI pode ser combinada a outros métodos de reparo, como fechamento primário (Figura 2.13), sutura em bolsa de tabaco (Figura 13.3), retalhos (Figura 18.24) e enxertos cutâneos (Figura 19.11) ou de cartilagem (Figura 11.5). O fechamento primário (Figuras 14.6 e 18.22) ou a sutura em bolsa diminuem a área de superfície da ferida e o tempo de cicatrização.[17]

Um método de sutura linear que merece atenção especial é a sutura-guia (do inglês, *guiding sutures*), que permite direcionar o eixo de contração em favor de vetores de tensão naturais durante a CSI (Figura 13.4).[18] A CSI também pode ser associada a enxerto de pele tardio, que permite que o tecido de granulação preencha o leito da ferida tornando-a mais superficial levando a melhores resultados.[19]

Cuidados com a ferida durante a CSI

O melhor esquema para CSI não foi claramente definido.[20,21] Os autores recomendam um relativamente básico, que inclui:[22]

- troca diária de curativos: vaselina sólida e gaze não aderente;
- limpeza durante o banho, com água e sabão neutro.

O ambiente úmido evita a formação de crostas, diminui a dor e acelera a cicatrização.[9] Quando ocorre formação de crostas, o desbridamento manual ou o enzimático podem ser necessários, para reduzir os atrasos no processo de cicatrização.

A CSI tem sido associada a menor dor pós-operatória quando comparada a reparos cirúrgicos, e tem baixa incidência de infecção, se o cuidado for adequado.[23,24]

Complicações

As complicações da CSI incluem infecções, risco de cicatrizes hipertróficas ou atróficas, tecido de granulação exuberante e discromias. Deixar de considerar a contração pode levar a distorções quando perto de bordas livres, como pálpebra, lábios ou asa nasal.[9] A retração cicatricial pode levar ao surgimento de tenda (*webbing*) na região do epicanto medial (Figuras 3.9 e 21.3). Para reduzir o risco de formação de cicatrizes, fatores como profundidade e localização da ferida devem ser avaliados cuidadosamente. A cicatriz hipertrófica pode ser tratada com corticoides tópicos ou intralesionais. Tecido de granulação exuberante tende a prolongar a cicatrização e pode ser facilmente manejado com corticoides tópicos de alta potência ou nitrato de prata.

Conclusão

A CSI pode levar a resultados excelentes em feridas adequadamente selecionadas. Os cirurgiões de Mohs precisam estar cientes das melhores indicações da CSI e envolver seus pacientes ativamente na decisão de permitir a cicatrização natural ou de realizar uma reconstrução.

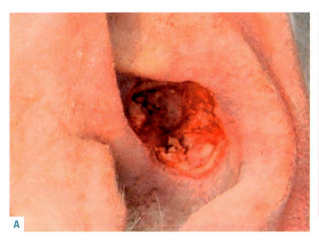
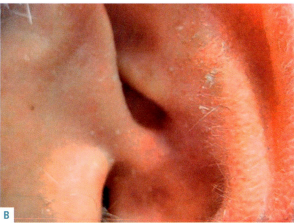

Figura 3.8. CSI na cimba (porção superior da concha auricular). (A) Pós-operatório imediato. (B) Pós-operatório tardio. Fonte: Victor Neel.

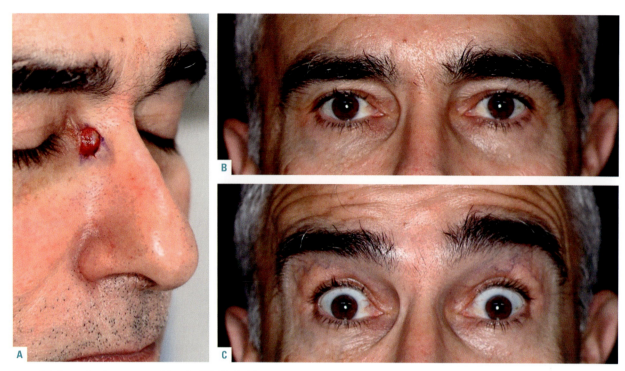

Figura 3.9. Retração do canto medial após CSI. (A) Ferida operatória. (B, C) Formação de tenda (*webbing*) devido à retração, mais proeminente com a elevação das sobrancelhas. Foi oferecida revisão cirúrgica com Z-plastia, mas o paciente não se incomodava com a retração. Fonte: Felipe Cerci.

■ Referências bibliográficas

1. Stebbins WG, Gusev J, Higgins HW, 2nd, Nelson A, Govindarajulu U, Neel V. Evaluation of patient satisfaction with second intention healing versus primary surgical closure. J Am Acad Dermatol. 2015;73(5):865-7.
2. Mohs FE. Chemosurgery for skin cancer: fixed tissue and fresh tissue techniques. Arch Dermatol. 1976;112(2): 211-5.
3. Vedvyas C, Cummings PL, Geronemus RG, Brauer JA. Broader Practice Indications for Mohs Surgical Defect Healing by Secondary Intention: A Survey Study. Dermatol Surg. 2017;43(3):415-23.
4. Donaldson MR, Coldiron BM. Scars after second intention healing. Facial Plast Surg. 2012;28(5):497-503.
5. Schreml S, Szeimies RM, Prantl L, Landthaler M, Babilas P. Wound healing in the 21st century. J Am Acad Dermatol. 2010;63(5):866-81.
6. Zitelli JA. Wound healing by secondary intention. A cosmetic appraisal. J Am Acad Dermatol. 1983;9(3):407-15.
7. Moreno-Arias GA, Izento-Menezes CM, Carrasco MA, Camps-Fresneda A. Second intention healing after Mohs micrographic surgery. J Eur Acad Dermatol Venereol. 2000;14(3):159-65.
8. Mott KJ, Clark DP, Stelljes LS. Regional variation in wound contraction of mohs surgery defects allowed to heal by second intention. Dermatol Surg. 2003;29(7):712-22.
9. Zitelli JA. Secondary intention healing: an alternative to surgical repair. Clin Dermatol. 1984;2(3):92-106.
10. Liu KY, Silvestri B, Marquez J, Huston TL. Secondary Intention Healing After Mohs Surgical Excision as an Alternative to Surgical Repair: Evaluation of Wound Characteristics and Esthetic Outcomes. Ann Plast Surg. 2020;85(Suppl_1):S28-S32.
11. van der Eerden PA, Lohuis P, Hart AAM, Mulder WC, Vuyk H. Secondary intention healing after excision of nonmelanoma skin cancer of the head and neck: statistical evaluation of prognostic values of wound characteristics and final cosmetic results. Plast Reconstr Surg. 2008;122(6): 1747-55.
12. Gloster HM, Jr. The use of second-intention healing for partial-thickness Mohs defects involving the vermilion and/or mucosal surfaces of the lip. J Am Acad Dermatol. 2002;47(6):893-7.
13. Snow SN, Stiff MA, Bullen R, Mohs FE, Chao WH. Second-intention healing of exposed facial-scalp bone after Mohs surgery for skin cancer: review of ninety-one cases. J Am Acad Dermatol. 1994;31(3 Pt 1):450-4.
14. Molina GE, Yu SH, Neel VA. Observations Regarding Infection Risk in Lower-Extremity Wound Healing by Second Intention. Dermatol Surg. 2020;46(10): 1342-4.
15. Nathan NR, O'Connor DM, Tiger JB, Sowerby LM, Olbricht SM, Luo S. Factors associated with surgical site infection of the lower extremity: A retrospective cohort study. J Am Acad Dermatol. 2020;83(1):274-6.
16. Soleymani T, Brodland DG, Zitelli JA. A retrospective case series evaluating the efficacy of preoperative, intra-incisional antibiotic prophylaxis in Mohs micrographic surgery: An effective method to reduce surgical-site infections and minimize systemic antibiotic use. J Am Acad Dermatol. 2020;83(5):1501-3.
17. Cordoro KM, Russell MA. Minimally invasive options for cutaneous defects: secondary intention healing, partial closure, and skin grafts. Facial Plast Surg Clin North Am. 2005;13(2):215-30.

18. Walling HW, Sniezek PJ, Friedrichs A, Christensen DR, Whitaker DC. Guiding sutures to promote optimal contraction of a large surgical defect prior to delayed grafting. Dermatol Surg. 2005;31(1):109-11.

19. Robinson JK, Dillig G. The advantages of delayed nasal full-thickness skin grafting after Mohs micrographic surgery. Dermatol Surg. 2002;28(9):845-51.

20. Norman G, Dumville JC, Mohapatra DP, Owens GL, Crosbie EJ. Antibiotics and antiseptics for surgical wounds healing by secondary intention. Cochrane Database Syst Rev. 2016;3:CD011712.

21. Vermeulen H, Ubbink D, Goossens A, de Vos R, Legemate D. Dressings and topical agents for surgical wounds healing by secondary intention. Cochrane Database Syst Rev. 2004(2):CD003554.

22. American Society for Dermatologic Surgery. Mohs Surgery Patient Education Materials. Available at: https://www.asds.net/medical-professionals/practice-resources/mohs-surgery-patient-education-materials. Accessed in: 7 aug. 2021.

23. Chen AF, Landy DC, Kumetz E, Smith G, Weiss E, Saleeby ER. Prediction of postoperative pain after Mohs micrographic surgery with 2 validated pain anxiety scales. Dermatol Surg. 2015;41(1):40-7.

24. Firoz BF, Goldberg LH, Arnon O, Mamelak AJ. An analysis of pain and analgesia after Mohs micrographic surgery. J Am Acad Dermatol. 2010;63(1):79-86.

Fechamento Primário

4

| Caroline Brandão | Felipe B. Cerci | Allison Vidimos |

Introdução

O fechamento primário é definido como o fechamento linear de uma ferida após a aproximação de suas bordas. Apesar de ser considerado um método de reconstrução simples, deve ser cuidadosamente executado para atingir os melhores resultados possíveis.

O sucesso de qualquer reconstrução começa com um conhecimento profundo da anatomia locorregional, com a compreensão dos vetores de tensão das incisões, das subunidades anatômicas da face e das linhas que as separam, bem como da biomecânica dos tecidos e da técnica operatória meticulosa.[1]

Ao escolher como restaurar uma ferida operatória, o fechamento primário não deve ser esquecido devido aos seus inúmeros benefícios, que incluem maior facilidade na vigilância de recidivas de tumores agressivos, cicatrizes usualmente menos aparentes e menor risco de complicações tardias, desde que preceitos básicos do seu planejamento sejam respeitados.

Na face, cicatrizes lineares finas podem ser obtidas por meio de um planejamento adequado e pela realização de suturas precisas e livres de tensão nas bordas da ferida. Incisões realizadas nas linhas de transição das unidades cosméticas ou ao longo das linhas de tensão da pele relaxada (LTPR) tendem a produzir um resultado cosmético ideal.[2,3]

Os esclarecimentos no pré-operatório são fundamentais para os pacientes, que, muitas vezes, anseiam por cicatrizes pequenas. É importante compreenderem que, após alguns meses de processo cicatricial, uma cicatriz mais longa sem redundâncias de pele tende, geralmente, a ficar menos aparente que uma cicatriz mais curta com redundâncias.

Para facilitar a compreensão dos pacientes, uma analogia do fechamento primário e da cicatriz resultante é comparar a ferida operatória com o fundo arredondado de um copo de papel e a cicatriz com a linha que se forma após a aproximação dos lados opostos do copo.[4]

Princípios básicos

O fuso elíptico de proporções 3:1 é uma das estratégias mais utilizadas por dermatologistas para exérese de pequenas lesões, benignas ou não, nas diferentes áreas do corpo. O objetivo do fechamento primário fusiforme é uma cicatriz fina, linear, sem tecido redundante subjacente.[1] Na cirurgia de Mohs, as feridas operatórias usualmente têm formato redondo ou oval e seu reparo é corriqueiramente realizado com fechamento linear.

Alguns preceitos são importantes e devem ser levados em consideração para a confecção da excisão fusiforme padrão (Figura 4.1).

Para feridas operatórias redondas, comprimento final três a quatro vezes maior que o diâmetro do defeito

A construção da excisão fusiforme nada mais é do que o planejamento da exérese de uma lesão circular adicionando duas áreas triangulares adjacentes de redundância de pele, também conhecidas como *dog ears*, "orelhas" ou triângulos de compensação, as quais devem ter o mesmo comprimento do diâmetro da ferida, respeitando-se a proporção 3:1 ou 4:1, dependendo da região anatômica.[1]

O comprimento final da linha de sutura depende da região anatômica e da espessura da pele. Na ponta e no dorso nasal, por exemplo, os fusos podem ter uma proporção comprimento:largura de até 5:1, devido à pele mais espessa e de difícil mobilização.[5] A pálpebra inferior, por sua vez, tem espessura fina e menor tendência a formar redundâncias de pele visíveis, podendo ser reparada com proporção inferior a 3:1 e ângulos maiores que 30 graus.

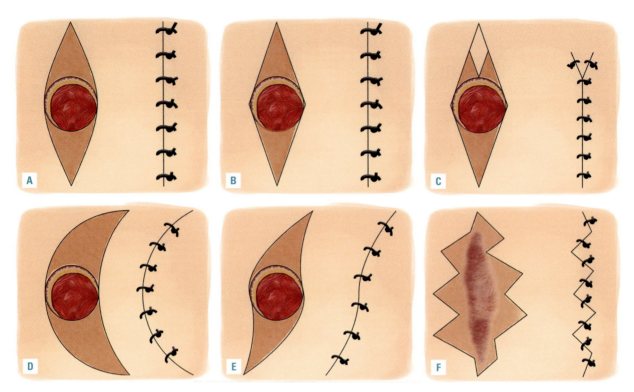

Figura 4.1. Fechamento primário e principais variações. (A) Fuso elíptico com linhas curvas. (B) Fuso elíptico com linhas retas. (C) M-plastia. (D) Crescente. (E) S-plastia. (F) Sutura em linhas geométricas quebradas. Fonte: Bruno Fantini.

Incisões fusiformes em linha reta com ângulos apicais de 30° ou menos

Para adequada remoção das redundâncias de pele e perfeita coaptação das bordas da ferida, o ângulo dos triângulos removidos deve ter, geralmente, 30° ou menos.[6] Embora algumas redundâncias de pele possam se resolver com o tempo, a depender do tamanho, da localização e das características da pele, outras persistem e podem prejudicar significativamente o resultado estético das cicatrizes, devendo ser excisadas.[7] É importante ressaltar que a lateral dos triângulos deve ser removida em linha reta (Figura 19.26).

Planejamento dos fusos paralelamente às linhas de tensão da pele relaxada

Recomenda-se que as incisões sejam executadas sob o eixo de menor tensão da ferida, na mesma direção em que se deseja seu fechamento.[2] Além de criar uma cicatriz com menos contração, isso permite que as linhas sejam menos visíveis e, muitas vezes, camufladas em rítides naturais.

Sempre que possível, evitar incisões que ultrapassem as linhas que dividem as subunidades anatômicas

Preferencialmente, o planejamento das incisões deve ser feito ao longo das linhas que separam as subunidades anatômicas ou em seu interior. Se o planejamento de um fechamento primário cruza perpendicularmente a transição entre duas subunidades anatômicas, como o sulco nasogeniano, pode ser necessário retocar a cicatriz, pois ela tende a ser mais visível. Em determinados locais, como a transição da mandíbula, uma alternativa é realizar uma Z-plastia intraoperatória, para reduzir o risco de retração na transição da subunidade.

Diminuição da tensão das bordas epidérmicas

O sucesso no resultado estético de toda e qualquer cicatriz depende diretamente da tensão aplicada na superfície.[8] Para reduzi-la, a ferida deve ser restaurada por planos, utilizando suturas internas invertidas, que aproximam as linhas de incisão e evertem as bordas da ferida, conforme detalhado no Capítulo 2.

Atenção especial aos fechamentos cirúrgicos periorificiais ou próximos a margens livres

Áreas como bordas palpebrais, asas nasais, lábios e bordas auriculares têm maior risco de distorções anatômicas, dependendo da orientação do eixo de fechamento. Na pálpebra, por exemplo, o eixo de fechamento deve ser, na maioria das vezes, perpendicular à borda palpebral, criando um vetor de tensão horizontal que "empurra" a pálpebra, em vez de "puxá-la", evitando ectrópio.[1] Em alguns casos, o simples redirecionamento do vetor torna possível o reparo de maneira primária (Figura 4.2).

Em outros locais, como a região malar ou os epicantos laterais, onde existe um vetor de tensão fixo e previsível na pele, é preferível alinhar o fechamento às LTPR, mesmo que isso implique fechamento perpendicular ao maior eixo do defeito e necessidade de retirada de maiores triângulos de Burow. Essa estratégia, apesar de gerar uma cicatriz mais longa, tem resultados estéticos superiores pois evita distorções anatômicas de bordas livres e cruzamento de linhas que separam as subunidades anatômicas ou as LTPR. Em alguns casos, no entanto, um retalho pode ser indicado para evitar a remoção de grandes *dog ears* e uma cicatriz linear longa.

Na fronte, o fechamento de feridas ao longo das LTPR pode levar à distorção das sobrancelhas. Para evitá-la, os fechamentos podem ser realizados perpendicularmente a essas linhas ou com uso de retalhos bem planejados.

Avaliar se há necessidade de remoção de tecido adicional

Uma das vantagens da cirurgia de Mohs é a preservação de tecido sadio. Entretanto, na reconstrução, pode ser benéfico remover tecido da margem profunda para perfeita coaptação das bordas. Isso permite que os dois lados da ferida se aproximem com maior facilidade, garante o descolamento no plano correto e facilita a inserção das suturas internas. Áreas que frequentemente necessitam dessa abordagem são couro cabeludo, fronte e nariz (Figuras 4.3, 2.10 e 13.5).

Variações do fechamento primário

Alguns ajustes no planejamento inicial da excisão elíptica e do fechamento primário podem ser necessários, conforme a localização e o tamanho das feridas operatórias (Figura 4.1).

M-plastia

Consiste na remoção de dois triângulos menores, em vez de um maior, para corrigir a redundância de pele (Figuras 4.4 e 19.19). Pode ser útil para reduzir o comprimento final da cicatriz (Figura 6.6) e evitar o cruzamento dos limites das subunidades anatômicas ou sua extensão a estruturas anatômicas como a borda palpebral ou os lábios.[9] Também pode ser realizada para camuflar as incisões em rítides (Figura 4.4). Tem como desvantagem o formato em "V" na extremidade da cicatriz. A correção das *dog ears* com M-plastia pode ser unilateral ou bilateral. No entanto, é raramente realizada bilateralmente, devido ao aspecto final da cicatriz.

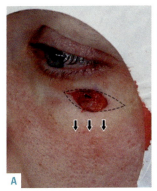 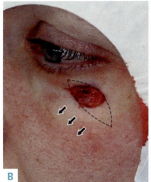 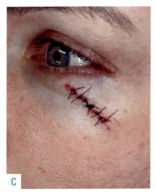 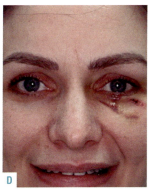

Figura 4.2. Redirecionamento de vetor. (A) Sutura primária horizontal geraria um vetor vertical e, consequentemente, ectrópio. (B) Mudança do vetor para oblíquo. (C) Pós-operatório imediato. Notar ausência de tração na pálpebra inferior. (D) Pós-operatório, 1 semana. Fonte: Felipe Cerci.

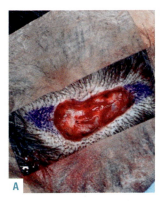 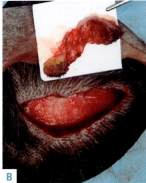 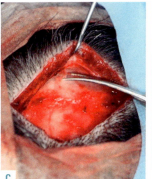 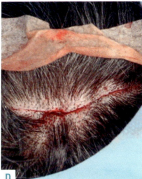

Figura 4.3. Remoção de tecido adicional para facilitar o fechamento. (A) Ferida operatória. (B) Retificação das bordas, com remoção dos triângulos de Burow e de tecido profundo adicional. (C) Descolamento no plano subgaleal. (D) Fechamento com pontos internos. Notar adequada coaptação das bordas. Suturas superficiais foram realizadas em seguida. Fonte: Felipe Cerci.

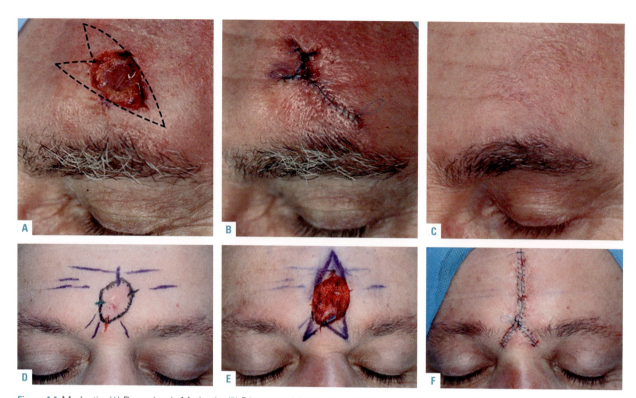

Figura 4.4. M-plastia. (A) Desenho da M-plastia. (B) Pós-operatório imediato. (C) Pós-operatório tardio. (D) A marcação pré-operatória das rítides glabelares e frontais auxilia no planejamento da reconstrução posicionando as suturas nas rítides. (E) Fechamento primário, com M-plastia na porção inferior. (F) Pós-operatório imediato, com incisões camufladas nas rítides glabelares. Fonte: Felipe Cerci.

Excisão em crescente

Pode ser útil em superfícies convexas, para ajustar contornos de cicatrizes ao longo das LTPR, como na região malar. É realizada criando-se um fuso com duas linhas de comprimentos diferentes, que resultam numa cicatriz arciforme (Figuras 4.5 e 2.1). A curvatura final do reparo é diretamente proporcional à diferença de comprimento entre os dois lados da incisão.[1]

Diante do comprimento desigual das bordas da ferida, uma sutura interna inserida horizontalmente em uma lateral da ferida e verticalmente na borda oposta pode ser utilizada, a fim de reduzir essa discrepância[11]. Tecnicamente, essa sutura pode ser realizada iniciando-se na borda mais longa da ferida, na derme, em direção horizontal, seguindo o arco da agulha. No lado oposto mais curto, a agulha também é inserida no plano dérmico, mas no sentido vertical, no ponto médio, onde a sutura horizontal encontraria o oposto da borda da ferida. Ao amarrar o nó, devido à contração da pele redundante na borda onde a sutura foi inserida horizontalmente, há diminuição na diferença do comprimento das bordas da ferida.

Ao contrário da "regra das metades", utilizada para equalizar os lados de feridas operatórias, essa técnica de sutura descrita como "Hovert" (*half horizontal and half vertical matress*) deve ser iniciada nas bordas laterais da ferida, pois permite o melhor manejo das tensões da pele (Figuras 4.5-C,D).[10]

S-plastia

É uma variação do fechamento primário útil para o fechamento de defeitos em superfícies convexas, como na região malar e nos membros superiores e inferiores (Figura 4.6).[11]

O fechamento em "S" alonga o comprimento do fechamento, de modo que o diâmetro do total da cicatriz é maior que a linha reta que une os dois ápices do defeito, com uma distribuição das forças de tensão ao longo da cicatriz. À medida que a cicatriz se matura e se contrai, o comprimento extra adquirido pela modificação do *design* reduz o risco de sua inversão.[11-13]

Sobras de pele: causas, como minimizar e como corrigir

Dog ear é o excesso de tecido que "se forma" durante o fechamento das feridas operatórias. À medida que as bordas de um defeito cirúrgico circular ou assimétrico são aproximadas, a compressão da pele adjacente resulta em uma protrusão de tecido para fora e para cima.[14]

Algumas estratégias são importantes para minimizar a formação desses excessos de tecido. A compreensão da dinâmica dos tecidos e das propriedades de viscoelasticidade da pele é útil, além do planejamento correto das excisões fusiformes com ângulos apicais de 30 graus. Atenção especial deve ser dada às feridas em superfícies convexas, que são mais propensas ao surgimento de *dog ears*.

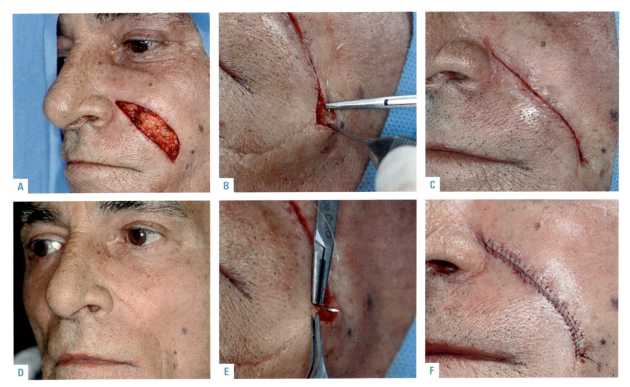

Figura 4.5. Exérese em crescente. Paciente submetido à reconstrução de asa nasal direita com retalho interpolado do SNG. Correção do SNG esquerdo realizada para restaurar a simetria da face. (A) Ferida operatória em formato de crescente. (B) Sutura "Hovert": ponto horizontal. (C) Ferida após suturas internas. (D) Pós-operatório tardio. (E) Sutura "Hovert": ponto vertical. (F) Pós-operatório imediato. Fonte: Felipe Cerci.

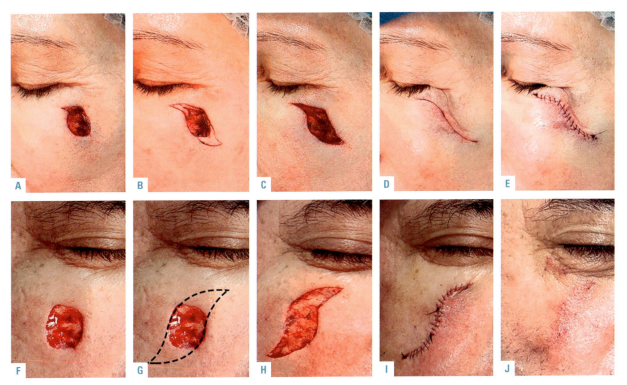

Figura 4.6. S-plastia. (A-E) S-plastia periorbital esquerda. (F-J) S-plastia malar direita. Fonte: Bruno Fantini.

O método mais utilizado para sua correção é a excisão dos cones de tecido nas extremidades da ferida, na mesma direção do eixo longo da ferida original, convertendo o defeito circular em uma elipse (Figura 4.7). A *dog ear* pode ser direcionada de forma favorável, de acordo com o local (Figura 4.8). São opções de correção, também, as variações descritas anteriormente (M-plastia e S-plastia).

O fechamento por planos das feridas operatórias, ao diminuir a tensão em suas bordas com uso de suturas profundas, pode reduzir o tamanho das redundâncias.[1] A sequência de aplicação das suturas também pode contribuir para essa redução. Em alguns casos, a simples divulsão dos ápices evita a necessidade de excisão de pequenas *dog ears*.[15]

É importante enfatizar que, apesar de a remoção dessas redundâncias prolongar a cicatriz final, os resultados estéticos são melhores, pois as diferenças no contorno da pele são mais visíveis a nossos olhos do que uma cicatriz linear mais longa.[1]

Outra possível abordagem consiste em observar se as redundâncias regridem ao longo dos meses. No entanto, três pontos cruciais devem ser considerados ao optar por essa conduta: 1) não deve haver redundância em excesso; 2) é essencial uma boa elasticidade, que permita a expansão, a retração e o consequente remodelamento, contribuindo para a diminuição das redundâncias; 3) é importante que haja mobilidade adequada entre a pele e as estruturas profundas.[14,15]

Em estudo com 43 casos, Lee *et al.* sugeriram que *dog ears* de até 8 mm podem regredir espontaneamente sendo passíveis de acompanhamento, em vez de remoção cirúrgica imediata.[16] No entanto, apenas três casos eram na face, o que limita a indicação dessa conduta para a região.

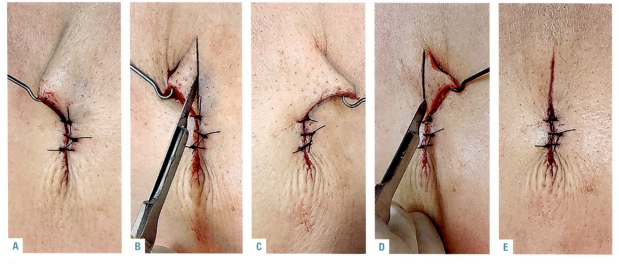

Figura 4.7. Correção da *dog ear*. (A) Elevação da sobra de pele com gancho ou pinça. (B) A pele é "rebatida" e incisada, seguindo a linha de sutura do fechamento. (C) A *dog ear* é tracionada para o lado oposto. (D) Incisão seguindo a linha de sutura do fechamento. (E) *Dog ear* superior removida. Fonte: Bruno Fantini.

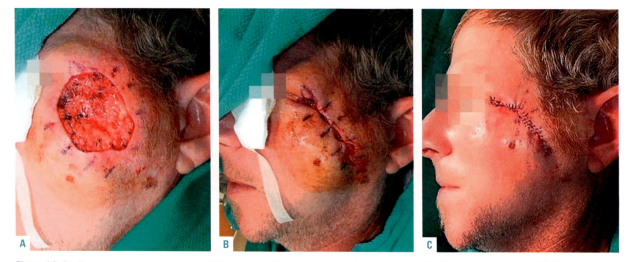

Figura 4.8. Redirecionamento da *dog ear*. (A) Extensa ferida operatória malar e temporal. (B) Fechamento parcial. (C) Pós-operatório imediato. Notar redirecionamento da *dog ear* superior (de vertical para oblíqua), para evitar tração no canto externo esquerdo. Fonte: Allison Vidimos.

A localização anatômica foi avaliada mais detalhadamente por Jennings *et al*. Os autores sugeriram que *dog ears* menores que 4 mm no tronco e nas mãos podem ser observadas. Quando localizadas na cabeça, no pescoço ou no tronco, são menos suscetíveis à regressão espontânea.[7] A decisão final sobre a correção desses tecidos adjacentes deve considerar as preferências do cirurgião e/ou as do paciente e a complexidade de cada situação, bem como o tamanho e a localização das *dog ears* previstas.

Outros exemplos de fechamento primário estão ilustrados nas Figuras 14.4, 14.5, 14.13, 15.2, 15.10, 15.12, 16.4, 16.17, 16.18, 16.20, 17.3, 17.5, 18.2, 18.8 a 18.11, 19.11 e 19.26.

Conclusão

O fechamento primário é um método simples e versátil para reconstruções após a cirurgia de Mohs. A correção das *dog ears* sempre merece ser considerada, pois as irregularidades de contorno da pele são mais aparentes que uma cicatriz plana mais longa. As variações do fechamento primário podem ser úteis em situações específicas.

■ Referências bibliográficas

1. Sobanko JF. Optimizing Design and Execution of Linear Reconstructions on the Face. Dermatol Surg. 2015;41(Suppl_10):S216-228.
2. Carmichael SW. The tangled web of Langer's lines. Clin Anat. 2014;27(2):162-8.
3. Borges AF. Relaxed skin tension lines. Dermatol Clin. 1989;7(1):169-77.
4. Neill BC, Siscos SM, Seger EW, Tolkachjov SN. A preoperative visual aid to improve patient expectations for postoperative scar length. J Am Acad Dermatol. 2021;S0190-9622(21)00417-5.
5. Cook J, Zitelli JA. Primary closure for midline defects of the nose: a simple approach for reconstruction. J Am Acad Dermatol. 2000;43(3):508-10.
6. Salasche SJ, Roberts LC. Dog-ear correction by M-plasty. J Dermatol Surg Oncol. 1984;10(6):478-82.
7. Jennings TA, Keane JC, Varma R, Walsh SB, Huang CC. Observation of Dog-Ear Regression by Anatomical Location. Dermatol Surg. 2017;43(11):1367-70.
8. Krishnan NM, Brown BJ, Davison SP, et al. Reducing Wound Tension with Undermining or Imbrication-Do They Work? Plast Reconstr Surg Glob Open. 2016;4(7):e799.
9. Webster RC, Davidson TM, Smith RC, et al. M-plasty techniques. J Dermatol Surg. 1976;2(5):393-6.
10. Wu W, Chavez-Frazier A, Migden M, Nguyen T. The Buried Half Horizontal, Half Vertical Mattress Suture: A Novel Technique for Wound Edges of Unequal Lengths. Dermatol Surg. 2016;42(12):1391-3.
11. Sebastian S, Bang RH, Padilla RS. A simple approach to the S-plasty in cutaneous surgery. Dermatol Surg. 2009; 35(8):1277-9.
12. Hafiji J, Salmon P, Hussain W. Modifying the S-plasty to optimize a curvilinear scar. Clin Exp Dermatol. 2012;37(2): 199-200.
13. Paolo B, Stefania R, Massimiliano C, Stefano A, Andrea P, Giorgio L. Modified S-plasty: an alternative to the elliptical excision to reduce the length of suture. Dermatol Surg. 2003;29(4):394-8.
14. Weisberg NK, Nehal KS, Zide BM. Dog-ears: a review. Dermatol Surg. 2000;26(4):363-70.
15. Chretien-Marquet B, Bennaceur S. Dog ear: true and false. A simple surgical management. Dermatol Surg. 1997;23(7): 547-50.
16. Lee KS, Kim NG, Jang PY, et al. Statistical analysis of surgical dog-ear regression. Dermatol Surg. 2008;34(8): 1070-6.

Retalhos de Avanço

5

| Roberto Bueno Filho | Jerry D. Brewer |

Introdução

Conceitualmente, o retalho de avanço é o tipo de retalho mais simples de ser executado. Sua primeira descrição foi feita há mais de 2 mil anos, pelo enciclopedista Aulus Cornelius Celsus, no livro *De Medicina Octo Libri*, no qual ele descreve diversas formas de reparo de mutilações nas orelhas, no nariz e nos lábios.[1]

O retalho é realizado com tecido adjacente à ferida cirúrgica, o qual é deslizado sobre ela por um único vetor de direção, em linha reta.[2] Com o fechamento da ferida, ocorre um movimento secundário no pedículo do retalho, levando à formação de protrusões apicais da pele, o que chamamos comumente de *dog ears*.[2,3]

Do ponto de vista de suprimento arterial, os retalhos de avanço são classificados como randomizados, pois são nutridos por plexos arteriais dérmicos e subdérmicos que se intercomunicam. A tensão na sutura do retalho é determinante para sua nutrição.[3,4]

A principal vantagem do retalho de avanço é sua capacidade de redistribuir as *dog ears* para uma localização mais favorável, permitindo a correção ao longo de todo o comprimento do retalho, especialmente nas linhas de tensão da pele relaxada (LTPR) ou nas linhas de junção de unidades estéticas.[3]

As duas principais desvantagens são a movimentação limitada da pele, quando comparado a outros retalhos, e a necessidade de grandes incisões para melhorar a mobilidade, as quais podem ficar aparentes se não forem bem desenhadas e executadas.[5]

Princípios básicos

O retalho de avanço mais simples é a U-plastia, classificada como unipediculada (Figura 5.1). Nela, fazem-se duas incisões paralelas, geralmente do mesmo tamanho, com início na borda da ferida cirúrgica. Sugere-se que o desenho seja feito antes da aplicação de grandes volumes do anestésico, pois a distorção decorrente dela pode confundir o planejamento. O tamanho do retalho deverá, via de regra, obedecer à proporção de 3:1, ou seja, o comprimento do retalho deve ser o triplo do comprimento do defeito cirúrgico.[2,3] Essa proporção pode variar de acordo com a mobilidade e a vascularização do local.

Deve-se garantir que o tecido ao redor da ferida e do retalho seja descolado o suficiente, para que haja o deslizamento necessário para o fechamento da ferida operatória. Pode ser necessário deixar a extremidade do retalho em formato quadrangular ou mesmo arredondado, para garantir o acoplamento perfeito na ferida. A sutura-chave ocorre entre a extremidade livre do retalho e a borda oposta da ferida.[2,6]

Como consequência desse deslizamento do tecido, há um movimento secundário da pele na base do retalho, gerando protrusões apicais nos polos superior e inferior, as *dog ears*. Essa redundância de tecido será corrigida com a retirada dos triângulos de Burow.[2]

O triângulo de Burow ideal é proporcional, principalmente, ao comprimento do retalho.[6] Remoções insuficientes do triângulo de Burow podem limitar a mobilidade do retalho, além de prejudicar a perfeita coaptação das bordas da ferida. Os melhores locais para realizar essa correção são nas LTPR ou nas junções de unidades estéticas.

Variações do retalho de avanço

Os retalhos de avanço podem apresentar variações que contribuem para sua realização, a depender do local operado (Figura 5.1).

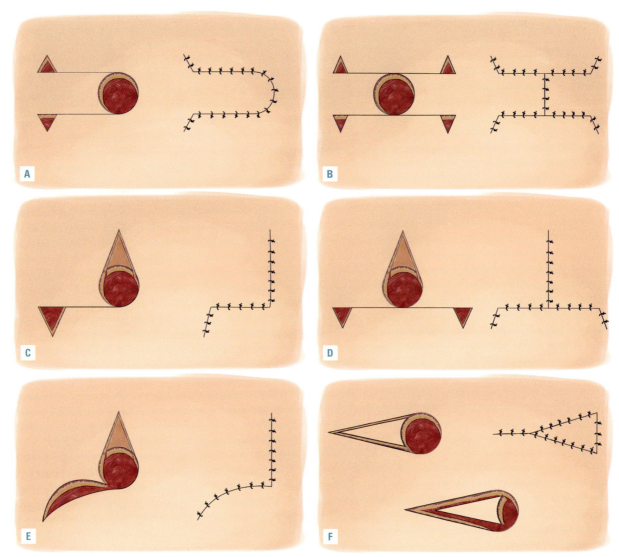

Figura 5.1. Principais tipos de retalho de avanço. (A) Retalho de avanço simples (U-plastia). (B) Retalho de avanço bilateral (H-plastia). (C) Retalho de avanço de Burow. (D) Retalho de avanço bilateral OT ou AT (T-plastia). (E) Retalho de avanço em crescente. (F) Retalho em ilha VY. Fonte: Bruno Fantini.

U-plastia

A U-plastia é particularmente útil na região frontal e na sobrancelha, mas é também utilizada na hélice da orelha, no lábio cutâneo superior, na pálpebra superior e no dorso nasal (Figuras 5.2, 5.3, 17.4, 18.17, 19.6, 19.20 e 19.27).[3,5,7]

Dependendo da mobilidade tecidual da área operada, podem-se aplicar modificações específicas no retalho de avanço, que ganham denominações distintas. Dentre as variações mais comuns, citaremos O-H, O-T, O-L, retalho de avanço de Burow e retalho em crescente (Figura 5.1). O retalho de avanço em ilha será discutido em um capítulo à parte.

O-H

O retalho O-H (H-plastia) é um retalho de avanço bi-pediculado, com formato retangular e com linhas paralelas em ambos os lados da ferida operatória. Ao serem deslizadas ao centro da ferida, suas linhas de sutura criam a forma de um H (Figuras 5.1 e 17.4). Devido à aparência final da cicatriz, sua indicação é geralmente limitada a áreas com linhas horizontais paralelas, como fronte e sobrancelhas.[5] Pequenas modificações em seu desenho permitem utilizá-lo em outras áreas, como na região perioral (Figura 16.19).

Seu desenho tradicional é totalmente paralelo, mas podem-se realizar linhas curvas para acompanhar as linhas de tensão da pele (Figura 5.4). A vantagem do O-H (em relação à U-plastia) é que o avanço necessário para o fechamento da ferida é dividido entre os dois lados. É conveniente realizar um lado inicialmente e checar posteriormente a necessidade do retalho contralateral, pois, dependendo da frouxidão da pele, é possível realizar o fechamento apenas com a U-plastia.[8]

Se, durante uma U-plastia, há grande tensão nas suturas, o retalho O-H é uma excelente solução para evitar necrose da extremidade do retalho. É importante ressaltar que

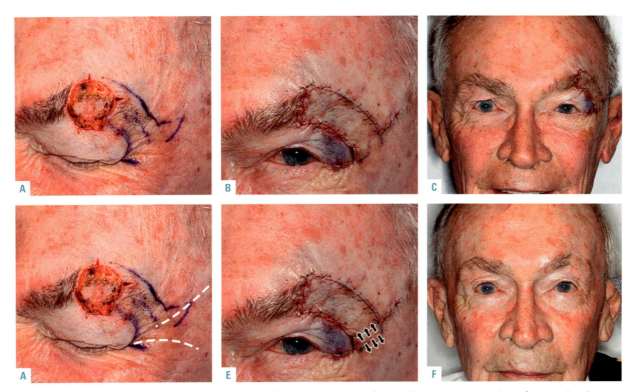

Figura 5.2. U-plastia. (A, D) Ferida circular na sobrancelha. O desenho das linhas foi curvilíneo, para acompanhar o formato da sobrancelha. Pontilhado: linhas de tensão da pele relaxada. (B, C, E) Pós-operatório imediato. As setas indicam o vetor vertical de fechamento. Na base do retalho, realizou-se a retirada dos triângulos de Burow. (F) Pós-operatório tardio. Fonte: Jerry Brewer.

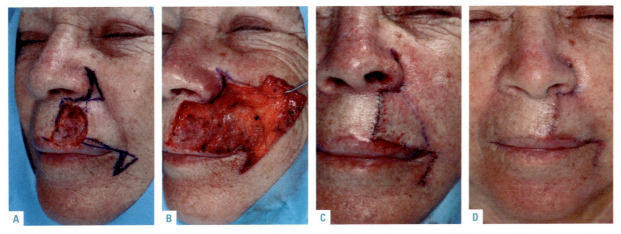

Figura 5.3. Retalho de avanço unilateral. (A) Desenho do retalho. Para camuflar a incisão superior, a ferida foi estendida até a base da asa nasal. (B) Retalho descolado. Na região do lábio cutâneo superior, descolamento supramuscular. Na malar, subcutâneo. (C) Pós-operatório imediato. (D) Pós-operatório, 10 dias, na retirada de pontos. Fonte: Felipe Cerci.

os dois lados não precisam ser necessariamente do mesmo tamanho. A sutura-chave desse retalho ocorre nas extremidades dos dois retalhos.[2,4] Assim como na U-plastia, haverá redundância de pele, que poderá ser corrigida como triângulo de Burow em qualquer ponto ao longo do retalho.[5]

Uma observação importante acerca desses retalhos na fronte é a possibilidade de parestesia ou disestesia na área acima da incisão, devido ao dano aos nervos supratrocleares e supraorbitários, especialmente quando o retalho é descolado no plano submuscular.[9,10]

O-T

O retalho O-T (T-plastia) é uma modificação do retalho bipediculado, mas essa variação usa somente uma incisão ao longo de uma das bases do defeito cirúrgico. É também chamado de A-T, quando o defeito inicial é triangular. Esse retalho é ideal para áreas onde a mobilidade da pele é menor e onde a tensão pode prejudicar o suprimento sanguíneo. Locais mais apropriados: borda dos lábios, sobrancelha, pré-auricular e linha de implantação capilar.[11]

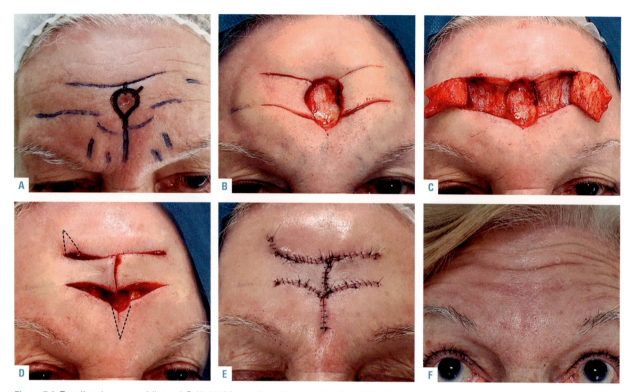

Figura 5.4. Retalho de avanço bilateral O-H. (A) Marcação pré-operatória das rítides frontais e glabelares. (B) Ferida operatória. Retalho incisado. (C) Retalho descolado no plano subcutâneo, para minimizar secção dos ramos dos nervos supratrocleares. (D) Posicionamento dos triângulos de Burow, de acordo com as rítides. (E) Pós-operatório imediato. (F) Pós-operatório, 3 meses. Fonte: Bruno Fantini.

É realizado com uma incisão única ao longo de uma das bases da ferida operatória, com aproximadamente o dobro da altura da ferida. Após a incisão, deve-se descolar todo o tecido ao redor, para facilitar o movimento de encontro dos dois retalhos no centro do defeito (que formam a linha central do T) (Figuras 5.5, 14.9, 14.10, 16.16, 17.6, 18.18, 18.19 e 19.28).[2]

O movimento secundário da pele com o encontro dos pedículos gera uma protrusão apical na extremidade distal dos pedículos (final da linha central do T), onde será feita a remoção dos triângulos de Burow. Além disso, os defeitos cirúrgicos em formato de O devem ser transformados em um A através da remoção de um triângulo, que é a *dog ear* decorrente da movimentação do retalho. Isso pode ser feito no início da cirurgia, para facilitar a hemostasia e o descolamento, dando uma ideia adequada da mobilidade do retalho.[11] Essa correção também pode ser com uma M-plastia, reduzindo o comprimento da cicatriz.[12]

Com relação aos triângulos de Burow, em vez de removê-los, pode-se equilibrar a quantidade de pele do lado da ferida com o lado do retalho. Para isso, remove-se uma crescente de pele ao longo da principal incisão do retalho. Dessa forma, há um aumento da área de contato do retalho, que compensa o excesso de pele do lado oposto.[13]

Pontos positivos do retalho O-T são o menor número de incisões paralelas e a melhor nutrição da porção distal do retalho, quando comparado à U-plastia ou ao retalho O-H. Além disso, podem-se camuflar os cortes nas junções de unidades estéticas. Quando realizados na fronte, principalmente em sua porção inferior, também há necessidade de ter cautela com os nervos supratroclear e supraorbitário.[9,10]

O-L

O retalho O-L ("O-T unilateral") é um retalho que pode ser realizado onde há frouxidão adequada da pele, sendo necessário o avanço de apenas um lado (Figuras 5.6, 5.7 e 16.3).[3]

A incisão é feita na base do defeito cirúrgico apenas para um lado (em vez de para os dois lados, como no O-T). Essa incisão deverá ser posicionada na região com maior frouxidão tecidual ou nas LTPR. O movimento do pedículo causará uma protrusão apical (*dog ear*) na extremidade oposta da ferida operatória.[5]

A redundância tecidual desse retalho poderá ser corrigida pela regra das metades, em que as suturas são feitas sempre na metade do defeito, para redistribuir a tensão e o tecido (Figura 19.21).[14] Outra forma de correção é ilustrada na Figura 5.6.

Quando há necessidade de correção com triângulo de Burow na linha de base do retalho O-L, as suturas perdem o formato em "L" e o retalho é preferencialmente chamado de retalho de Burow.[15]

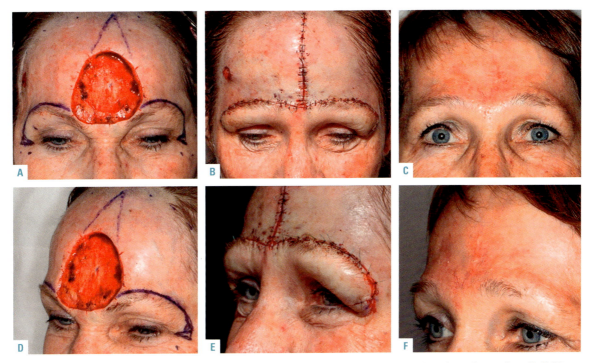

Figura 5.5. Retalho OT. (A, D) Ferida operatória e desenho do retalho camuflando as incisões acima das sobrancelhas. (B, E) Pós-operatório imediato. (C, F) Pós-operatório tardio. Fonte: Jerry Brewer.

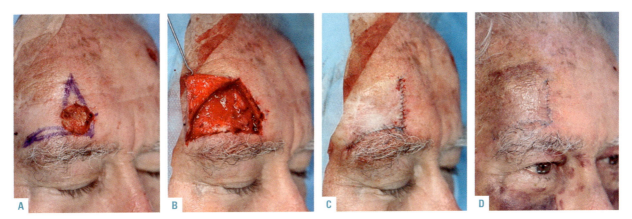

Figura 5.6. Retalho de avanço lateral, com correção em crescente. (A, B) Ferida operatória e desenho do retalho com correção em crescente, em vez de triângulo de Burow. (C) Pós-operatório imediato. (D) Pós-operatório, 10 dias. Fonte: Felipe Cerci.

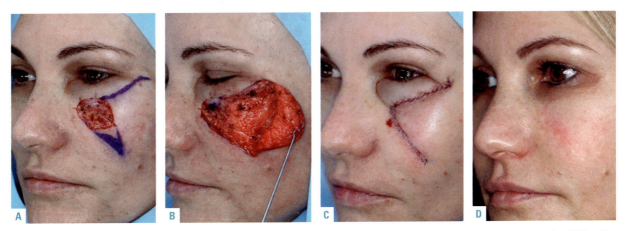

Figura 5.7. Retalho de avanço lateral malar. (A) Desenho do retalho com incisão ao longo da junção entre pálpebra e malar. (B) Retalho descolado no plano subcutâneo. (C) Pós-operatório imediato. (D) Pós-operatório, 8 meses. Fonte: Felipe Cerci.

Retalho de avanço de Burow

O retalho de Burow é uma solução versátil, especialmente para reconstruções nas sobrancelhas, nas bordas dos lábios, na região pré-auricular, entre outras áreas. Ele é similar ao retalho O-L, mas com remoção de *dog ear* adjacente ao pedículo do retalho (Figuras 5.8, 14.12, 15.6, 15.8, 15.11, 15.13, 16.9, 17.7, 18.4 e 18.16).[5]

Para sua execução, converte-se o defeito cirúrgico em um triângulo e realiza-se uma incisão que "prolongue" sua base, seguida do descolamento, permitindo a mobilização adequada do retalho.[2,5]

Com o movimento secundário do tecido no final dessa incisão, há formação de protrusão apical (*dog ear*), que deve ser corrigida pela retirada de um triângulo de tamanho semelhante ao do defeito cirúrgico, mas invertido em relação ao primeiro. Com isso, após realizar adequado descolamento do tecido ao redor, pode-se fazer um movimento unidirecional para o fechamento de ambos os triângulos.[5] No nariz, o termo "*East-west*" é utilizado como sinônimo para essa forma de reparo (Figura 5.9).[16]

Uma vantagem do retalho de Burow é a correção do triângulo distante do defeito cirúrgico. No entanto,

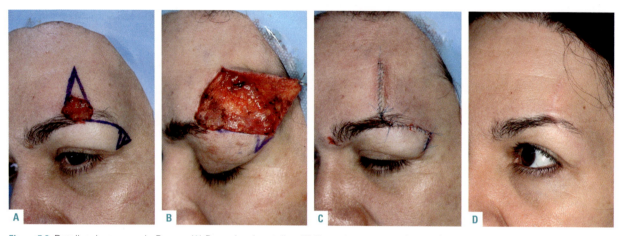

Figura 5.8. Retalho de avanço de Burow. (A) Desenho do retalho. (B) Descolamento no plano subcutâneo. (C) Pós-operatório imediato. É fundamental o perfeito alinhamento da sobrancelha nesses casos. (D) Pós-operatório, 8 meses. Fonte: Felipe Cerci.

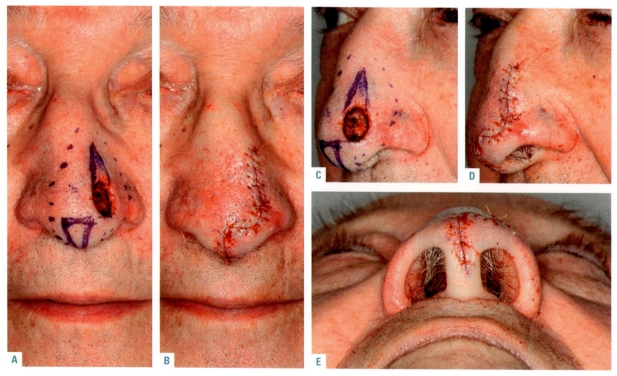

Figura 5.9. Retalho East-west. (A) Ferida operatória na ponta nasal à esquerda. Desenho do retalho com triângulo de Burow inferior posicionado na ponta e na columela. (B) Pós-operatório imediato. (C, D) Visão oblíqua. (E) Vestíbulos nasais simétricos e sem colabamento. Fonte: Jerry Brewer.

isso implica remoção de tecido saudável e aumento do número de incisões.[14]

Para feridas na borda labial, tradicionalmente se corrige o triângulo de Burow além da comissura oral. Entretanto, em casos selecionados, ele pode ser removido no próprio lábio, evitando-se o prolongamento do retalho até a comissura.[17]

Retalho em crescente

O retalho em crescente é uma modificação do retalho de Burow, já que, em vez de criar a correção do tecido redundante em forma de triângulo, se realiza uma incisão em curva no formato de uma crescente. Sua primeira descrição está documentada no livro do cirurgião alemão Johann Friedrich Dieffenbach (*Die Operative Chirurgie*), do ano de 1845.[18] Posteriormente, em 1955, Webster descreveu o uso do retalho em crescente para defeitos no lábio superior.[13,18,19]

Para executar esse retalho, deve-se traçar uma linha da base da ferida operatória ao longo do sulco nasogeniano, com cerca de três vezes o diâmetro da ferida. Após a incisão, descolam-se o pedículo do retalho e a pele ao redor. Com o movimento do retalho, corrige-se o triângulo de Burow inferior em formato curvo (crescente). Também é necessário remover a *dog ear* no polo superior do defeito[13] (Figura 5.10). Em certos casos, uma sutura de ancoragem do retalho na parede nasal inferior é útil para a boa aderência e para a harmonia no fechamento do sulco alar e da parede nasal.[20] É fundamental antecipar o risco de ectrópio, especialmente para reconstruções próximas ao olho.[5]

Conclusão

Os retalhos de avanço são ótimas opções para região frontal, sobrancelha, lábios cutâneos, malar, orelhas e dorso nasal, pois algumas incisões podem ser camufladas nas LTPR ou nas junções de unidades anatômicas.

Assim como outros retalhos, utilizam pele de características semelhantes para o fechamento de defeitos cirúrgicos, contribuindo para um ótimo resultado. As variações do retalho de avanço permitem adequar as incisões de acordo com a anatomia local.

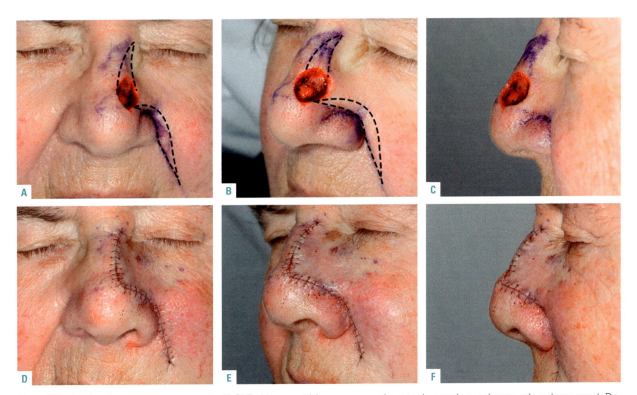

Figura 5.10. Retalho de avanço em crescente. (A-C) Ferida operatória com acometimento de parede nasal esquerda e dorso nasal. Desenho do retalho demonstrando a correção do triângulo de Burow inferior em crescente, ao longo do SNG. A remoção da crescente é geralmente realizada após o descolamento e o avanço do retalho, a fim de evitar retirada de pele em excesso e consequente tração da asa nasal. (D-F) Pós-operatório imediato. Fonte: Jerry Brewer.

■ Referências bibliográficas

1. Spencer W. Books VII-VIII. In: Spencer W, ed. Celsus on medicine. Cambridge: Harvard University Press; 1994.
2. Stegman SJ. Principles of design and the dynamics of movement of flaps. J Dermatol Surg Oncol. 1980;6(3):182-6.
3. Shew M, Kriet JD, Humphrey CD. Flap Basics II: Advancement Flaps. Facial Plast Surg Clin North Am. 2017;25(3):323-35.
4. Memarzadeh K, Sheikh R, Blohme J, Torbrand C, Malmsjo M. Perfusion and Oxygenation of Random Advancement Skin Flaps Depend More on the Length and Thickness of the Flap Than on the Width to Length Ratio. Eplasty. 2016;16:e12.
5. Krishnan R, Garman M, Nunez-Gussman J, Orengo I. Advancement flaps: a basic theme with many variations. Dermatol Surg. 2005;31(8Pt2):986-94.
6. Lovald ST, Topp SG, Ochoa JA, Gaball CW. Biomechanics of the monopedicle skin flap. Otolaryngol Head Neck Surg. 2013;149(6):858-64.
7. Rintala AE, Asko-Seljavaara S. Reconstruction of midline skin defects of the nose. Scand J Plast Reconstr Surg. 1969; 3(2):105-8.
8. Ebrahimi A, Nejadsarvari N. Upper forehead skin reconstruction with h-flap. J Cutan Aesthet Surg. 2013;6(3): 152-4.
9. Puviani M, Curci M. The "Batman flap": a novel technique to repair a large central glabellar defect. Int J Dermatol. 2018;57(4):477-9.
10. Wiewrodt D, Wagner W. Long-term significance of injury to the supraorbital or supratrochlear nerves during frontoorbital advancement in infancy. Childs Nerv Syst. 2009;25(12):1589-91.
11. Stevens CR, Tan L, Kassir R, Calhoun K. Biomechanics of A-to-T flap design. Laryngoscope. 1999;109(1):113-7.
12. Webster RC, Davidson TM, Smith RC, et al. M-plasty techniques. J Dermatol Surg. 1976;2(5):393-6.
13. Yoo SS, Miller SJ. The crescentic advancement flap revisited. Dermatol Surg. 2003;29(8):856-8.
14. Quatrano NA, Samie FH. Modification of Burow's advancement flap: avoiding the secondary triangle. JAMA Facial Plast Surg. 2014;16(5):364-6.
15. Oberemok S, Eliezri Y, Desciak E. Burow's wedge flap revisited. Dermatol Surg. 2005;31(2):210-216.
16. Goldberg LH, Alam M. Horizontal advancement flap for symmetric reconstruction of small to medium-sized cutaneous defects of the lateral nasal supratip. J Am Acad Dermatol. 2003;49(4):685-9.
17. Dang M, Greenbaum SS. Modified Burow's wedge flap for upper lateral lip defects. Dermatol Surg. 2000;26(5):497-8.
18. JF D. Die Operative Chirurgie In: JF D, ed. Die Operative Chirurgie Vol 1. Leipzig: Brockhaus; 1845:423.
19. Webster JP. Crescentic peri-alar cheek excision for upper lip flap advancement with a short history of upper lip repair. Plast Reconstr Surg (1946). 1955;16(6):434-64.
20. Bloom JD, Ransom ER, Miller CJ. Reconstruction of alar defects. Facial Plast Surg Clin North Am. 2011;19(1):63-83.

Retalhos de Rotação

6

| Yahima Santana Trébol | Miguel Sánchez Viera | Roman Miñano Medrano |

Introdução

O retalho de rotação é caracterizado pela incisão em formato de arco e pelo movimento de rotação sobre um ponto fixo na base do retalho denominado ponto pivô.[1,2] Ao movimentar o retalho sobre o defeito primário, cria-se um defeito secundário ao longo do arco de rotação. Por isso, é fundamental planejá-lo de forma adequada (Figuras 6.1 e 6.2).[3]

Uma de suas vantagens é a capacidade de alcançar uma longa distância entre a ferida e a área doadora. Entretanto, frequentemente, necessita de longas incisões para adequada mobilidade. Por essa razão, deve-se planejá-lo, sempre que possível, de forma que suas incisões sejam camufladas nas linhas que separam as subunidades anatômicas ou nas linhas de tensão da pele relaxada (LTPR).[4]

Na maioria das vezes, é constituído por pele e tecido celular subcutâneo com seu plexo vascular subdérmico.[5] Em áreas como o nariz, é constituído também de músculo e, no couro cabeludo, de gálea. Raramente sofre necrose, devido a seu vasto pedículo. É uma ótima opção para reconstrução de superfícies convexas, como a região malar ou o couro cabeludo.[6]

Princípios básicos

Os retalhos de rotação são utilizados para cobrir áreas triangulares ou redondas que devem ser convertidas a um formato triangular. Essa conversão nada mais é do que a remoção da redundância de pele do ponto pivô do retalho. O movimento do retalho se dá girando a pele para criar um semicírculo.[4,6]

Como regra geral, o arco do retalho deve ser duas a quatro vezes maior que o diâmetro do defeito primário, dependendo da elasticidade e da mobilidade da pele local.[4] Quanto maior forem o tamanho do retalho e a frouxidão do tecido, menor a tensão no fechamento. Deve ser escolhida uma área doadora em que a distribuição dos vasos sanguíneos seja mais favorável.[6]

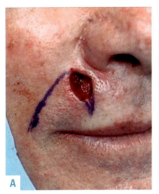 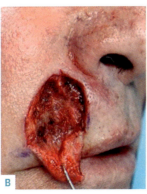 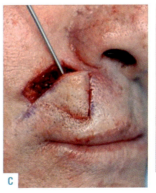 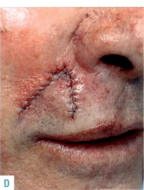

Figura 6.1. Retalho de rotação. (A) Desenho do retalho. O arco da rotação tem cerca de três vezes o diâmetro da ferida. A remoção da redundância de pele no ponto pivô é essencial para a adequada mobilização do retalho e para a coaptação das bordas. (B) Retalho descolado. (C) Movimento do retalho. Notar ferida secundária, criada ao longo do arco de rotação. Sempre se deve levar isso em consideração ao desenhar o retalho, para evitar tração e distorção indesejadas de estruturas adjacentes. (D) Pós-operatório imediato. Sempre que possível, o arco da rotação deve ser posicionado entre subunidades estéticas ou em sulcos para camuflar a incisão. Fonte: Felipe Cerci.

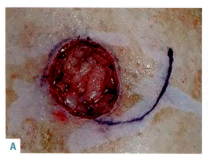 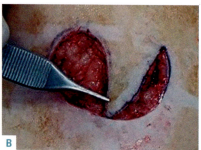 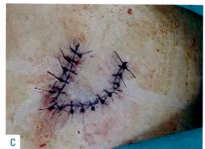

Figura 6.2. Retalho de rotação com arco menor. (A) Arco de rotação de tamanho similar ao diâmetro da ferida. Esse desenho só é possível quando há boa mobilidade da pele local e quando o movimento secundário não causa distorção de estruturas adjacentes. (B) Movimento do retalho. (C) Pós-operatório imediato. Fonte: Román Miñano Medrano.

Após o planejamento, realiza-se uma incisão ao longo do desenho, seguida de descolamento do retalho e do tecido adjacente. A movimentação do retalho gera um defeito secundário no formato de um arco (Figuras 6.3 e 19.13). Após a mobilização, realizam-se as suturas nas bordas do defeito primário e no arco de rotação.[4]

É essencial prestar atenção ao descolamento, que deve ser no plano adequado e pode ultrapassar o arco de rotação, indo além do ponto de restrição e permitindo movimento adequado e sem tensão no retalho.

Variações no desenho

Ponto de saída mais alto que a ferida

Quando o retalho de rotação se move para fechar o defeito primário, o ponto superior do arco "perde alcance" e pode não chegar ao ponto superior da ferida (Figura 6.3). Entretanto, o estiramento do retalho normalmente permite que sua borda alcance o ponto superior da ferida, quando suturado. Esse conceito é fundamental, pois, em locais onde não pode haver movimento secundário devido à distorção de estruturas adjacentes, o arco do retalho pode ser prolongado superiormente, para equilibrar os dois comprimentos durante a sutura (Figuras 6.3 e 6.4).[3,4]

Assim como no desenho tradicional do retalho de rotação (Figura 6.5), o defeito secundário pode ser restaurado com a regra das metades, que consiste em colocar uma sutura na metade do defeito, criando dois defeitos menores, os quais, por sua vez, são divididos novamente com outra sutura ao meio, até que o lado de maior comprimento seja completamente acomodado ao longo das bordas. Em retalhos médios a extensos, pode ser necessária a remoção de um triângulo de compensação na base do retalho. Ambos os métodos corrigem a discrepância de comprimento entre as bordas do retalho e a pele circundante. O triângulo de Burow pode ser removido em qualquer parte do lado com maior extensão, geralmente na extremidade distal do retalho (Figuras 6.3 e 6.6).[3,4]

Ao longo do retalho, desde sua ponta até o final do defeito secundário, cria-se uma linha de tensão que, quando excessiva, pode comprometer a viabilidade do retalho. Para melhorar a mobilidade e reduzir essa tensão, pode-se realizar um *back cut*.[6,7]

Back cut

O *back cut* caracteriza-se por uma incisão na base do retalho de rotação, com o objetivo de "liberá-lo", melhorando sua mobilidade.[4,6] É extremamente útil para diminuir a tensão do fechamento, mas deve ser bem planejado e posicionado, para não comprometer o suprimento vascular do retalho (Figuras 6.3, 6.7, 16.5, 16.10 e 19.36).[3,4] A redução do pedículo facilita a torção e o estiramento do retalho. A variação é útil quando há boa irrigação ao longo do eixo do retalho. Para exemplificar, em retalhos de rotação no dorso nasal ou na glabela, onde o pedículo remanescente contém vasos axiais de calibre significativo, o pedículo do retalho pode ser reduzido com segurança.[4]

Retalho em machado (*Hatchet flap*)

É um misto de retalho de rotação e transposição, permitindo movimentos muito amplos do tecido (Figura 6.8). É desenhado em forma de machado na região lateral do defeito cirúrgico, com o pedículo mais estreito que a área distal, daí seu formato e sua denominação.[8] Pode ser utilizado como retalho bilateral.[9]

Retalho de rotação bilateral

Permite recrutar tecido de ambos os lados da ferida e pode ser útil quando a rotação unilateral não for suficiente. Devem-se camuflar, sempre que possível, as incisões dos arcos em junções de unidades anatômicas (Figuras 6.3, 6.9 e 19.5). A linha de sutura do encontro dos retalhos não precisa necessariamente estar no centro do defeito, pois, muitas vezes, há diferença na elasticidade da pele entre os dois lados.[4]

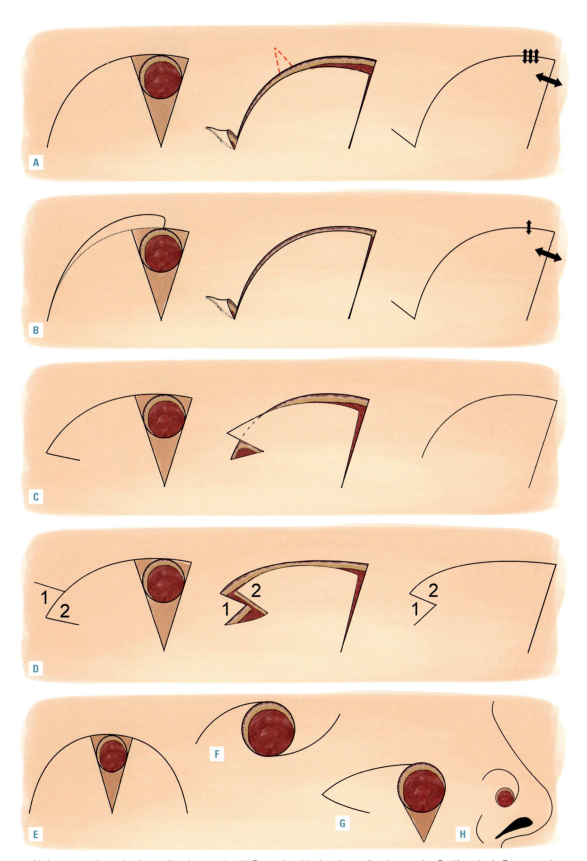

Figura 6.3. Variações no desenho do retalho de rotação. (A) Desenho clássico do retalho de rotação. O triângulo de Burow pode ser corrigido em diferentes locais (pontilhado vermelho) ao longo do arco de rotação. (B) Retalho com ponto de saída mais alto. (C) *Back cut* no pedículo para aumentar mobilidade. (D) Z-plastia no pedículo para aumentar mobilidade. (E) Retalho de rotação bilateral. (F) Rotação bilateral com arcos opostos. (G) Retalho em machado (*Hatchet flap*). (H) Retalho em espiral. Fonte: Bruno Fantini.

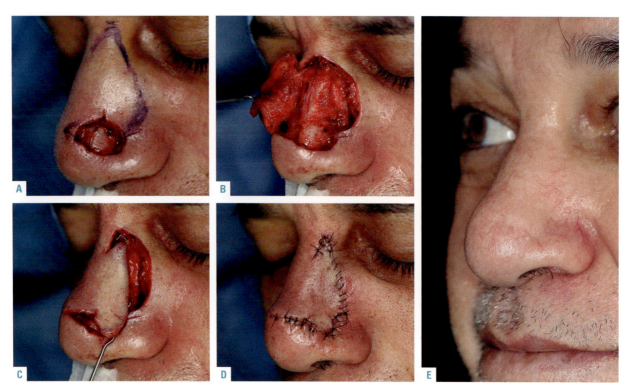

Figura 6.4. Retalho de rotação com ponto de saída além da ferida e *back cut*. (A) Desenho do retalho. (B) Retalho descolado no plano submuscular. (C) Movimento do retalho. O ponto de saída além da ferida permitiu que o retalho cobrisse a ferida operatória por completo, evitando quaisquer tração e distorção locais. (D) Pós-operatório imediato. (E) Pós-operatório, 5 anos. Fonte: Felipe Cerci.

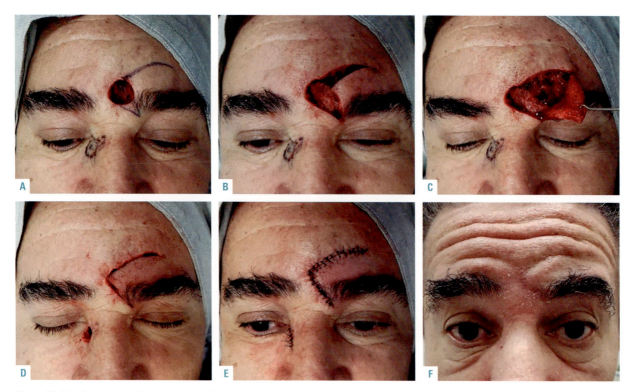

Figura 6.5. Retalho de rotação sem necessidade de remover triângulo de Burow. (A) Desenho do retalho com arco ao longo da rítide frontal e triângulo de Burow na rítide glabelar. (B) Retalho incisado. (C) Retalho descolado. (D) Sutura interna. (E) Pós-operatório imediato. (F) Pós-operatório, 4 semanas. Fonte: Bruno Fantini.

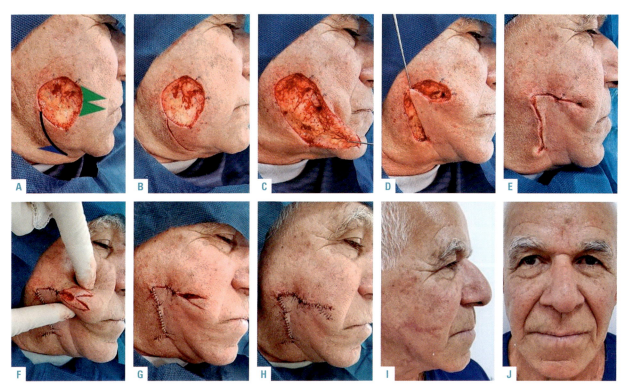

Figura 6.6. Retalho de rotação com triângulo de compensação ou triângulo de Burow em sua extremidade distal. (A) Ferida operatória com desenho do retalho. Azul: desenho do triângulo de Burow, preto: arco do retalho, verde: M-plastia. (B) Retalho incisado. (C) Retalho descolado no plano subcutâneo. (D) Movimento do retalho. (E) Notar redundâncias de pele na porção distal do arco e no ponto pivô após sutura interna. (F-H) Redundância do ponto pivô corrigida com M-plastia. Redundância da extremidade distal do arco corrigida como um triângulo de Burow. (I, J) Pós-operatório, 6 semanas. O eritema da incisão tende a ceder ao longo do tempo. Fonte: Bruno Fantini.

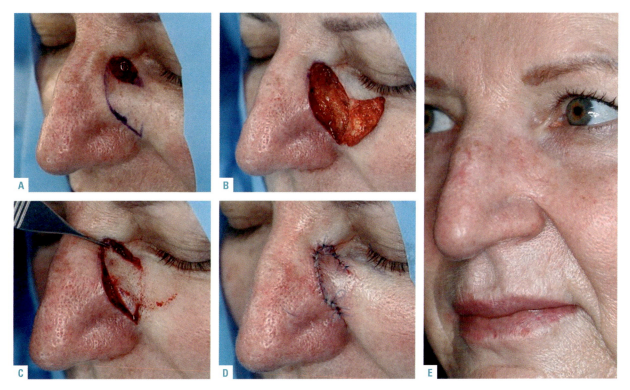

Figura 6.7. Retalho de rotação com *back cut*. (A) Desenho do retalho. (B) Descolamento no plano subcutâneo. (C) Movimento do retalho facilitado pelo *back cut*. (D) Pós-operatório imediato. (E) Pós-operatório, 3 anos. Fonte: Felipe Cerci.

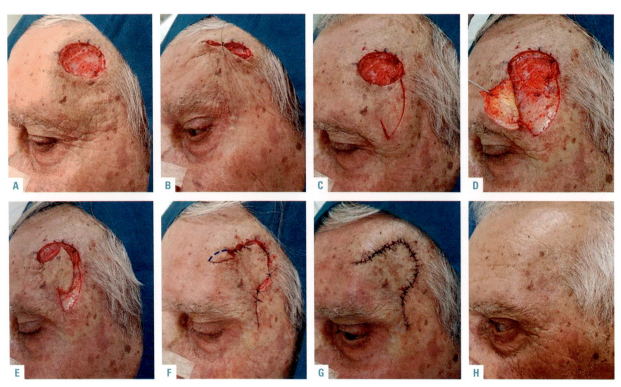

Figura 6.8. Retalho em machado. (A) Ferida operatória. (B) Tentativa de fechamento primário gerou distorção significativa da sobrancelha. (C) Retalho incisado. (D) Retalho descolado. (E) Movimento do retalho. (F) Retalho suturado. *Dog ear* do ponto pivô marcada em azul para ser removida. É importante removê-la na direção oposta do pedículo, para não reduzir a irrigação do retalho. (G) Pós-operatório imediato. (H) Pós-operatório, 3 meses. Fonte: Bruno Fantini.

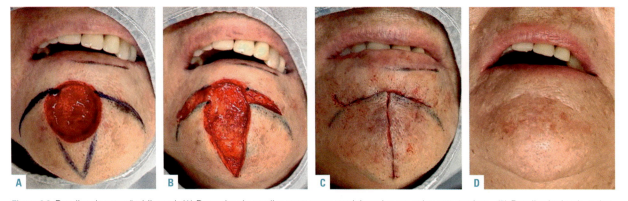

Figura 6.9. Retalho de rotação bilateral. (A) Desenho do retalho com arcos posicionados no sulco mentoniano. (B) Retalho incisado e descolado no plano subcutâneo. (C) Aproximação com suturas internas. Em seguida, foram realizadas suturas superficiais. (D) Pós-operatório, 4 meses. Fonte: Bruno Fantini.

Retalho dupla rotação O-Z

O retalho em O-Z é utilizado para reparar defeitos circulares em áreas com limitada distensibilidade da pele.[7] É útil para o reparo de feridas extensas, principalmente no couro cabeludo, na região temporal e na região frontal lateral. Realizam-se duas incisões em áreas diagonais opostas e, após o descolamento, os retalhos em espelho giram em direção ao defeito cirúrgico (Figuras 6.3, 6.10 e 13.7).[4,7,10] A proporção pedículo/diâmetro da ferida é normalmente menor do que para retalhos unilaterais.[7,4]

A técnica cirúrgica é similar à dos retalhos simples. O descolamento é realizado em todas as direções, as bordas principais dos retalhos são inicialmente suturadas e, a seguir, sucede-se o fechamento dos defeitos secundários. Os retalhos não se movem exatamente da mesma forma e a linha de fechamento do defeito primário pode não estar necessariamente no centro da ferida. Portanto, o fechamento dos defeitos secundários pode ser variado.[4] O aspecto final da cicatriz tem o formato de um Z.[10]

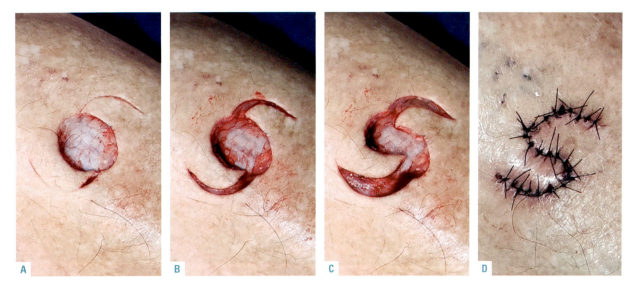

Figura 6.10. Retalho de rotação O-Z. (A) Ferida operatória. (B) Retalho incisado. (C) Movimento do retalho. (D) Pós-operatório imediato.
Fonte: Bruno Fantini.

Retalhos de rotação para as diferentes unidades anatômicas

Os retalhos de rotação são muito versáteis e podem ser empregados em diversas unidades anatômicas.[11-13,14]

Fronte

Indicado principalmente para os defeitos adjacentes à linha de implantação do cabelo, para que os arcos sejam nela camuflados. Outra opção é o retalho O-Z, apropriado para grandes defeitos da fronte e da região temporal.[15]

Nariz

O retalho de rotação heminasal ou de Rieger utiliza a pele da parte superior do dorso nasal e da glabela para reparar a porção inferior do dorso nasal, da ponta e da parede lateral. Na descrição original, a incisão é ao longo do sulco nasofacial.[16] Entretanto, modificações foram descritas com a incisão em diferentes locais, preferencialmente na junção entre as subunidades anatômicas. O desenho começa em uma das extremidades superiores do defeito, avançando superiormente até dorso nasal superior/glabela, e desce em direção ao canto medial contralateral (Figuras 6.11, 19.4 e 19.29).[17,14,17]

O retalho glabelar combina movimentos de transposição e de rotação, tendo como área doadora a linha média frontal. É utilizado para feridas no canto interno do olho, na porção superior da parede nasal ou no dorso nasal. O retalho glabelar deve ser "emagrecido", pois é mais espesso que a pele do canto medial e a pele nasal. Além disso, deve-se planejá-lo de forma que a área pilosa da sobrancelha não seja incluída no retalho, nem distorcida (Figura 6.12).

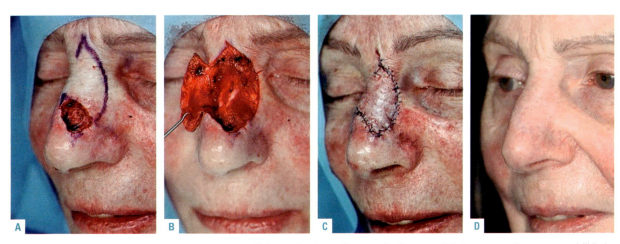

Figura 6.11. Retalho de rotação heminasal ou Rieger. (A) Desenho do retalho com *back cut* na glabela, para melhorar sua mobilidade. (B) Descolamento nasal no plano submuscular e na glabela no subcutâneo. (C) Pós-operatório imediato. (D) Pós-operatório, 3 anos.
Fonte: Felipe Cerci.

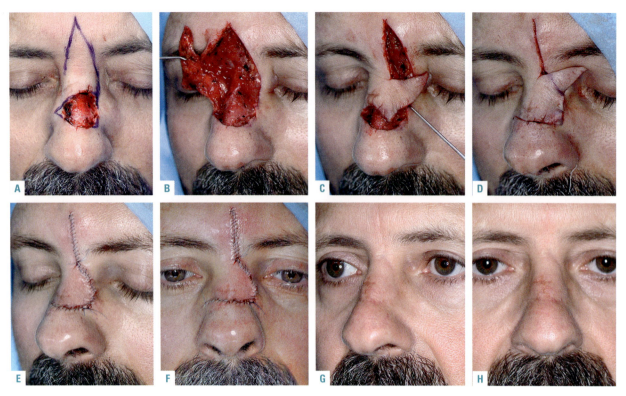

Figura 6.12. Retalho glabelar. (A) Desenho do retalho. O *back cut* foi extenso, para aumentar o alcance do retalho. (B) Retalho descolado no plano submuscular no nariz e no subcutâneo na glabela. (C) Movimento do retalho. (D) Retalho parcialmente suturado e triângulo a ser removido. (E-F) Pós-operatório imediato. (G-H) Pós-operatório, 14 meses. Houve discreta elevação da ponta nasal, decorrente do vetor vertical. Entretanto, devido à escassez de pele da região malar medial nesse paciente, retalhos dela provenientes tinham risco elevado de ectrópio. A cicatriz em "+" no dorso nasal é proveniente de acidente prévio. Fonte: Felipe Cerci.

O retalho em espiral é principalmente indicado para defeitos pequenos e médios que acometem simultaneamente a parte inferior da parede e da asa nasal. Nesses casos, o ponto pivô é preferencialmente posicionado no sulco alar, para ajudar a recriá-lo conforme o retalho se movimenta. O retalho é desenhado a partir de uma das bordas da ferida, com aumento progressivo de seu raio, como uma espiral. A extremidade distal é girada sobre si mesma, para cobrir o defeito.[18] O retalho também pode ser realizado para feridas apenas da asa (Figura 6.13). Nesses casos, deve-se planejá-lo com cautela, para evitar distorções da borda alar e estreitamento da válvula nasal interna.

Outros retalhos de rotação podem ser utilizados no nariz, de acordo com as características da ferida e com a sobra de pele adjacente (Figura 19.13).

Pálpebra

Para feridas na pálpebra inferior, o retalho de Imre e suas variações, utilizando pele da região malar infraorbital, são amplamente utilizados (Figura 15.7). O retalho glabelar é conveniente para o canto medial. Outros retalhos de rotação muito úteis são os retalhos de Tenzel (Figura 18.13) e de Mustardé.

Malar

Para a região infraorbital, podem ser empregados os retalhos de rotação lateral (Figuras 15.4 e 15.5) ou inferior (Figura 15.7). Para as regiões bucal e parotídea, são frequentes as rotações laterais (Figura 6.6).

O retalho de rotação malar lateral pode ser empregado para reconstrução da região malar, da pálpebra inferior e do epicanto lateral. Suas vantagens incluem possibilidade de restaurar feridas extensas com pele similar, suprimento vascular adequado e camuflagem das incisões. De acordo com o tamanho da ferida e a elasticidade da pele, pode ser necessário estender a incisão até a prega pré-auricular e o lóbulo da orelha (Figuras 6.14 e 15.5).[14,19,20] Conforme a descrição original de Mustardé, o arco da rotação deve subir até o nível da sobrancelha, para reduzir o risco de ectrópio. Esse retalho foi originalmente descrito para feridas que acometiam a pálpebra inferior.[14,19-21]

Lábios

Retalhos de rotação uni ou bilaterais são boas opções para a reconstrução do vermelhão, devido à sua elasticidade e às cicatrizes pouco aparentes (Figura 16.21). Uma desvantagem é a possibilidade de parestesias.[22]

Capítulo 6 Retalhos de Rotação 55

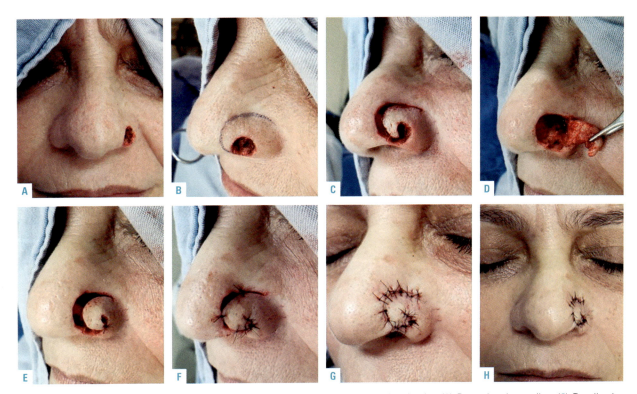

Figura 6.13. Retalho em espiral logarítmica. (A) Ferida operatória envolvendo a borda alar. (B) Desenho do retalho. (C) Retalho incisado. (D) Retalho descolado. (E) Movimento em espiral. (F) Retalho parcialmente suturado. (G-H) Pós-operatório imediato. Fonte: Bruno Fantini.

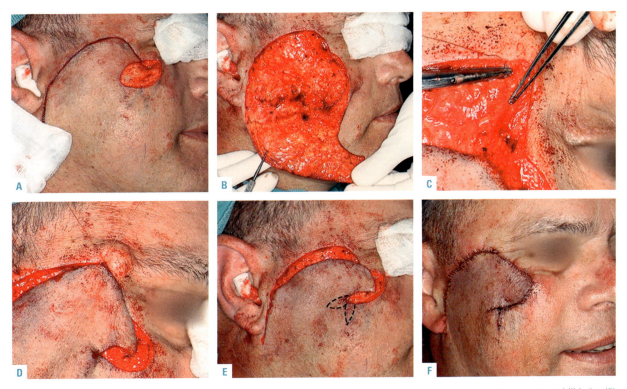

Figura 6.14. Retalho de rotação malar lateral. (A) Ferida operatória infrapalpebral direita. Paciente jovem com pouca mobilidade. (B) Retalho descolado no plano subcutâneo. (C, D) Sutura de ancoragem do retalho no periósteo. (E) Redundância de pele no ponto pivô corrigida com M-plastia. (F) Pós-operatório imediato. O retalho extenso, nesse caso, se justifica, pois outras opções tinham alto risco de ectrópio. Apesar de múltiplas, as incisões se tornam pouco perceptíveis com o tempo. Fonte: Tri Nguyen.

O retalho de rotação do SNG é excelente opção para feridas do triângulo apical ou do lábio cutâneo superior (Figuras 16.5 e 16.10).[23,24]

O retalho de Karapandzic é um retalho de rotação para defeitos de espessura total de até 2/3 do lábio superior ou do lábio inferior (Figura 16.15). Consiste em uma dissecção de espessura total ao redor do defeito, sendo a incisão distal mais superficial. A maior parte do arco do retalho é posicionada no SNG. Se necessário, pode ser traçado desde a base da columela até o sulco mentoniano. Como vantagens, respeita o músculo orbicular e os nervos motores dos lábios e é realizado em um único tempo cirúrgico. Como desvantagens, pode levar à perda do ângulo da comissura oral e à microstomia.[25]

Mento

Rotação unilateral ou bilateral, com arco(s) no sulco mentoniano (Figura 6.9).

Orelha

Na região posterior, os retalhos de rotação são uma opção.

Couro cabeludo

Os retalhos de rotação do couro cabeludo são úteis para reconstrução de defeitos de médio a grande porte, principalmente quando há exposição óssea. O retalho é girado em direção ao defeito e, quando necessário, parte da área doadora (com pericrânio preservado) pode ser reparada com enxerto de pele ou deixada cicatrizar por segunda intenção. Para feridas extensas, pode ser necessário um arco com cerca de cinco a seis vezes o diâmetro do defeito e um *back cut* para aumentar a amplitude de rotação. Além disso, galeotomias podem ser úteis. Outros retalhos utilizados no couro cabeludo são tripla ou dupla rotação (O-Z) (Figuras 13.7 e 13.8).[26]

Conclusão

Os retalhos de rotação são extremamente versáteis. Permitem a utilização de pele distante da ferida operatória e raramente necrosam, devido ao grande pedículo. No entanto, seu planejamento meticuloso é essencial, sendo fundamentais os desenhos da angulação e do tamanho do arco para evitar tensão excessiva ou distorções secundárias. Sempre que possível, as linhas de sutura devem ser posicionadas entre as unidades anatômicas, proporcionando melhores resultados.

■ Referências bibliográficas

1. Weerda H, Sommer K. Coverage of defects. Reconstructive facial plastic surgery. A problem-solving manual. Rio de Janeiro: Thieme; 2001:15-6.
2. Aymerich Bolaños O. Generalidades de colgajos y su importancia en la relación con la reparación del daño corporal. Med Leg Costa Rica. 2014;31(1):49-56.
3. LoPiccolo MC. Rotation Flaps-Principles and Locations. Dermatol Surg. 2015;41(Suppl10):S247-254.
4. Goldman G. Rotation Flaps. In: Rohrer TE, Cook JL, Nguyen TH, Mellete Jr. JR, ed. Flaps and Grafts in dermatologic surgery. Philadelphia: Saunders; 2008:59-67.
5. Olmos MPN, Castro C. Tratamiento quirúrgico y reconstrucción del cáncer periorbitario. Rev Asoc Colomb Dermatol. 2013;21(3):226-8.
6. Cebrián Carretero JL, Chamorro Pons M. Principios de utilización de colgajos. Revisión de cicatrices. In: Burgueño García M, Gómez García E. Atlas de colgajos locales en la reconstrucción de cabeza y cuello. España: Elsevier; 2006:94-8.
7. Redondo Bellón P. Clasificación y fisiología de los colgajos cutáneos. In: Redondo Bellón P. Atlas práctico de cirugía dermatológica. Fundamentos de cirugía dermatológica y cirugía topográfica reconstructiva. São Paulo: Grupo Aula Médica SL; 2011:56-64.
8. Tremblay JF, Bernstein SC. Hatchet flap. Dermatol Surg. 2001;27(12):1049-51.
9. Varela-Veiga A, Suarez-Magdalena O, Suarez-Amor O, Monteagudo B. Double Hatchet Flap for the Reconstruction of Scalp Defects. Actas Dermosifiliogr. 2017;108(9):878-80.
10. Gutiérrez M, Ulloa J, Ulloa P. Colgajos cutáneos en Cirugía oncológica facial. Rev Otorrinolaringol Cir Cabeza Cuello. 2012;72(1):39-56.
11. Fathi R, Nijhawan RI. Commentary on Repair of Apical Triangle Defects Using Melolabial Rotation Flaps. Dermatol Surg. 2019;45(3):363-4.
12. Schmidt DK, Mellette JR. The dog-ear rotation flap for the repair of large surgical defects on the head and neck. Dermatol Surg. 2001;27(10):908-10.
13. Burget GC, Hsiao YC. Nasolabial rotation flaps based on the upper lateral lip subunit for superficial and large defects of the upper lateral lip. Plast Reconstr Surg. 2012;130(3):556-60.
14. Russo F LM, Iglesias ME, Martínez Amo JL, Cabo F, Tercedor J, et al. Técnicas reconstructivas de elección por unidades estéticas faciales. Actas Dermosifilogr. 2017;108(8):729-37.
15. Redondo PBA, Montalbetti M. Colgajos cutáneos en la reconstrucción de la región supra y paraciliar. Piel. 2001;16(7):350-9.
16. Rieger RA. A local flap for repair of the nasal tip. Plast Reconstr Surg. 1967;40(2):147-9.
17. Ferrario DBGL, Molinari Leisa M, Galimberti GN, Galimberti RL. Colgajo de rotación heminasal para corregir defectos de la mitad inferior de la nariz. Dermatol CMQ. 2015;13(3):246-9.
18. Mahlberg MJ, Leach BC, Cook J. The spiral flap for nasal alar reconstruction: our experience with 63 patients. Dermatol Surg. 2012;38(3):373-80.
19. Boutros S, Zide B. Cheek and eyelid reconstruction: the resurrection of the angle rotation flap. Plast Reconstr Surg. 2005;116(5):1425-30.
20. Kim KP, Sim HS, Choi JH, et al. The Versatility of Cheek Rotation Flaps. Arch Craniofac Surg. 2016;17(4):190-7.
21. Malagón Hidalgo HMVK, Ponce Olivera RM, Ubbelohde Henningsen T. Versatilidad del colgajo cérvico-facial

para la reconstrucción de defectos en pacientes con cáncer de piel no melanoma de la mejilla o el párpado inferior (o ambos). Dermatol Rev Mex. 2013;57(1):3-9.

22. Kaufman AJ. Bilateral vermilion rotation flap. Dermatol Surg. 2006;32(5):721-725.

23. Orangi M, Dyson ME, Goldberg LH, Kimyai-Asadi A. Repair of Apical Triangle Defects Using Melolabial Rotation Flaps. Dermatol Surg. 2019;45(3):358-62.

24. Johnson-Jahangir H, Stevenson M, Ratner D. Modified flap design for symmetric reconstruction of the apical triangle of the upper lip. Dermatol Surg. 2012;38(6):905-11.

25. Karapandzic M. Reconstruction of lip defects by local arterial flaps. Br J Plast Surg. 1974;27(1):93-7.

26. Costa DJ, Walen S, Varvares M, Walker R. Scalp Rotation Flap for Reconstruction of Complex Soft Tissue Defects. J Neurol Surg B Skull Base. 2016;77(1):32-7.

Retalhos de Transposição

7

| Naiara S. Barbosa | Michael Chang |

Introdução

Os retalhos de transposição aproveitam a frouxidão do tecido adjacente à ferida operatória ou distante dela, possibilitando reparos versáteis. São retalhos randômicos que "transpõem" a pele da área doadora sobre tecido normal para a ferida operatória.[1] Seu principal diferencial é a possibilidade de redirecionar e redistribuir os vetores de tensão e, portanto, preservar a anatomia e a função de estruturas de bordas livres, como nariz e pálpebras.[2] Quando adequadamente planejados e executados, geram excelentes resultados.

Os retalhos de transposição mais comuns são: romboide (e suas variantes), bandeira ("*banner*"), bilobado e trilobado. Numerosas modificações desses retalhos foram descritas, aumentando sua utilidade na cirurgia dermatológica. Embora exemplos específicos sejam abordados neste capítulo, os princípios básicos para projetar e executar um retalho de transposição podem ser aplicados a vários locais.

Retalho romboide e suas variantes

Retalho de Limberg

Descrito por Alexander Limberg em 1946, o retalho romboide tradicional é projetado convertendo-se o defeito em um desenho rômbico.[3] Uma linha que se estende do menor diâmetro da ferida até a pele normal é desenhada até um comprimento equivalente a um dos lados do losango, criando um ângulo de 120°. Em seguida, é desenhada outra linha, paralela a um dos lados do defeito, criando um ângulo da ponta de 60° (Figura 7.1).[4] Quatro retalhos rômbicos podem ser projetados para qualquer defeito. É fundamental identificar a frouxidão tecidual adequada e as linhas de incisão favoráveis na escolha da direção do retalho, a fim de minimizar a tensão e a distorção da anatomia (Figuras 7.2, 7.3 e 14.13).[4]

O desenho romboide clássico pode, muitas vezes, gerar tensão significativa durante os reparos, pois o tamanho do retalho é igual ao da ferida e o movimento do retalho é restringido no ponto pivô (base do pedículo). Embora o retalho romboide seja planejado para transpor, possui algum movimento de rotação e, portanto, sofre restrições semelhantes.[1] Pequenas modificações podem melhorar a mobilidade e reduzir a tensão desses retalhos. Um ajuste simples é fazer o retalho mais longo que o defeito, para compensar a limitação do movimento do pedículo. Outro ajuste é manter a ferida em seu formato original (circular), preservando a pele normal e utilizando o formato rômbico do retalho, maior que a ferida circular, para minimizar a tensão em suas bordas.[1,5]

Retalho de Dufourmentel

Claude Dufourmentel modificou o retalho romboide clássico para melhorar sua aplicabilidade a outros defeitos.[6] Esse retalho pode ser aplicado na reconstrução de defeitos rômbicos, diminuindo o ângulo entre a ferida e a borda principal do retalho para entre 60° e 90°.[7,8] Para desenhar o retalho de Dufourmentel, duas linhas devem ser inicialmente traçadas, a primeira se estendendo do diâmetro mais curto da ferida, com o mesmo tamanho de um lado do losango (semelhante ao retalho romboide clássico), e a segunda se estendendo de um lado do losango. O ângulo criado entre essas linhas é dividido ao meio por uma terceira linha, que se torna a borda principal (*leading edge*) do retalho. Em seguida, desenha-se uma quarta linha, paralela ao maior diâmetro do defeito romboide, conectando as extremidades livres do primeiro e do terceiro retalhos (Figuras 7.1, 16.14 e 18.3).[2,7,8] Esse desenho resulta em um pedículo maior e em menor movimento de rotação, quando comparado ao retalho de Limberg.[2] Embora tenha menos movimento do retalho primário, o retalho de Dufourmentel gera menos tensão no retalho suturado no defeito primário e um defeito secundário menor.[2,8]

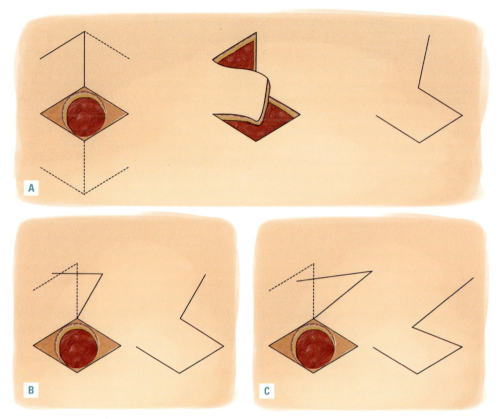

Figura 7.1. Principais tipos de retalhos de transposição. (A) Retalho de Limberg. (B) Retalho de Dufourmentel. (C) Retalho de Webster. Fonte: Bruno Fantini.

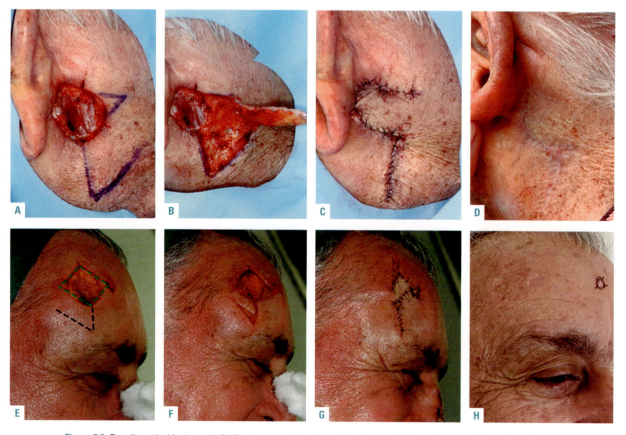

Figura 7.2. Retalhos de Limberg. (A-D) Região mastoide. Fonte: Felipe Cerci. (E-H) Região frontal. Fonte: Bruno Fantini.

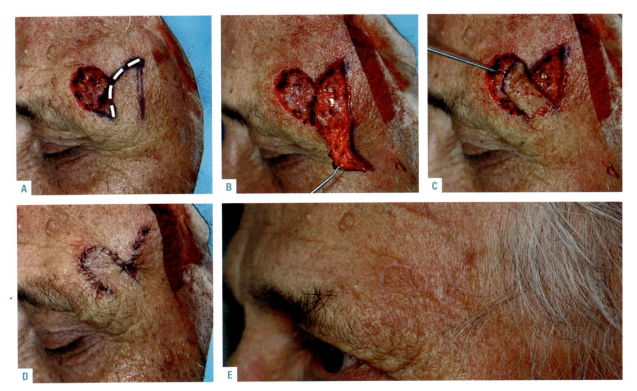

Figura 7.3. Retalho romboide para região temporal. (A) Desenho do retalho. O pontilhado branco indica a borda principal do retalho. (B) Retalho descolado. (C) Movimento do retalho. Notar que o vetor de fechamento foi redirecionado e, agora, não causará distorção da sobrancelha. (D) Pós-operatório imediato. (E) Pós-operatório, 3 meses. Fonte: Felipe Cerci.

Retalho de Webster

Em 1978, Webster publicou uma modificação do retalho romboide clássico, na qual o ângulo da ponta distal é de 30°, em vez do tradicional 60°.[9] O ângulo entre a ferida e a borda principal do retalho também é reduzido, de 120° para 90°. Os objetivos dessa modificação são facilitar o fechamento do defeito secundário e proporcionar melhor distribuição dos vetores de tensão. Ao criar um ângulo menor, o retalho fica menor (metade do retalho de Limberg), reduzindo a tensão e facilitando o fechamento do defeito secundário, mas aumentando o movimento do retalho e a tensão no defeito primário.[8] A modificação de Webster para 30° é oportuna quando há flacidez cutânea limitada na região do defeito secundário, mas flacidez suficiente no defeito primário para tolerar o aumento da tensão lateral, devido ao menor retalho e à maior necessidade de movimento secundário (Figura 7.4).[8] O estreito pedículo do retalho e a maior tensão no defeito primário podem aumentar o risco de isquemia.

Retalho em bandeira (*Banner flap*)

O retalho em bandeira se aproveita de áreas com flacidez significativa, para criar um longo retalho em formato "de dedo" e restaurar uma ferida circular.[2,10] A maior parte da tensão é transferida para o defeito secundário. É projetado com um ângulo agudo, de aproximadamente 30° a 60° entre o defeito e a borda principal do retalho, sendo a largura do retalho igual à do defeito, e o comprimento do retalho maior do que o tamanho da ferida (Figura 7.5).[2,8]

A redundância de pele na base do retalho deve ser removida de forma conservadora e direcionada para longe do pedículo, o que evita o estreitamento do pedículo e reduz o risco de isquemia.[2] O retalho em bandeira, bem como outros retalhos de transposição, pode ser aplicado com sucesso em vários locais (Figuras 7.6, 7.7 a 7.10, 13.9, 16.7, 16.14, 17.13, 17.14, 17.15, 18.5, 18.23, 18.24, 19.7, 19.16 a 19.18, 19.22, 19.30 a 19.33 e 19.37). Os autores frequentemente utilizam o retalho em bandeira para reparar defeitos da asa nasal (porção medial), da hélice superior e da pálpebra inferior.

Retalho de transposição em bandeira do sulco nasogeniano

O retalho de transposição do sulco nasogeniano (SNG) foi inicialmente descrito como um procedimento em dois estágios. Modificações refinaram esse retalho para ser executado com sucesso em uma etapa. Em 1990, Zitelli descreveu uma técnica aprimorada para o retalho nasogeniano em um estágio, comumente aplicada em cirurgia dermatológica.[11] Esse retalho utiliza a frouxidão da pele da região malar, adjacente ao SNG, para reparar defeitos que envolvem o terço inferior do nariz – parede lateral e porções central ou medial da asa (Figuras 7.8 a 7.10). Deve-se

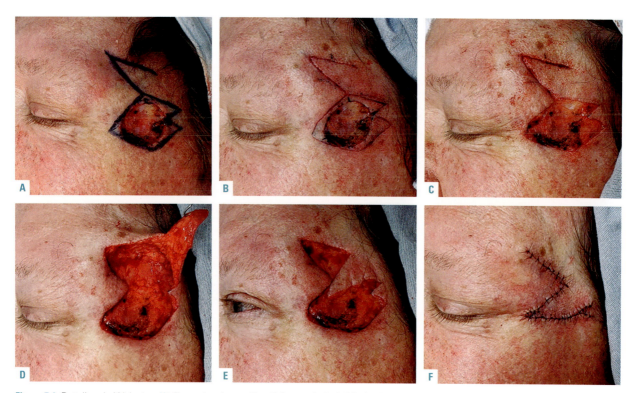

Figura 7.4. Retalho de Webster. (A) Desenho do retalho. Foi associado à M-plastia no ponto pivô do retalho. (B) Retalho incisado. (C) Excesso de pele da ferida operatória foi removido. (D) Retalho descolado no subcutâneo. (E) Movimento do retalho. (F) Pós-operatório imediato. Apesar de o retalho ter sido desenhado de forma que gerasse tensão na cauda da sobrancelha, não houve distorção. Fonte: Bruno Fantini.

ter cautela para evitar apagamento do sulco alar e *trapdoor*. Técnicas importantes minimizam as complicações e a necessidade de revisão cirúrgica:[11]

1. Excisar o triângulo de Burow na extremidade superior do defeito deve criar um ângulo de 30° na ponta e ser direcionado para o canto interno.
2. Descolar amplamente a área doadora e a ferida, para melhorar os movimentos de transposição e avanço do retalho e para coaptar as bordas do retalho e do defeito de forma adequada.
3. Suturar a base do retalho no periósteo ao avançar a região malar medialmente, restaurando o SNG e o nasofacial.
4. Dimensionar apropriadamente o retalho e remover o tecido subcutâneo, para que o retalho corresponda ao tamanho e à profundidade do defeito.

Esse retalho não é ideal para defeitos localizados na região central do nariz, pois o pedículo mais longo aumenta o risco de necrose distal do retalho. Feridas maiores requerem frouxidão suficiente na área doadora para reparo total do defeito secundário.[11] Em pacientes com reservatório limitado de pele no SNG, pode haver, posteriormente, assimetria entre os SNGs (Figura 7.9). Injeções intralesionais de corticoide em baixas doses podem ser usadas para melhorar o *trapdoor* (efeito "alçapão") caso o retalho fique aparente. O Quadro 7.1 lista algumas estratégias para minimizar o risco de desenvolvimento de *trapdoor* em retalhos de transposição.[12]

Retalho bilobado

Tecnicamente, é um retalho de dupla transposição, em que os dois lóbulos de tecido são utilizados para cobrir as feridas primária e secundária.[13] Esse retalho é especialmente útil para reconstrução do terço nasal inferior, mas também pode ser empregado em outras áreas.

Considerando a região nasal, o reservatório mais confiável de frouxidão tecidual encontra-se no dorso superior. Isso pode ser demonstrado pinçando horizontalmente a pele do nariz e observando como o tecido desliza sem deformar significativamente o tecido do terço nasal inferior. O retalho bilobado pode ser pensado como uma forma padronizada de mover esse reservatório de frouxidão tecidual 90° a 100° para cobrir um defeito.[13] Embora um retalho romboide clássico possa mover o tecido a 90° do defeito, o retalho bilobado realiza essa tarefa de uma maneira que reduz pela metade a distância que o tecido precisa se mover e, consequentemente, minimiza deformidades. Essas duas propriedades do retalho bilobado o tornam ideal para o terço inferior do nariz, onde a melhor combinação tecidual costuma ser a pele imediatamente adjacente.

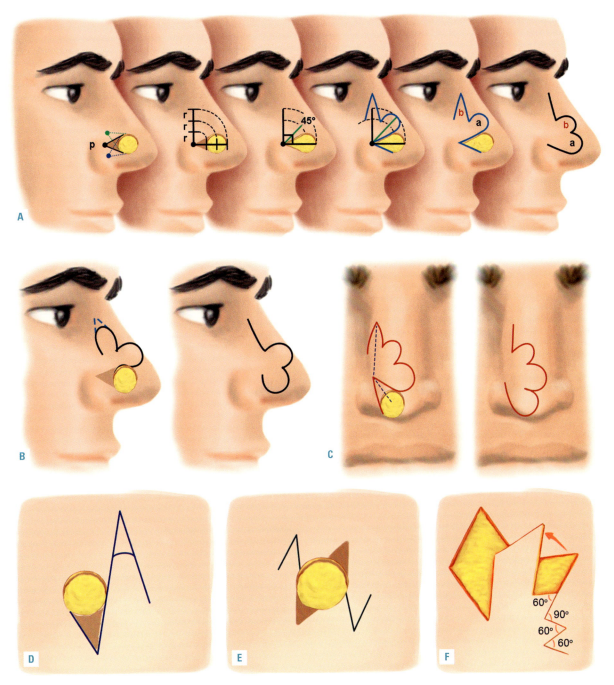

Figura 7.5. (A) Retalho bilobado de Zitelli. O primeiro passo consiste no posicionamento do ponto pivô do retalho, que dependerá da forma e localização da ferida. Classicamente a distância entre a ferida e o ponto pivô é igual ao raio da ferida. Para evitar distorção e permitir adequada mobilidade dos lobos, a *dog ear* do ponto pivô deve ter um ângulo de cerca de 30 graus. Em seguida, desenha-se um ângulo de 90 graus contendo dois arcos. O arco externo tangencia a borda do retalho, e o outro o centro da ferida. O próximo passo consiste em desenhar os lobos do retalho, um deles a 45 graus da ferida e o outro a 90 graus. Via de regra, os lobos "encostam" no arco externo. No lobo secundário, deve-se acrescentar a *dog ear* para permitir o adequado fechamento do defeito terciário. Por fim, o retalho é incisado, descolado e suturado na ferida primária. A primeira sutura geralmente é realizada no lobo terciário, a fim de posicionar o retalho na ferida. Com relação ao tamanho dos lobos, geralmente o lobo primário tem o mesmo diâmetro da ferida, e o lobo secundário cerca de 50% a 70%. Entretanto, essas dimensões podem variar desde que não distorçam a anatomia adjacente. (B) Retalho bilobado de Esser. (C) Retalho trilobado. (D) Retalho em bandeira. (E) Retalho de transposição bilateral. (F) Retalho de transposição com dupla Z-plastia. Fonte: Bruno Fantini.

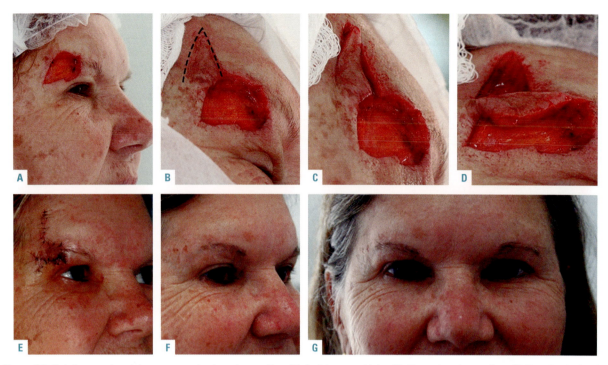

Figura 7.6. Retalho em bandeira para cauda da sobrancelha. (A) Ferida operatória. (B) Desenho do retalho. (C) Retalho incisado. (D) Movimento do retalho. (E) Pós-operatório imediato. (F-G) Pós-operatório, 3 anos. Fonte: Bruno Fantini.

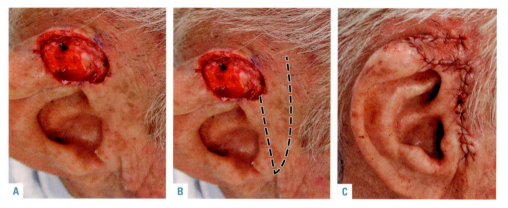

Figura 7.7. Retalho em bandeira para hélice superior. (A) Ferida operatória. (B) Desenho do retalho. (C) Pós-operatório imediato. Fonte: Naiara Barbosa.

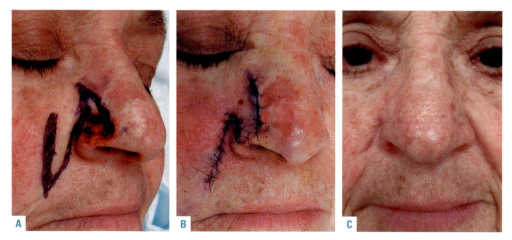

Figura 7.8. Retalho de transposição do SNG para a asa nasal. (A) Desenho do retalho. (B) Pós-operatório imediato. (C) Pós-operatório tardio. Como a paciente tinha o sulco alar pouco proeminente na região medial, não houve obliteração significativa. Fonte: Naiara Barbosa.

Capítulo 7   Retalhos de Transposição   **65**

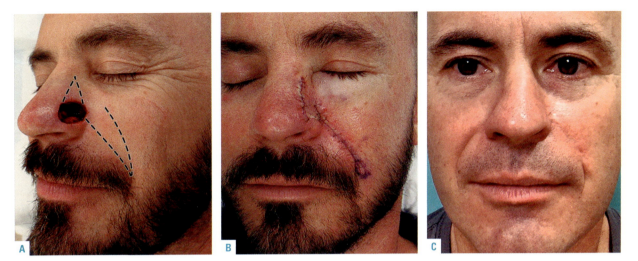

Figura 7.9. Retalho de transposição do SNG para asa e parede nasais. (A) Ferida operatória com desenho do retalho. (B) Pós-operatório imediato. Assim como nas Figuras 7.8 e 7.10, a sutura de ancoragem ajudou a recriar parcialmente o sulco alar. (C) Pós-operatório tardio. Notar cicatriz da área doadora camuflada no SNG. Fonte: Naiara Barbosa.

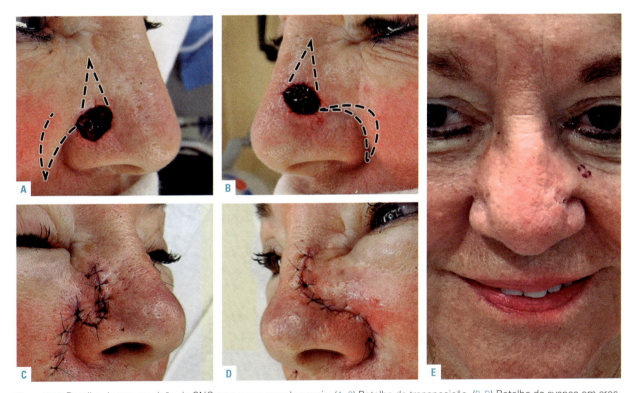

Figura 7.10. Retalho de transposição do SNG para asa e parede nasais. (A, C) Retalho de transposição. (B, D) Retalho de avanço em crescente. Notar que a ferida operatória era mais medial e estava longe do reservatório de pele do SNG. Por isso, optou-se pelo retalho de avanço. (E) Pós-operatório tardio. Fonte: Naiara Barbosa.

Quadro 7.1. Estratégias para minimizar efeito *trapdoor* em retalhos de transposição

Projetar o retalho com linhas retas e ângulos geométricos reduz sua contração.
Descolar amplamente a área receptora e a base do retalho melhora sua movimentação e previne protuberâncias na cicatriz.
Corresponder o tamanho do retalho ao defeito, não o superdimensionando.
Garantir o contato adequado entre o retalho e o leito receptor: uma sutura de ancoragem pode ser empregada, paralela ao suprimento vascular do retalho.
Levar em consideração a drenagem linfática para a orientação do retalho: pedículos com base inferior são preferíveis.

Tomada a decisão de realizar um retalho bilobado, seu planejamento é fundamental. Classicamente, o retalho bilobado utilizava tecido de um reservatório a 180°.[14] A modificação de Zitelli criou as valiosas propriedades desse retalho, discutidas anteriormente (Figura 7.5). Com esse desenho, um ponto pivô é estabelecido. Esse ponto pode ser medial ou lateral, dependendo da localização do defeito e da área de flacidez.[13] Frequentemente, se o defeito estiver no terço inferior do nariz em direção à ponta, o ponto pivô estará localizado a cerca de metade da distância lateral do defeito e orientado superiormente.[15] O ponto pivô deve ser localizado superiormente, porque existe um movimento tipo Z-plastia entre o primeiro e o segundo lobos, inerente ao retalho bilobado.[16] O efeito decorrente é o alongamento do fechamento entre o primeiro e o segundo lobos, o qual, se envolver uma margem livre, pode empurrar para baixo a asa nasal ipsilateral, gerando um resultado cosmético ruim.[15] Para defeitos laterais, em direção à asa, um ponto pivô com base medial pode ser considerado.

Estabelecido o ponto pivô, a remoção da *"dog ear"* pode ser desenhada das bordas da ferida em direção a ele. Em seguida, dois círculos concêntricos podem ser desenhados, sendo o raio do círculo externo igual à distância entre a borda externa do defeito e o ponto pivô, com o raio do círculo interno igual à distância entre o centro do defeito e o ponto pivô. As dimensões do defeito podem, então, ser duplicadas ao longo de um arco de 45° a 50° a partir do defeito original. Essa etapa pode ser repetida ao longo de um arco de 90° a 100° a partir do defeito. O segundo lobo ao longo do arco em 90° a 100° pode ser em formato fusiforme, pois essa área será restaurada de maneira primária.

A ferida é preparada incisando-se as bordas com o bisturi a 90° e aprofundando o defeito até o pericôndrio.

A *"dog ear"* é, então, removida. Em seguida, realizam-se incisões até o plano suprapericondrial. O descolamento amplo ao nível do pericôndrio (plano praticamente isento de sangramento) é fundamental e deve garantir mobilidade suficiente para fechamento adequado. Realizada a hemostasia, restaura-se primeiramente o defeito terciário. Isso faz com que os lobos sejam "empurrados" e posicionados na ferida operatória e no defeito cirúrgico secundário. Remove-se a *"dog ear"* do lobo secundário. Por fim, os lobos são suturados com pontos internos e externos, buscando perfeita coaptação das bordas (Figura 7.11).

Retalho trilobado

Uma vez alcançada a compreensão dos retalhos bilobados, o retalho trilobado é uma extensão natural da ideia. Enquanto um retalho bilobado com a modificação de Zitelli visa mover o tecido 90° a 100° de um reservatório de frouxidão tecidual, um retalho trilobado visa mover o tecido 135° a 150°, adicionando-se um lobo.[17] As etapas são semelhantes ao procedimento mencionado anteriormente, com a adição de um lobo ao longo do arco (Figura 7.5). Essa adição sistemática acrescenta outros 45° a 50° de movimento e, teoricamente, permite que o reservatório de pele seja localizado além dos 90° a 100° que o retalho de transposição bilobado possibilita alcançar.

A modificação trilobada pode ser mais útil perto da borda livre do nariz, onde a *"dog ear"* a ser removida deve ser orientada mais verticalmente, para que o reservatório de pele se mova 135° a 150° sem causar distorção (Figura 7.12).

Embora os retalhos bilobados e trilobados possam ser tecnicamente mais difíceis do que outros fechamentos potenciais, eles são vantajosos, em muitos casos, para o terço nasal inferior, devido à capacidade de manter a

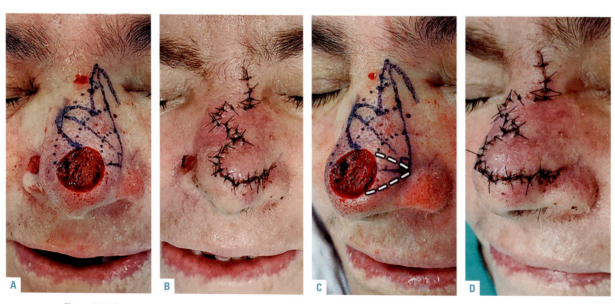

Figura 7.11. Retalho bilobado. (A, C) Planejamento do retalho. (B, D) Pós-operatório imediato. Fonte: Bruno Fantini.

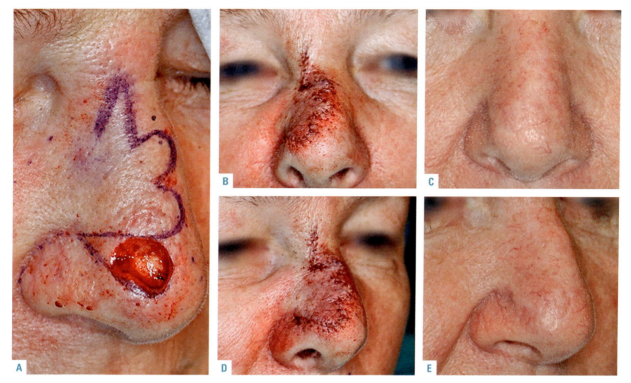

Figura 7.12. Retalho trilobado. (A) Desenho do retalho. (B, D) Pós-operatório imediato. (C, E) Pós-operatório tardio. Fonte: Tri Nguyen.

arquitetura nativa dessa região peculiar. Outros retalhos podem ser considerados, mas seus reservatórios de frouxidão frequentemente ficam mais distantes do que o utilizado pelo retalho bilobado e, portanto, podem oferecer mais riscos.

Retalho bilobado extranasal

Feridas extensas próximo ao lábio inferior ou às pálpebras podem ser candidatas ao retalho bilobado, quando outras opções de fechamento são inadequadas. Ao considerar um retalho bilobado extranasal, muitas das restrições de desenho apresentadas pelo terço inferior do nariz não estão presentes. Essa liberdade não deve ser interpretada como licença para escolher qualquer desenho.[18] Os defeitos secundários e terciários devem ser dispostos de forma a causar envolvimento mínimo de outras estruturas importantes. Embora qualquer desenho vá necessariamente cruzar as linhas de tensão da pele, deve-se alinhá-las o máximo possível com as linhas existentes.

Como o bilobado é um retalho de padrão vascular randômico, permitindo flexibilidade em seu posicionamento, deve-se considerar, em locais extranasais, a drenagem, para permitir que o fluxo linfático ocorra adequadamente, evitando edema desnecessário.

Retalho romboide com dupla Z-plastia

Para melhorar a mobilidade e/ou minimizar a tensão de um retalho romboide, uma dupla Z-plastia pode ser adicionada à base do retalho (Figura 7.5).[19,20] Em uma Z-plastia clássica, dois retalhos triangulares iguais, em ângulos de 60°, são transpostos para alongar ou reorientar uma cicatriz ou diminuir a tensão. Para obter o melhor ganho de movimento e o melhor alongamento de um retalho romboide, a Z-plastia superior deve ser projetada com um ângulo de 90° a 105° em relação à base do retalho, com o segundo triângulo tendo um ângulo de 60°, enquanto a Z-plastia inferior deve ser projetada com ângulo de 60° a 90° em relação à Z-plastia superior, mantendo o ângulo de 60° no segundo triângulo (Figuras 7.13 e 7.14).[19,20] Atenção deve ser dada à redução potencial do suprimento vascular para o retalho, pois a adição de Z-plastias pode estreitar a base do retalho.

Conclusão

Existem inúmeras opções de reconstrução para qualquer defeito cirúrgico. No entanto, a melhor escolha levará em consideração, em primeiro lugar, as questões funcionais, seguidas por questões cosméticas. Os retalhos de transposição são excelentes para reorientar os vetores de tensão e recrutar áreas locais de frouxidão tecidual, ajudando a atingir esses objetivos funcionais e cosméticos.

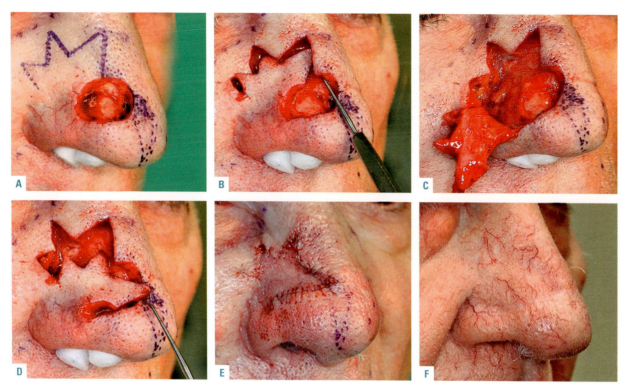

Figura 7.13. Retalho romboidal com dupla Z-plastia. (A) Desenho do retalho. (B) Retalho incisado. (C) Retalho descolado. (D) Movimento do retalho. (E) Pós-operatório imediato (F) Pós-operatório tardio. Fonte: Tri Nguyen.

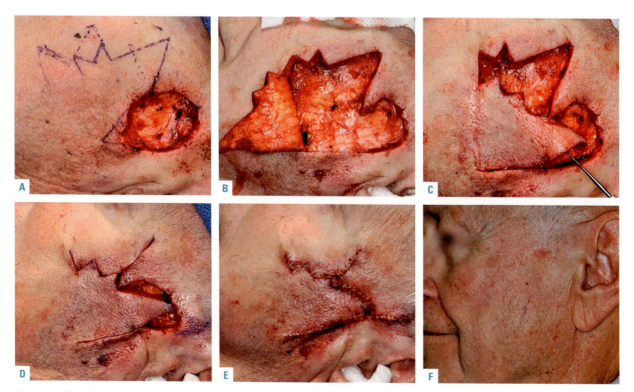

Figura 7.14. Retalho de transposição com dupla Z-plastia. (A) Desenho do retalho. (B) Retalho descolado. (C) Movimento do retalho. (D) Fechamento da área doadora. (E) Pós-operatório imediato. (F) Pós-operatório tardio. No presente caso, devido à significativa sobra de pele ao redor do defeito secundário, as Z-plastias foram de dimensões menores. Fonte: Tri. Nguyen.

Referências bibliográficas

1. Dzubow LM. Flap dynamics. J Dermatol Surg Oncol. 1991;17(2):116-30.
2. Rohrer TE, Bhatia A. Transposition flaps in cutaneous surgery. Dermatol Surg. 2005;31(8 Pt 2):1014-23.
3. Limberg AA. Mathematical principles of local plastic procedures on the surface of the human body. Leningrad: Medgis; 1946.
4. Dzubow LM. Mohs surgery report: design of an appropriate rhombic flap for a circular defect created by Mohs microscopically controlled surgery. J Dermatol Surg Oncol. 1988;14(2):124-6.
5. Holt PJ, Motley RJ. A modified rhombic transposition flap and its application in dermatology. J Dermatol Surg Oncol. 1991;17(3):287-92.
6. Dufourmentel C. [Closure of limited loss of cutaneous substance. So-called "LLL" diamond-shaped L rotation-flap]. Ann Chir Plast. 1962;7:60-6.
7. Imafuku K, Hata H, Yamaguchi Y, et al. Modified Dufourmentel flap, easy to design and tailor to the defect. J Dermatol. 2017;44(1):68-70.
8. Scott JF, Bordeaux JS. A Conceptual Approach to Designing Transposition Flaps. Dermatol Surg. 2020;46(1): 9-19.
9. Webster RC, Davidson TM, Smith RC. The thirty degree transposition flap. Laryngoscope. 1978;88(1Pt1):85-94.
10. Field LM. Transposition "banner" flaps of the torso. J Dermatol Surg Oncol. 1987;13(5):496-501.
11. Zitelli JA. The nasolabial flap as a single-stage procedure. Arch Dermatol. 1990;126(11):1445 8.
12. Koranda FC, Webster RC. Trapdoor effect in nasolabial flaps. Causes and corrections. Arch Otolaryngol. 1985;111(7):421-4.
13. Zitelli JA. The bilobed flap for nasal reconstruction. Arch Dermatol. 1989;125(7):957-9.
14. JFS E. Gestielte lokale nasenplastik mit zweizipfligen lappen: deckung des sekunderen defectes vom ersten zipfel durch den zweiten. Dtsch Z Chir. 1918;143:385-90.
15. Cook JL. Reconstructive utility of the bilobed flap: lessons from flap successes and failures. Dermatol Surg. 2005;31(8 Pt 2):1024-33.
16. Miller CJ. Design principles for transposition flaps: the rhombic (single-lobed), bilobed, and trilobed flaps. Dermatol Surg. 2014;40(Suppl9):S43-52.
17. Albertini JG, Hansen JP. Trilobed flap reconstruction for distal nasal skin defects. Dermatol Surg. 2010;36(11):1726-35.
18. Ricks M, Cook J. Extranasal applications of the bilobed flap. Dermatol Surg. 2005;31(8Pt1):941-8.
19. Johnson SC, Bennett RG. Double Z-plasty to enhance rhombic flap mobility. J Dermatol Surg Oncol. 1994;20(2):128-32.
20. Rotunda AM, Bennett RG. Nasal tip wound repair using a rhombic transposition flap with a double Z-plasty at its base. Dermatol Surg. 2006;32(7):945-7.

Retalhos em Ilha

8

| Luis Henrique Barbizan de Moura | Mariana Nadalin Meireles | Mauro Enokihara |

Introdução

O retalho em ilha, também conhecido como retalho de pedículo subcutâneo ou retalho em V-Y, constitui uma maneira versátil para reconstruir defeitos cirúrgicos em diversas áreas da face e deve fazer parte do arsenal do cirurgião. Historicamente, o primeiro retalho em ilha utilizado para a reconstrução de um defeito cutâneo foi realizado pelo cirurgião alemão Ernst Blasius (1802-1875). O retalho em ilha habitualmente utilizado foi descrito por Barron e Emmett em 1965.[1]

Princípios básicos

O retalho em ilha é uma forma de retalho de avanço. O termo "ilha" refere-se ao fato de que esse retalho é desconectado da epiderme e da derme em todas as suas bordas laterais.[2,3] O suporte vascular é proveniente do pedículo subcutâneo, que contém vasos sanguíneos perfurantes dos músculos e das fáscias. Embora classificado como retalho randomizado, possui vascularização robusta e abundante, sendo boa opção para pacientes com risco de isquemia e necrose tecidual (tabagistas, radioterapia prévia). Várias formas do retalho em ilha podem ser desenhadas, dependendo do tamanho e da localização do defeito.

O formato tradicional é o de um triângulo, sendo sua base equivalente ao diâmetro da ferida. Alguns autores recomendam fazer a base discretamente menor que a ferida, para reduzir o risco de trapdoor. Essa recomendação serve apenas para locais distantes de bordas livres.[4] O comprimento do triângulo deve ser cerca de duas a três vezes o tamanho da base, formando um ângulo de 30° no ápice (Figura 8.1). Seu planejamento deve se basear, principalmente, em dois fatores: local onde há sobra de pele e, portanto, área doadora potencial; e direção em que o retalho avançará, prevendo movimentos teciduais secundários, para evitar distorções anatômicas.

Os resultados cosméticos são melhores quando o retalho é desenhado dentro da mesma subunidade anatômica do defeito, embora isso não seja obrigatório para seu sucesso. Além disso, sempre que possível, devem-se posicionar as incisões em linhas de junção anatômica (Figura 8.2). Inclusive, se a ferida estiver próximo à junção de unidades anatômicas, deve-se considerar ampliar o defeito cirúrgico até essa junção, de forma que a incisão do retalho possa ser nela camuflada. Um exemplo prático disso são os retalhos no lábio cutâneo superior, próximo ao sulco nasogeniano ou à junção mucocutânea do lábio (Figura 16.6).

Durante o planejamento do retalho, é fundamental adequar a ferida, para seu perfeito encaixe. Na derme, a angulação de 45°, eventualmente resultante da cirurgia de Mohs, deve ser corrigida para 90°, pois facilitará a coaptação das bordas do retalho. A remoção do excesso de tecido subcutâneo da ferida pode minimizar o efeito trapdoor (efeito alçapão), comumente associado aos retalhos em ilha.[5] Além disso, para o perfeito "encaixe" do retalho, "as pontas" da base do triângulo devem ser arredondadas ou a porção da ferida que recebe a base do triângulo deve ser angulada.

Após o preparo da ferida, realiza-se a incisão do retalho até o subcutâneo, ao longo de todas as suas bordas. Em seguida, o descolamento é realizado na base, no ápice e, sutilmente, nas laterais do triângulo, mantendo cerca de 40% da porção central como pedículo (Figura 8.3). Conforme se descola o retalho, pode-se testar sua mobilidade com um gancho ou uma pinça, tracionando-o em direção ao defeito. Uma dica prática é palpar delicadamente o pedículo com o retalho tracionado, para averiguar a área que necessita ser liberada. É importante frisar que o descolamento deve ser suficiente para reparar a ferida sob mínima

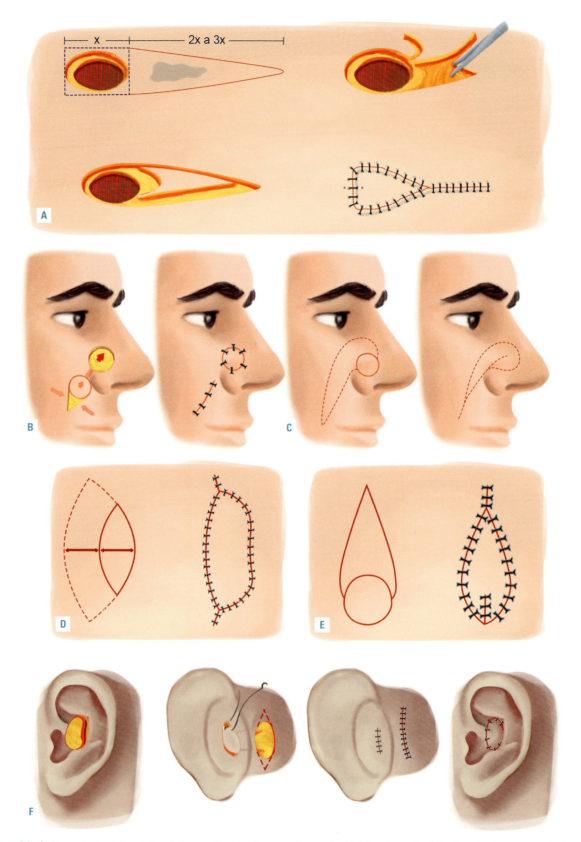

Figura 8.1. (A) Desenho tradicional do retalho em ilha V-Y. A proporção retalho/defeito dependerá de diversos fatores que incluem a mobilidade local e a possibilidade de movimento secundário que não leve à distorção de estruturas adjacentes. Inclusive, em alguns casos, o formato do retalho pode ser "retificado" no início e, em seguida, desenha-se o triângulo. (B) Retalho tunelizado. (C) Retalho em ilha de tubarão. (D) Retalho "Keystone". (E) Retalho V-Y em pinça. (F) Retalho em porta giratória (*pull-through flap*). Os retalhos de transposição em ilha e retalho em ilha V-Y baseado no músculo nasal estão ilustrados nas Figuras 8.8 e 8.9. Fonte: Bruno Fantini.

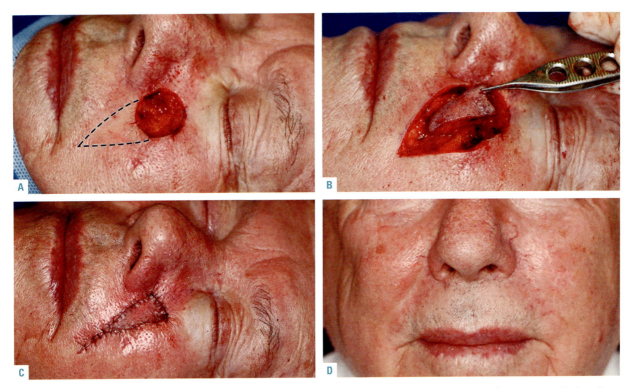

Figura 8.2. Retalho em ilha V-Y. (A) Ferida operatória e desenho do retalho. (B) Movimento do retalho. (C) Pós-operatório imediato. (D) Pós-operatório, 3 anos. Notar incisão medial do retalho camuflada no SNG. Fonte: Felipe Cerci.

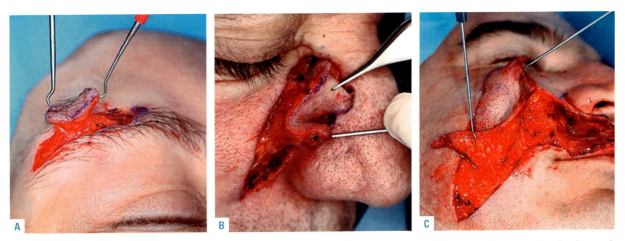

Figura 8.3. Pedículo do retalho em ilha V-Y. (A-C) O tamanho do pedículo é proporcional ao tamanho do retalho, correspondendo, geralmente, a cerca de 40% da área total do retalho. Fonte: Felipe Cerci.

tensão, sem comprometer a perfusão do retalho. O descolamento também pode ser realizado nas bordas da ferida de forma delicada, para facilitar a execução das suturas internas e eversão das bordas. Após descolamento e hemostasia adequados, o retalho avança em direção ao defeito em um padrão V-Y. Geralmente, a primeira sutura é realizada no meio da margem anterior do retalho e no ponto correspondente do defeito, atentando-se sempre à necessidade de evitar possíveis movimentos teciduais secundários, que resultem em distorções anatômicas. Outra opção é iniciar o fechamento pela área doadora, fazendo com que o retalho seja empurrado para a ferida operatória.

Em alguns casos, para evitar movimento secundário na área de maior tensão (junção da base do triângulo com a ferida), as duas suturas iniciais podem ser realizadas na lateral do triângulo. Após as suturas-chaves, seguem-se as suturas internas e as suturas externas. Outros exemplos de V-Y estão ilustrados nas Figuras 14.11, 14.14, 15.3, 16.6, 16.11, 16.12, 16.14, 18.6, 18.20 e 19.23. Em certos locais, podem-se combinar dois retalhos V-Y (Figuras 8.4 a 8.6).[6]

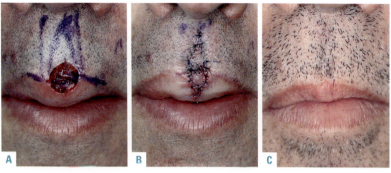

Figura 8.4. Retalho V-Y duplo. (A) Ferida operatória envolvendo o filtro e o vermelhão. (B) Pós-operatório imediato após V-Y superior para recriação do filtro e V-Y mucoso para recriação do vermelhão. (C) Pós-operatório, 3 anos. Outra opção de reparo, que provavelmente recriaria melhor o arco do cupido, seria o retalho cutâneo V-Y em pinça, conforme ilustrado na Figura 16.11. Fonte: Felipe Cerci.

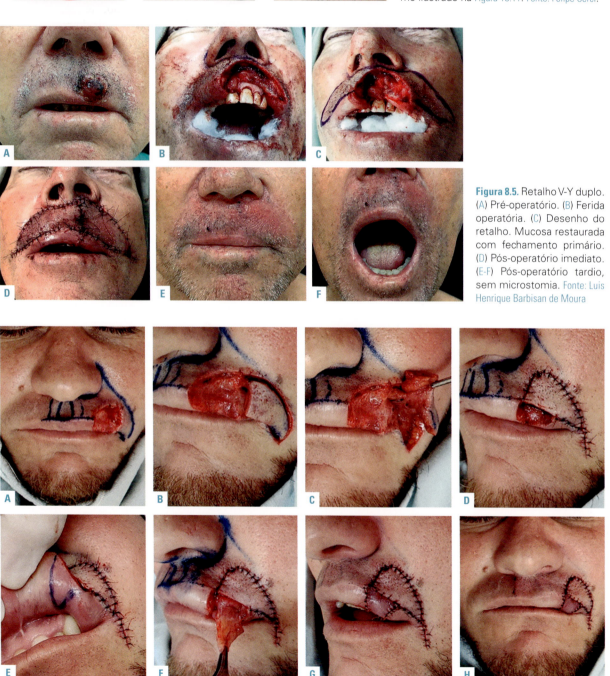

Figura 8.5. Retalho V-Y duplo. (A) Pré-operatório. (B) Ferida operatória. (C) Desenho do retalho. Mucosa restaurada com fechamento primário. (D) Pós-operatório imediato. (E-F) Pós-operatório tardio, sem microstomia. Fonte: Luis Henrique Barbisan de Moura

Figura 8.6. Retalho V-Y duplo para reparo de ferida acometendo lábio cutâneo superior e vermelhão. (A) Ferida operatória. (B) Retalho V-Y lateral incisado. (C) Pedículo do retalho, predominantemente superior, devido à maior quantidade de tecido subcutâneo nessa área. (D) Retalho cutâneo suturado. (E) Desenho do retalho V-Y mucoso. (F) Retalho descolado. (G-H) Pós-operatório imediato. Fonte: Bruno Fantini.

Variações do retalho em ilha

Além do clássico V-Y, há outros retalhos em ilha com os quais o cirurgião de Mohs deve se familiarizar, devido à grande utilidade (Figura 8.1). A seguir, discutiremos suas principais variações.

Retalho em ilha de tubarão (*shark island flap*)

O retalho em ilha de tubarão é útil para defeitos que acometem simultaneamente a asa nasal e a região perialar. A técnica, descrita em 2006, permite recriar o sulco alar e definir nitidamente a região lateral da asa nasal, preservando os limites das subunidades anatômicas, fatores essenciais para manter a simetria facial.[7]

Seu principal diferencial é o prolongamento na porção superior da base do triângulo, que restaurará a porção alar da ferida, enquanto o restante da ilha restaura a região perialar.

O desenho do retalho de tubarão requer planejamento cauteloso. Para camuflar parte da cicatriz, a linha de incisão medial deve ser posicionada no sulco nasogeniano. Para definir a largura do "focinho do tubarão", que restaurará a porção alar da ferida, mede-se a largura da ferida a partir do sulco alar. Para que haja pele suficiente para rotação, a linha de incisão lateral continua medialmente em uma leve curva, o que resulta na aparência de tubarão, com o defeito representando as "mandíbulas abertas" e o prolongamento sendo o "focinho" e as "costas" do tubarão (Figura 8.7).[7]

Enquanto a porção inferior do retalho faz um movimento de avanço, o prolongamento superior faz um movimento de rotação. Embora irrigado de forma randômica pelo pedículo subcutâneo, a porção superior também é nutrida a partir do músculo elevador do lábio superior. O pedículo miocutâneo na ponta do retalho é preservado com uma dissecção cuidadosa.

Após descolamento adequado, o prolongamento avança e o "focinho do tubarão" é girado para o defeito primário. A primeira sutura-chave é colocada inferiormente, a partir do "focinho do tubarão", na direção da borda distal do defeito, e a segunda, cranialmente, na extensão do antigo sulco alar. A rotação resultante fecha as "mandíbulas do tubarão". Ao mesmo tempo, a porção alar do retalho inclina-se aproximadamente 90° em relação ao corpo restante, formando um cone invertido e levando, assim, à restauração do sulco alar.[7]

Transposição em ilha

O retalho de transposição em ilha é semelhante a um retalho de transposição, mas toda a sua lateral é incisada (Figura 8.8). Apesar de pouco utilizado na prática, pode ser útil quando se deseja aumentar o alcance do retalho, como no caso de retalhos da região paranasal para a parede

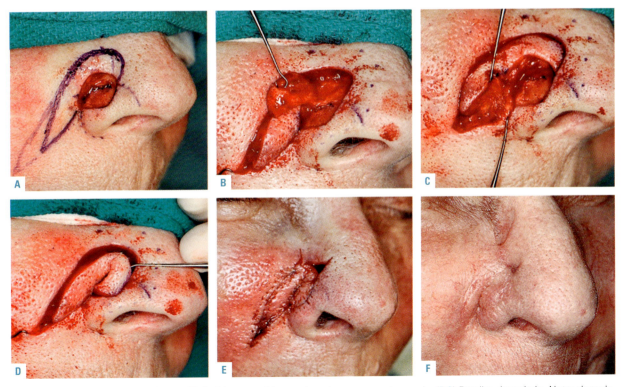

Figura 8.7. Retalho em ilha de tubarão. (A) Ferida operatória envolvendo asa e parede nasais. (B-C) Retalho descolado. Notar descolamento completo da porção distal do retalho, para garantir a mobilidade necessária. (D) Movimento do retalho. Além do tradicional avanço, realiza-se, na porção distal, movimento de rotação. (E) Pós-operatório imediato. Uma pequena área foi deixada cicatrizar por segunda intenção. (F) Pós-operatório tardio. Fonte: Tri Nguyen.

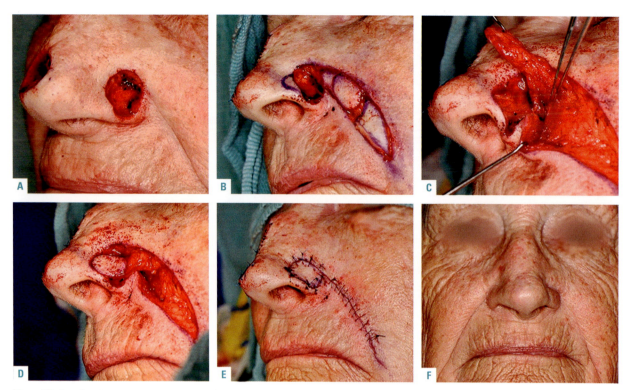

Figura 8.8. Retalho de transposição em ilha. (A) Ferida operatória envolvendo a porção lateral da asa nasal. (B) Retalho incisado. (C) Retalho descolado. Notar pedículo miosubcutâneo na porção proximal do retalho. (D) Movimento do retalho. (E) Pós-operatório imediato. (F) Pós-operatório tardio. Notar preservação do sulco alar e da simetria facial. Fonte: Tri Nguyen.

ou a asa nasal e da glabela para a porção superior da parede nasal ou para o canto interno.[8] Quando o retalho gira cerca de 180°, é descrito como *flipped island pedicle flap*.[9,10]

Retalho em ilha V-Y baseado no músculo nasal (*nasalis sling flap*)

No nariz, o retalho em ilha tradicional é raramente indicado devido à escassez de tecido subcutâneo, o que limita sua mobilidade. Para contornar essa limitação, foi descrito o retalho em ilha baseado no músculo nasal, que contém pedículo lateral, em vez de central, e é baseado no músculo, em vez de no subcutâneo.[11] Essas alterações permitem que o retalho tenha excelente mobilidade e restaure feridas na ponta, no dorso e nas paredes laterais nasais (Figuras 19.8 e 19.23).

A grande diferença no desenho e na execução dessa técnica é que o retalho é dissecado em dois planos distintos, mantendo o pedículo entre eles (Figura 8.9). Para isso, a incisão medial é realizada até o pericôndrio e a lateral, até o subcutâneo. O descolamento da incisão medial é realizado no plano submuscular "por baixo" do retalho e o da incisão lateral é subdérmico. Dessa maneira, o pedículo do retalho será constituído pelo músculo nasal. Para garantir a mobilidade do retalho, deve-se realizar um *back cut* na porção do pedículo, próximo ao ápice do triângulo, de forma semelhante ao realizado em retalhos de rotação. As bordas do defeito cirúrgico são descoladas no plano submuscular. O retalho é, então, mobilizado em direção ao defeito cirúrgico primário e suturado. O defeito secundário é reparado de forma primária. Para feridas na porção distal do nariz, a modificação em crescente ou a rotação aumenta o alcance do retalho.

O retalho V-Y com pedículo miocutâneo lateral também pode ser utilizado na hélice e no epicanto medial (com pedículo no músculo prócero).[12-14]

Tunelizado

O retalho tunelizado é uma variante do retalho em ilha clássico. O princípio da tunelização pode ser aplicado na reconstrução de defeitos em vários locais, mas tem maior utilidade em feridas que acometem o lábio cutâneo superior e o vestíbulo nasal concomitantemente, bem como em feridas no epicanto medial ou no dorso nasal.[15] Assim como o retalho em ilha clássico, a variante tunelizada é ricamente vascularizada e possui grande mobilidade. Outra vantagem é a capacidade de restaurar o volume de defeitos profundos.

A grande diferença para o V-Y clássico é que a área doadora do retalho tunelizado não é contínua ao defeito. Dessa forma, o pedículo do retalho deve ser desepitelizado, pois ficará abaixo da pele normal entre a área doadora e a ferida operatória. Durante a dissecção, o retalho é mantido com pedículo subcutâneo, que deve ter comprimento suficiente para alcançar o defeito primário através de um túnel que conecta a ferida com o retalho (Figura 8.10). A área

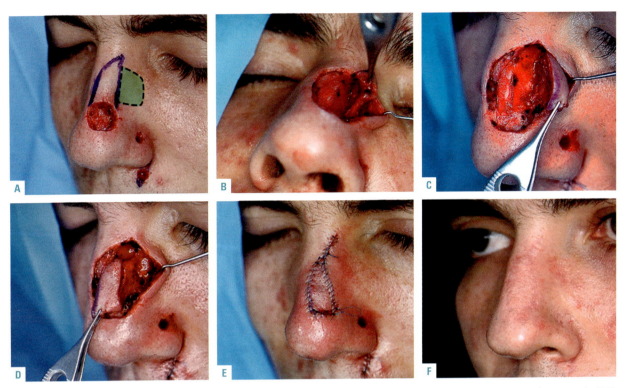

Figura 8.9. Retalho em ilha V-Y baseado no músculo nasal. (A) Desenho do retalho. O pedículo lateral está representado em verde. (B-C) Pedículo do retalho é lateral, devido ao descolamento em dois planos distintos: supramuscular na porção lateral e inframuscular na porção medial. (D) Movimento do retalho. (E) Pós-operatório imediato. (F) Pós-operatório, 5 meses. Fonte: Felipe Cerci.

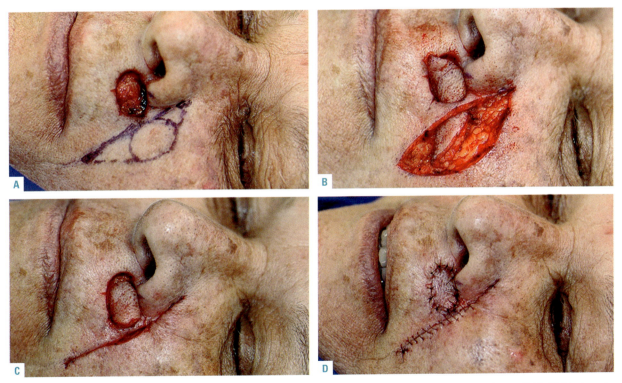

Figura 8.10. Retalho tunelizado. (A) Ferida operatória horizontal em lábio cutâneo superior. Desenho do retalho no SNG. (B) Movimento do retalho. (C) Retalho posicionado na ferida após desepitelização do pedículo e remoção do triângulo de Burow. (D) Pós-operatório imediato. Fonte: Felipe Cerci.

doadora é restaurada de forma primária. Ocasionalmente, uma elevação da pele do túnel pode ser percebida por algumas semanas, mas geralmente melhora com o tempo ou com corticoide injetável (Figura 21.8), sendo ocasionalmente necessária a revisão cirúrgica.

V-Y em pinça (*pincer flap*)

É uma variação do retalho V-Y clássico em que as porções distais do retalho, em vez de desprezadas, realizam um movimento de rotação, unindo-se como uma pinça (Figura 8.11)[11]. Dessa maneira, ocorre o recrutamento da pele nas laterais do defeito, as quais contribuem, juntamente com o avanço do retalho em ilha em V-Y, para cobrir todo o defeito. Em alguns casos, pode-se aumentar a área da ilha com prolongamento semelhante ao do retalho em ilha de tubarão, mas dos dois lados do retalho. Esses prolongamentos curvilíneos do retalho realizam, então, o movimento de pinça.

A principal vantagem da variação em pinça é que a distância do movimento do componente de avanço é menor quando comparada ao desenho clássico. Isso ocorre porque as extensões laterais utilizam a mobilidade da pele lateral para criar um elemento de rotação que se soma ao do avanço. Em áreas com menor mobilidade tecidual, essa variação pode ser vantajosa. As desvantagens do retalho incluem a cicatriz adicional entre as pontas do retalho e o risco de necrose dessas pontas. Suas principais indicações são defeitos na porção inferior do filtro, onde ajuda a recriar o arco do cupido, e na região malar superior medial (Figura 16.11).[16-18]

Retalho em porta giratória (*pull through flap* ou *flip-flop flap*)

O retalho em porta giratória, descrito por Masson em 1972, é uma alternativa elegante para o reparo de defeitos na região auricular anterior e é indicado classicamente para a região da concha (Figura 8.12), mas também pode ser realizado em outras subunidades, como anti-hélice e escafa (Figuras 17.10 e 17.11).[19] No planejamento, o tamanho do retalho deve ser semelhante ao do defeito, com o pedículo geralmente no sulco retroauricular/mastoide. Após a dissecção cuidadosa do pedículo e a liberação do retalho, incisa-se a pele auricular posterior adjacente ao defeito, formando um túnel pelo qual o retalho é transposto para cobrir o defeito (*pull through*). Em seguida, são realizadas as suturas do retalho no leito receptor e, depois, o fechamento primário da área doadora retroauricular. Esse retalho tem como vantagens uma recuperação mais rápida do que na cicatrização por segunda intenção e menor risco de necrose, quando comparado aos enxertos.[20]

Retalho Keystone (*Keystone flap*)

É assim denominado por se assemelhar à pedra de formato trapezoidal dos arcos romanos. É um retalho em ilha com vascularização proveniente das arteríolas perfurantes musculares, característica que o torna extremamente viável e com baixas taxas de complicações. Behan publicou, em 2003, uma série de casos com 300 pacientes com excelentes resultados e apenas 1 caso de necrose parcial.[21] É uma opção interessante para reconstruções em áreas com pele pouco distensível, como extremidades, e possibilita mobilização precoce, menores taxas de complicações e melhores resultados, quando comparada aos enxertos. Necrose parcial ou total dos retalhos não foi observada em estudo com 259 pacientes após cirurgia micrográfica de Mohs nos membros inferiores.[22]

Deve ser projetado com forma elíptica e maior eixo adjacente ao eixo longo do defeito. Realiza-se o fechamento direto do defeito, sendo a linha média a de maior tensão. O avanço de cada extremidade do retalho preenche o defeito e permite o fechamento do defeito secundário (Figura 8.13). A dissecção romba é fundamental, pois preserva a integridade vascular das perfurantes provenientes do músculo e da fáscia.[21]

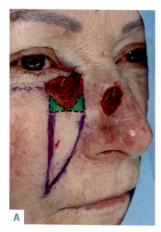 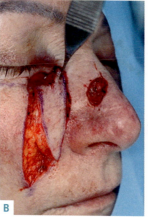 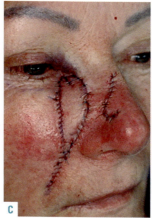 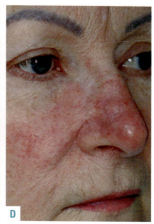

Figura 8.11. Retalho V-Y em pinça. (A) Ferida operatória acometendo região malar medial superior e pálpebra inferior. Desenho do retalho. As pontas do retalho (*verde*) serão dobradas sobre si mesmas, em vez de descartadas. (B) Movimento do retalho. (C) Pós-operatório imediato. (D) Pós-operatório, 3 meses. Fonte: Felipe Cerci.

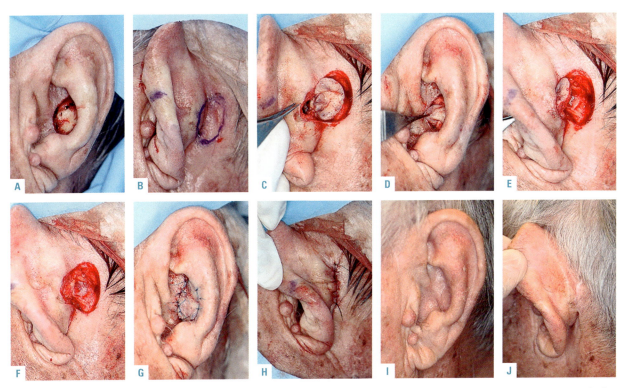

Figura 8.12. Retalho *pull through*. (A) Ferida operatória envolvendo a concha auricular. (B) Desenho do retalho na região retroauricular. (C) Retalho incisado. Notar criação de abertura na cartilagem, para permitir que o retalho "atravesse" a orelha. Recomenda-se remover um pequeno fragmento de cartilagem, para evitar isquemia e/ou congestão do pedículo. (D) Movimento do retalho. (E) Notar pedículo em ilha. (F) Ferida secundária. (G) PO imediato. (H) Ferida secundária restaurada com fechamento primário. (I-J) Pós-operatório, 7 meses. Fonte: Felipe Cerci.

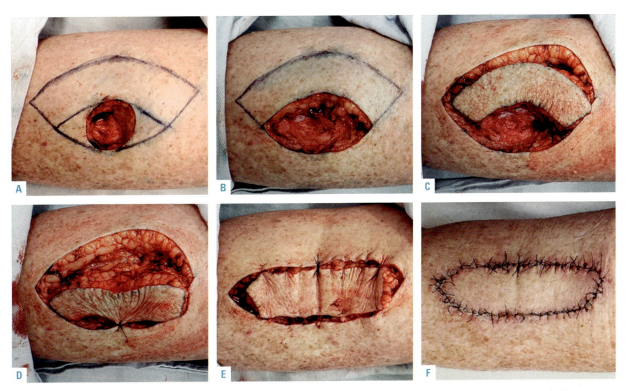

Figura 8.13. Retalho de Keystone. (A) Ferida operatória de 3 cm na perna. Desenho do retalho. (B). Transformação da ferida em uma elipse. (C) Retalho descolado. (D) Movimento do retalho. Notar formação de extenso defeito secundário. (E) Retalho parcialmente suturado. (F) Pós-operatório imediato. Fonte: Bruno Fantini.

Conclusão

O retalho em ilha V-Y tem excelente vascularização e pode ser utilizado para restaurar feridas em diferentes unidades anatômicas, com boa combinação de textura e cor. Apresenta poucas complicações e raramente requer revisão cirúrgica da cicatriz. Planejamento e execução meticulosos são essenciais para ótimos resultados. Variações do retalho em ilha V-Y ampliam sua versatilidade.

■ Referências bibliográficas

1. Barron JN, Emmett AJ. Subcutaneous Pedicle Flaps. Br J Plast Surg. 1965;18:51-78.
2. Hairston BR, Nguyen TH. Innovations in the island pedicle flap for cutaneous facial reconstruction. Dermatol Surg. 2003;29(4):378-85.
3. Dzubow LM. Subcutaneous island pedicle flaps. J Dermatol Surg Oncol. 1986;12(6):591-6.
4. Braun M, Jr., Cook J. The island pedicle flap. Dermatol Surg. 2005;31(8 Pt 2):995-1005.
5. Kaufman AJ, Kiene KL, Moy RL. Role of tissue undermining in the trapdoor effect of transposition flaps. J Dermatol Surg Oncol. 1993;19(2):128-32.
6. Trevisan F BG, Portilla N, Fantini BC, Cerci FB. Reconstrução perioral após cirurgia micrográfica de Mohs: análise de 108 casos. Surg Cosmet Dermatol. 2021. Aceito para publicação.
7. Cvancara JL, Wentzell JM. Shark island pedicle flap for repair of combined nasal ala-perialar defects. Dermatol Surg. 2006;32(5):726-9.
8. Campbell LB, Ramsey ML. Transposition island pedicle flaps in the reconstruction of nasal and perinasal defects. J Am Acad Dermatol. 2008;58(3):434-6.
9. Kovach BT, Sengelmann RD. The flipped island pedicle flap: a new twist on an old favorite. Dermatol Surg. 2008;34(12):1709-17.
10. DeWitt C, Holmes T. Reconstruction of Preauricular Wounds Using a Flipped Island Pedicle Flap. Dermatol Surg. 2019;45(1):44-51.
11. Willey A, Papadopoulos DJ, Swanson NA, Lee KK. Modified single-sling myocutaneous island pedicle flap: series of 61 reconstructions. Dermatol Surg. 2008;34(11):1527-35.
12. Paver R, D. Stanford, and L. Storey. Dermatologic Surgery. In: Paver R, Stanford D, Storey L, ed. Dermatologic Surgery. McGraw-Hill Education Australia; 2010.
13. Ray TL, Chow S, Lee PK. Myocutaneous island pedicle "sling" flap for correction of central upper cutaneous (philtral) lip defects. Dermatol Surg. 2010;36(5):671-4.
14. Alniemi DT, DeWitt C, Goldman GD, Holmes TE. Single-Sling Island Pedicle Flap With Bilevel Undermining for Repair of Superior Helical Rim Defects. Dermatol Surg. 2020;46(12):1764-7.
15. Cook JL. Tunneled and transposed island flaps in facial reconstructive surgery. Dermatol Surg. 2014;40(Suppl9):S16-29.
16. Portilla N, Cerci FB, Tolkachjov SN. Pincer Flap for reconstruction of the infraorbital medial cheek. J Am Acad Dermatol. 2020;S0190-9622(20)32465-8.
17. Inozu E, Tellioglu AT, Eryilmaz AT, Ergin S. Pincer Flap for Reconstruction of Nasal Tip Defects. J Craniofac Surg. 2016;27(3):769-71.
18. Tolkachjov SN. Bilateral V-Y advancement flaps with pincer modification for re-creation of large philtrum lip defect. J Am Acad Dermatol. 2021;84(4):e187-e188.
19. Masson JK. A simple island flap for reconstruction of concha-helix defects. Br J Plast Surg. 1972;25(4):399-403.
20. Dyson ME, Orangi M, Goldberg LH, Kimyai-Asadi A. Repair of Anterior Ear Defects Using Transcartilage Island Pedicle Flaps. Dermatol Surg. 2019;45(10):1222-7.
21. Behan FC. The Keystone Design Perforator Island Flap in reconstructive surgery. ANZ J Surg. 2003;73(3):112-20.
22. Thorpe RB, Cook JL. The Reconstruction of Lower Extremity Mohs Surgical Wounds With Keystone Fasciocutaneous Flaps: Outcomes From 259 Consecutive Cases. Dermatol Surg. 2021;47(5):698-701.

Retalhos Interpolados

9

| Wesley Y. Yu | Jeremy Bordeaux |

Introdução

Defeitos grandes e complexos na face podem ser desafiadores. Quando os reservatórios de tecido próximos à ferida são limitados, impossibilitando o uso de retalhos adjacentes confiáveis, o retalho interpolado pode ser uma opção altamente eficaz para restaurar a função e a cosmética locais.

Retalhos de interpolação são definidos pelo uso de tecido de um local distante, mantendo-o conectado ao seu suprimento sanguíneo nativo por um pedículo vascular. Esses reparos são tipicamente realizados em estágios: o posicionamento do retalho sobre a ferida operatória ocorre no primeiro estágio, seguido por afinamento desse retalho e remoção do pedículo vascular semanas depois. Esse intervalo é necessário para permitir que o retalho desenvolva um suprimento vascular local. Variantes do retalho de interpolação que requerem um único estágio são possíveis pela tunelização do pedículo vascular. No entanto, essa estratégia pode ter como inconveniente o abaulamento do espaço utilizado como túnel.[1]

Retalhos interpolados requerem um investimento significativo de tempo e energia por parte do cirurgião e do paciente. Portanto, é importante que o resultado final seja de alto padrão (Figuras 9.1 e 19.9). A segurança para realizar retalhos de interpolação em um ambiente ambulatorial sob anestesia local foi bem documentada em várias coortes.[2-4] Um desses estudos também avaliou os graus de dor e ansiedade dos pacientes, os quais foram mínimos, e o grau de satisfação, que foi alto.[4]

Considerações pré-operatórias: a escolha do retalho interpolado

Retalhos interpolados são indicados, principalmente, para situações em que a ferida operatória é profunda (Figura 19.25) e acomete a maior parte de uma subunidade anatômica cosmética e/ou funcionalmente importante.

A área doadora deve ter textura e coloração compatíveis com a região a ser restaurada e deve estar livre de lesões suspeitas. Margens cirúrgicas livres de neoplasia obtidas com a CMM são fundamentais para o reparo com retalho interpolado, evitando-se, assim, a ocultação de tumor remanescente e o consequente prejuízo a reconstruções futuras. Para defeitos menores e superficiais, outras opções como enxertos de pele de espessura total podem ser considerados. É importante ressaltar que não se deve esperar que um único retalho interpolado preencha feridas que acometam várias subunidades cosméticas, exceto em raros casos. Defeitos extensos podem exigir uma associação de métodos de restauração.

Quando a maior parte de uma subunidade anatômica for removida, poderá ser vantajoso substituí-la por inteiro, em vez de restaurar o defeito isoladamente.[5,6] A excisão de tecido normal ao redor do defeito pode parecer paradoxal com o objetivo de preservação do tecido da CMM, mas isso geralmente traz um resultado cosmético superior, especialmente no nariz. As linhas da cicatriz do retalho podem ser camufladas nas divisões das subunidades nasais (Figura 9.2) e a contração natural do retalho pode ser usada para restaurar as convexidades normais, como a ponta ou a asa nasais. Em casos selecionados, quando a ferida é extensa mas acomete apenas um lado da ponta nasal, o retalho paramediano frontal pode ser utilizado para restaurar a metade acometida.

O retalho de interpolação é complexo e requer grande colaboração entre o cirurgião e o paciente. Portanto, uma longa conversa pré-operatória é fundamental para o sucesso do retalho. O paciente deve vir acompanhado de alguém que possa dirigir, além de, preferencialmente, ter alguém em casa que possa auxiliar nos cuidados pós-operatórios. Pacientes que não tenham suporte adequado e que apresentem alterações do estado mental ou outras limitações que prejudiquem os cuidados com a ferida podem ser maus candidatos para reparos em múltiplos estágios.

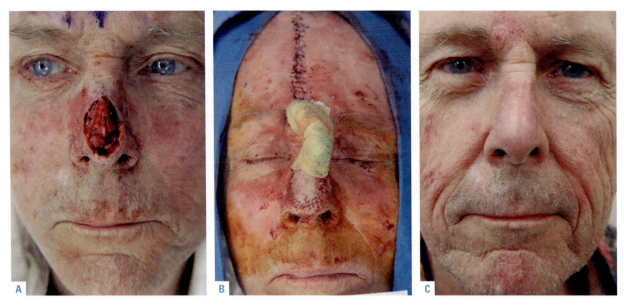

Figura 9.1 Retalho paramediano frontal. (A) Ferida operatória profunda, acometendo a ponta e o dorso nasais. (B) Pós-operatório imediato do primeiro estágio. Pedículo do retalho envolto por gaze vaselinada. (C) Pós-operatório tardio. Fonte: Wesley Y. Yu.

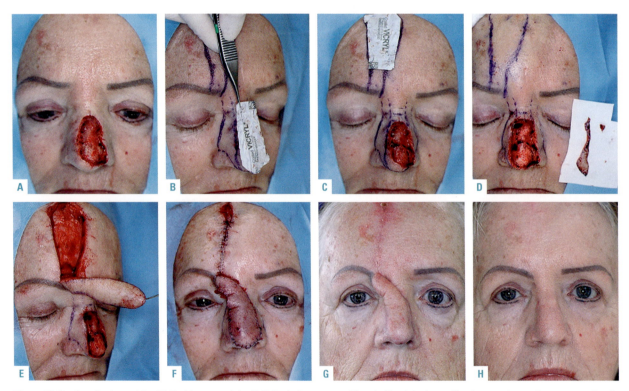

Figura 9.2 Confecção do molde. (A) Ferida operatória. (B-C) Embalagem metálica do fio cirúrgico utilizada para determinar o tamanho da área do retalho, a qual deve incluir o restante da subunidade a ser removida. (D) Restante da subunidade da ponta nasal e parte do dorso nasal removidos. Notar volumosa anestesia local na fronte (após bloqueio dos nervos supraorbital e supratroclear). (E) Movimento do retalho. (F) Pós-operatório imediato, primeiro estágio. (G) Segundo estágio, previamente à divisão do pedículo. (H) Pós-operatório, 7 meses. Fonte: Felipe Cerci.

As alternativas para reconstrução da ferida devem ser discutidas com os pacientes, para que possam tomar uma decisão consciente, mesmo que essas alternativas eventualmente possam gerar resultados inferiores do ponto de vista funcional ou do ponto de vista cosmético. As prioridades do paciente devem ser discutidas e, caso sejam mais consistentes com um reparo em um único estágio, o cirurgião deve expor claramente os resultados funcional e cosmético esperados. Mostrar fotos de casos prévios, tratados com os retalhos de interpolação e com as alternativas, costuma ser útil para a tomada de decisão.

Retalho paramediano frontal

A fronte é uma excelente área doadora para retalhos de interpolação. Retalhos dessa região podem alcançar distâncias consideráveis, devido à vascularização do músculo frontal subjacente. Além disso, a extensão da fronte permite o recrutamento de grandes retalhos. As características sebáceas, a cor e a textura da fronte a tornam excelente para reconstrução nasal. O retalho paramediano frontal (RPF) é o exemplo clássico do retalho de interpolação e será discutido como modelo para os retalhos interpolados subsequentes.

Desenho do retalho (Figuras 9.2, 9.3, 9.4 e 9.5)

A primeira etapa no projeto do RPF é criar um molde da ferida operatória, após remoção do restante da subunidade, quando indicada. Como o nariz é uma estrutura convexa, o molde deve ser tridimensional, para corresponder com precisão ao tamanho necessário do retalho bidimensional. O molde tridimensional pode ser feito, por exemplo, com fitas esterilizadas ou embalagem metálica do fio de sutura. O molde deve ser girado a 180°, posicionado na fronte superior, e o retalho bidimensional deve ser delineado (Figura 9.2).

O pedículo está localizado a aproximadamente 1,2 cm da linha média e pode ser ipsilateral ou contralateral ao defeito primário.[7] O pedículo ipsilateral é mais curto, mas o contralateral pode ser apropriado em alguns casos, para reduzir a torção do pedículo quando o retalho é transferido para o defeito. O comprimento do pedículo pode ser estimado medindo-se a distância de sua origem da borda orbital superior até o ponto mais superior do defeito. Uma gaze pode ser utilizada para garantir que esse comprimento seja adequado, incluindo a rotação do pedículo. Se um pedículo mais longo for necessário, o retalho pode ser estendido até o couro cabeludo. O retalho pode ser afinado para remover os folículos pilosos ou, se houver incerteza quanto à perfusão, o paciente pode raspar os pelos, depilar-se ou fazer depilação a *laser* no pós-operatório.

O RPF é tradicionalmente baseado na artéria supratroclear, situada a, aproximadamente, 1,5 cm ou 2 cm da linha média da glabela, que geralmente é marcada por uma rítide glabelar proeminente. A inclusão dessa artéria no pedículo é ideal, mas não é necessária para o sucesso do retalho.[8-10] Alguns cirurgiões utilizam um ultrassom com *doppler* portátil para localizar a artéria, embora isso não tenha demonstrado vantagem na sobrevida do retalho. A largura do pedículo

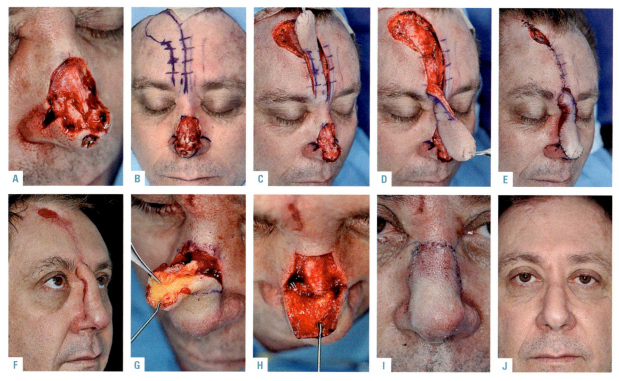

Figura 9.3 Etapas do retalho paramediano frontal. (A) Ferida operatória profunda com importante perda de volume. (B) Desenho do retalho. Rítides frontais marcadas para orientar fechamento da área doadora. (C-D) Movimento do retalho. A porção inferior da ponta nasal foi removida, conforme princípio das subunidades anatômicas nasais. Notar a incisão medial do pedículo mais baixa, para facilitar o movimento do retalho. (E) Pós-operatório imediato. A parte exposta do pedículo foi coberta com matriz de colágeno bovino, para reduzir o risco de sangramento. O pedículo poderia ter sido um pouco mais curto. (F) Pós-operatório, 3 semanas, retorno para realização do segundo estágio. (G-H) Após divisão do pedículo, o retalho é descolado em sua porção proximal para afinamento. (I) Pós-operatório imediato. (J) Pós-operatório, 1 ano. Fonte: Felipe Cerci.

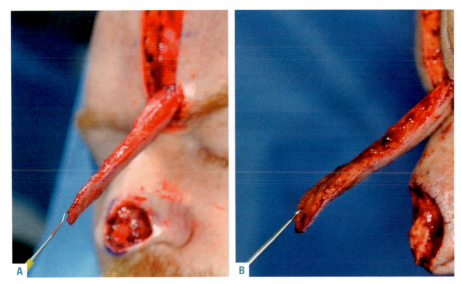

Figura 9.4 Diferentes espessuras do retalho. A espessura da parte distal do retalho deve ser adequada ao volume necessário para preencher a ferida, evitando excesso de tecido. (A) Porção distal do retalho fina, pois a ferida era mais superficial. (B) Porção distal mais espessa, para repor grande perda de volume. Fonte: Felipe Cerci.

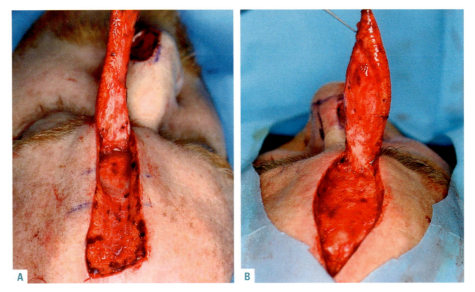

Figura 9.5 Descolamento do retalho e do pedículo. (A) Plano mais frequente. Retalho descolado no subcutâneo superficial (porção distal) e profundo; pedículo no subgaleal. (B) Retalho e pedículo descolados no plano subgaleal, pois o retalho foi utilizado para restaurar ferida de espessura total da parede nasal, em que a gálea refez o forro nasal. Cirurgia realizada em três estágios. Fonte: Felipe Cerci.

deve ser de pelo menos 8 mm, mas raramente maior que 1,5 cm, pois pode prejudicar a mobilidade do retalho.

A demarcação das rítides frontais previamente à infiltração de anestésico local pode facilitar a aproximação e o alinhamento do defeito secundário. A tumescência decorrente da anestesia pode dificultar sua identificação, principalmente em pacientes jovens.

Alguns defeitos vão exigir a utilização de enxerto de cartilagem para fornecer suporte estrutural adicional. A quantidade de cartilagem necessária deve ser medida e marcada na área doadora. A concha e a anti-hélice costumam ser suficientes para esse fornecimento, como será detalhado no capítulo 11.

Elevação/descolamento do retalho (Figuras 9.3, 9.4 e 9.5)

O campo operatório deve ser preparado da maneira habitual e a fronte deve ser anestesiada. Bloqueio dos nervos supraorbital e supratroclear são úteis para o conforto do paciente, sendo realizados previamente à infiltração do restante da fronte. O retalho é incisado em sua porção superior no plano subcutâneo, e descolado superficialmente para minimizar a necessidade de emagrecimento futuro (Figura 9.4). As incisões ao redor do retalho podem ser ligeiramente inclinadas para dentro, a fim de permitir melhor eversão da borda e de garantir contato com o leito da ferida durante seu posicionamento. O plano de dissecção deve prosseguir inferiormente ao longo do retalho, passando para um plano mais profundo acima do periósteo. A localização dessa transição depende do tamanho e da forma do retalho. O ponto de transição deve ser escolhido para equilibrar a viabilidade e a perfusão do retalho com a necessidade de evitar um retalho volumoso. Em caso de dúvida, é preferível manter o retalho mais espesso, pois o afinamento adicional pode ser realizado em um próximo estágio.

Com o retalho descolado, o pedículo é incisado e descolado em um plano acima do periósteo (Figura 9.5). A incisão medial pode avançar ligeiramente além da borda supraorbital e mais inferiormente do que a incisão lateral, a fim de permitir maior mobilidade do retalho (Figura 9.3). Essas incisões devem ser inclinadas para fora, com o objetivo de incluir o máximo possível do músculo frontal e de evitar a transecção da artéria supratroclear. O pedículo pode, então, ser dissecado em um plano avascular acima do periósteo até a borda supraorbital. Uma vez elevados, o retalho e o pedículo devem ser girados medialmente e interpolados sem tensão para a ferida. Se houver tensão, as incisões na base do pedículo podem ser estendidas ligeiramente e liberadas com cautela para proporcionar maior movimento. Deve-se ter cuidado para não seccionar o suprimento arterial do retalho com essas manobras. A hemostasia deve ser efetuada nas bordas do pedículo de forma precisa e sem excessos. O pedículo pode ser envolto em gaze e colocado de lado, enquanto a área doadora é suturada.

Fechamento da área doadora

Preferimos fechar a área doadora antes de inserir o retalho, pois ele exigirá mais tempo e concentração. A fronte deve ser descolada no plano subgaleal e, para evitar cicatriz invertida, a fáscia deve ser aproximada com pontos internos interrompidos. A sutura interna com pontos verticais recuados com nó invertido (Figura 2.8) pode melhorar a eversão e a aproximação dos tecidos profundos.[11] O corte inclinado utilizado durante a incisão do pedículo ajudará na eversão das bordas.[12] Se uma leve inclinação para dentro for realizada durante a incisão do retalho, a borda deve ser angulada 90° antes do fechamento, para evitar a inversão da cicatriz. Por fim, deve-se evitar a tensão excessiva, pois pode levar a uma cicatriz invertida. Caso haja tensão excessiva na área doadora do retalho, deve-se deixar o restante cicatrizar por segunda intenção. A remoção de um triângulo de Burow superiormente à área doadora do retalho pode auxiliar na redução da tensão e no fechamento completo da área doadora (Figura 9.3-E).

Sutura do retalho

As bordas da ferida devem ser ajustadas, removendo-se o excesso de tecido decorrente da incisão inclinada da CMM. Dependendo da localização e do contorno do defeito, as bordas podem ser descoladas para receber o retalho e evitar *trapdoor*. Um leve *trapdoor* pode ser desejado em certos locais (como a asa ou a ponta nasais, dependendo da anatomia natural do paciente). Antes da inserção do retalho, eletrocoagulação adicional é realizada nas bordas do pedículo, para assegurar a hemostasia. Alguns cirurgiões usam métodos adicionais, incluindo a sutura de uma matriz de colágeno bovino nos lados expostos do pedículo. Essa abordagem pode reduzir o sangramento pós-operatório.[9] O retalho é fixado no defeito com suturas dérmicas e com suturas superficiais. Para obter os melhores resultados, realizam-se uma meticulosa aproximação e uma leve eversão das bordas ao longo da linha de sutura. A sutura a partir do retalho até a borda da ferida, de forma análoga à realizada com enxertos, pode melhorar o contato do retalho com o leito da ferida e o resultado final, além de ajudar a reduzir o risco de *trapdoor*.

Cuidados pós-operatórios

O paciente deve ser orientado de que pode ocorrer exsudação do pedículo no pós-operatório. O sangramento pode ser reduzido envolvendo o pedículo em gaze de celulose oxidada. Uma gaze impregnada de iodo pode ser enrolada sobre a celulose oxidada. Esponjas de gelatina absorvíveis podem, então, ser aplicadas na base do pedículo, na sobrancelha e em quaisquer outras áreas deixadas para cicatrizar por segunda intenção. Devido à pouca disponibilidade desses produtos no Brasil, pode-se apenas envolver o pedículo com gaze vaselinada. Um curativo volumoso é realizado para evitar traumas na reconstrução. Esse curativo poderá obstruir parte da visão periférica e impedirá o uso de óculos. O paciente deverá ser reavaliado em 24h após a reconstrução inicial para troca de curativo e depois semanalmente, até a remoção do pedículo.

Divisão do pedículo

A remoção do pedículo geralmente ocorre após três a quatro semanas. O pedículo é seccionado em sua base. A ferida acima da sobrancelha pode ser reparada linearmente (Figura 9.3-I) ou com um fechamento em V-Y (Figura 9.6). O pedículo, então, é removido da borda superior do retalho. Se o retalho for volumoso e for necessário afiná-lo para restaurar o contorno e a espessura nasais, de modo que se adequem ao paciente, incisões adicionais podem ser realizadas ao longo da linha de sutura inicial e o retalho pode ser elevado em sua porção proximal. O afinamento agressivo pode ser realizado nesse momento e o retalho, então, é ressuturado no lugar. Cerca de um terço do retalho deve ser deixado intacto durante essa fase, para manter o suprimento vascular.

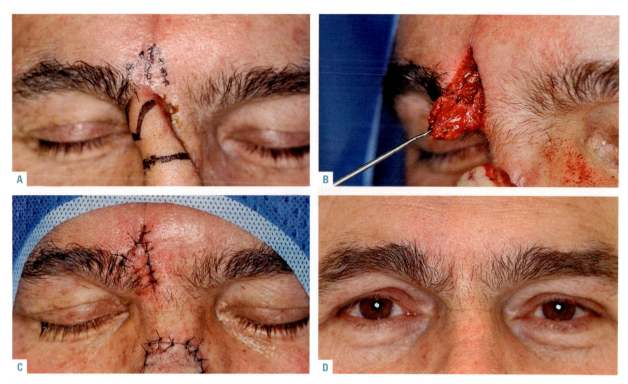

Figura 9.6 Reinserção do pedículo na forma V-Y. (A) Pedículo demarcado para divisão. (B) A cicatriz inferior da fronte é incisada para permitir que a porção proximal do pedículo seja reinserida no formato de V. (C) Pós-operatório imediato. (D) Pós-operatório, 4 anos. Fonte: Felipe Cerci.

Retalho paramediano frontal "dobrado" (folded)

Se o defeito cirúrgico for de espessura total, pode ser necessário um RPF dobrado, realizado em três estágios (Figura 11.3).[13,14] Nessa reconstrução, o retalho frontal é dobrado em sua face mais distal, para recriar o revestimento (forro) nasal. Frequentemente, a espessura do retalho dobrado obstrui as vias aéreas temporariamente. No segundo estágio, o retalho é dividido na borda alar recém-criada e o novo revestimento intranasal é afinado. O enxerto de cartilagem é frequentemente colocado nesse estágio e o retalho é ressuturado com o pedículo intacto. Após outro período de três a quatro semanas, o pedículo é dividido e o retalho externo, afinado.

Alternativas realizadas em um único estágio

Uma alternativa ao RPF realizada em um único estágio é o retalho de rotação do dorso nasal. Esse retalho tem um suprimento sanguíneo robusto e pode ser usado para defeitos de espessura total que acometam a porção lateral da ponta nasal e a porção medial da asa nasal.[15] Parte de uma cânula nasal pode ser usada para auxiliar na hemostasia pós-operatória e manter a permeabilidade nasal se o revestimento vestibular for deixado para cicatrizar por segunda intenção. Outra opção é o retalho de Spear, utilizado para reconstruir defeitos alares de espessura total que estão localizados mais lateralmente.[16,17] Ambas as opções podem levar ao apagamento do sulco alar ou da transição entre as subunidades cosméticas malar e nasal.

Retalho interpolado do sulco nasogeniano

O retalho interpolado do SNG é mais utilizado para feridas limitadas à asa nasal. É um retalho de padrão vascular aleatório, a partir de tributárias da artéria angular. Portanto, tem um suprimento menos robusto do que o RPF. Apesar de a necrose ser rara, é mais comum nesse retalho do que em outros retalhos interpolados e, quando ocorre, tende a acometer a ponta distal. A cicatriz da área doadora é camuflada no SNG, porém, pode causar seu aplainamento significativo. Em homens, os pelos da barba podem ser transferidos para o nariz. Esse retalho sofre um certo grau de *trapdoor*, que é benéfico para simular a convexidade natural da asa.

Nos casos em que mais da metade da asa nasal é acometida, recomenda-se remover o restante da subunidade e restaurá-la por completo, para que as linhas de incisão fiquem camufladas e para que o *trapdoor* que comumente ocorre nesse retalho recrie a convexidade da asa de forma homogênea (Figuras 9.7 e 19.14).[5] Essa recomendação, porém, não é uma regra. Reconstruções parciais da subunidade também levam a bons resultados (Figuras 9.8, 12.2 e 19.15). Exemplos desse retalho para outras subunidades estão nas Figuras 19.15 e 19.24.

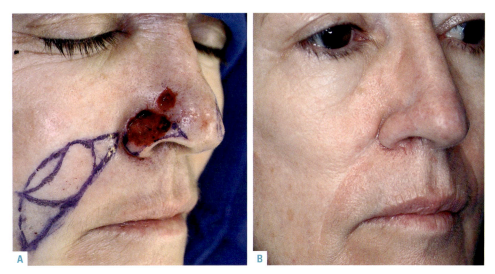

Figura 9.7 Princípio das subunidades anatômicas nasais. (A) Acometimento de 85% da asa nasal. Para restauração com retalho interpolado do SNG, o restante da asa foi marcado para ser removido. (B) Pós-operatório, 2 anos. Notar cicatrizes camufladas entre as subunidades. Fonte: Felipe Cerci.

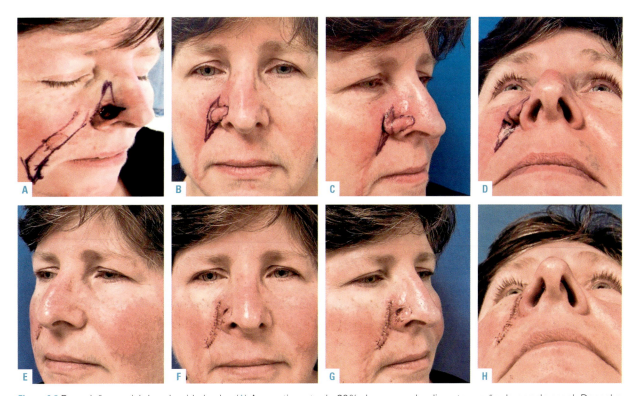

Figura 9.8 Reposição parcial da subunidade alar. (A) Acometimento de 60% da asa nasal e discreta porção da parede nasal. Desenho do retalho. (B-D) Retalho, antes da divisão do pedículo. (E-H) Pós-operatório imediato. Fonte: Wesley Y. Yu.

Desenho do retalho

Assim como o RPF, o retalho interpolado do SNG requer um planejamento cuidadoso. Se alguma parte do defeito se estender para o sulco alar, ela deve ser deixada cicatrizar por segunda intenção para preservar sua concavidade (Figuras 9.9 e 19.14). Se o defeito se estender até a parede lateral do nariz, um reparo associado pode ser necessário, como o retalho V-Y miocutâneo (Figura 9.10) ou um retalho de avanço lateral.[18]

A asa nasal é composta principalmente por tecido fibrogorduroso, já que a porção lateral da cartilagem alar maior não se estende muito além do sulco alar. Se quantidade significativa de tecido da asa for removida, há risco de colapso. A necessidade de suporte estrutural pode ser avaliada observando-se a resistência da borda alar à leve pressão manual ou o movimento da asa com a inspiração. Caso seja necessário suporte adicional, um enxerto de cartilagem da concha ou da anti-hélice deve ser utilizado.

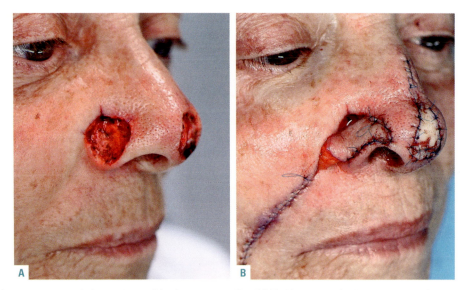

Figura 9.9 Cicatrização por segunda intenção combinada com o retalho. (A) Ferida operatória. (B) A porção da ferida que envolve a porção inferior da parede nasal foi deixada cicatrizar por segunda intenção. Fonte: Felipe Cerci.

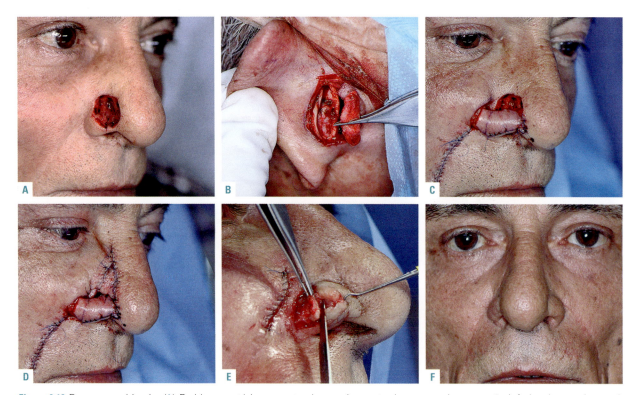

Figura 9.10 Reparo combinado. (A) Ferida operatória acometendo a maior parte da asa nasal e a porção inferior da parede nasal. (B) Enxerto de cartilagem da concha auricular removido. (C) Retalho interpolado do SNG, utilizado para restaurar a asa nasal após remoção do restante da subunidade. (D) Retalho V-Y baseado no músculo nasal para restaurar a porção inferior da parede nasal. (E) Retalho elevado em sua porção lateral para afinamento durante o segundo estágio. A quantidade de pele removida dependerá da anatomia prévia da asa. (F) Pós-operatório, 14 meses. Notar restauração do sulco alar e clara divisão entre as subunidades. Fonte: Felipe Cerci.

Para um desenho preciso, um molde do defeito deve ser feito. Se a maior parte da asa nasal tiver sido removida, a asa contralateral pode servir como molde. Esse molde deve ser invertido, girado 180° e posicionado de forma adjacente ao SNG ipsilateral (Figura 9.11). O comprimento do pedículo pode ser mensurado com uma gaze esticada. É prudente superestimar o comprimento do pedículo devido ao grau de rotação necessário. O pedículo e o retalho devem ser desenhados de forma que não cruzem o SNG.

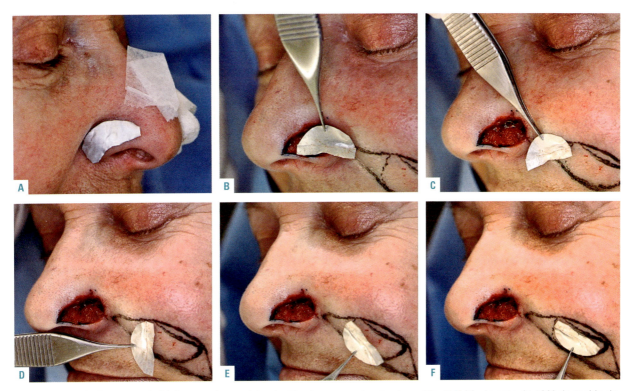

Figura 9.11 Molde da asa nasal. (A) Asa nasal contralateral utilizada para confecção do molde. (B-F) Movimento de 180° do molde durante o planejamento do retalho. A porção lateral da asa nasal é removida apenas no segundo estágio, mas ela deve estar incluída no molde do retalho. Fonte: Felipe Cerci.

Elevação/descolamento do retalho (Figura 9.12)

O retalho é incisado conforme o desenho planejado. A espessura da porção distal do retalho deve ser igual à espessura do defeito ou ligeiramente maior que ela. Como a asa é convexa, apenas preencher o defeito até um nível plano pode não repor todo o volume, levando a uma assimetria com relação à asa contralateral. O restante do retalho e o pedículo podem ser descolados no plano subcutâneo, com cuidado ao se aproximar da origem do pedículo, o qual pode ter componente dérmico (Figura 9.8) ou ser em ilha. Como esse retalho depende de pequenas tributárias da artéria angular, a incisão no pedículo deve ser inclinada para fora. Alguns cirurgiões continuam a dissecção delicadamente com auxílio de um cotonete ao se aproximar da origem do pedículo. Isso pode auxiliar na identificação e na preservação desses vasos no subcutâneo. Procede-se à dissecção até que o retalho cubra o defeito sem tensão.

Fechamento da área doadora (Figura 9.12)

A área doadora é restaurada de forma primária. É necessária a remoção de um triângulo de compensação, o qual pode ser excisado separadamente do retalho, para garantir que a elevação do retalho seja o mais precisa possível. Se houver dúvida sobre o alcance do retalho ou a quantidade de tecido necessária, o retalho pode ser superficialmente marcado com o bisturi e o triângulo de compensação é elevado junto com o retalho, para fornecer tecido adicional, caso seja preciso.[19] É prudente evitar o descolamento do SNG, pois isso implicará no seu aplainamento. O fechamento deve prosseguir até a origem do pedículo sem colocar qualquer tensão nessa importante conexão vascular.

Sutura do retalho (Figura 9.12)

A porção distal do retalho pode ser afinada ou aparada conforme necessário, para um ajuste perfeito ao defeito. Um leve descolamento das bordas do defeito pode facilitar a inserção dos pontos internos. O retalho é fixado com suturas dérmicas e superficiais, do retalho para o leito da ferida.

Divisão do pedículo (Figuras 9.10 e 9.12)

O pedículo é normalmente seccionado três semanas depois. A origem do pedículo deve ser excisada de forma elíptica ou com a técnica em V-Y, conforme descrito para o RPF. O retalho pode ser afinado e suturado novamente para criar o contorno desejado (Figura 9.10). Certifique-se de não descolar pelo menos 30% a 40% da porção medial do retalho, para preservar a vascularização.

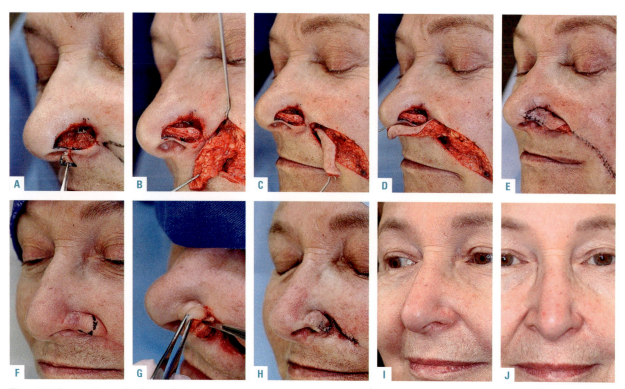

Figura 9.12 Etapas do retalho interpolado do sulco nasogeniano. (A) A porção medial da asa é removida para recriação da subunidade por inteiro. A porção lateral remanescente é removida no segundo estágio. (B) O pedículo em ilha, apesar de parecer estreito na superfície, deve ser internamente robusto. (C-D) Movimento do retalho. Cartilagem auricular fixada na ferida para evitar colapso da asa. (E) Pós-operatório imediato, primeiro estágio. (F) Pedículo marcado para ser dividido no segundo estágio. (G) Retalho descolado em sua porção lateral para afinamento. (H) Pós-operatório imediato, segundo estágio. (I-J) Pós-operatório, 3 anos. Notar simetria das subunidades alares. Fonte: Felipe Cerci.

Retalho de interpolação paranasal

Um retalho de interpolação semelhante pode ser realizado a partir do sulco nasofacial. Esse retalho pode ser oportuno quando houver flacidez adequada da região malar e quando o defeito alar for pequeno. Ele tem o benefício adicional de evitar o aplainamento do SNG.[20]

Retalho interpolado retroauricular

O retalho interpolado retroauricular é útil principalmente para feridas extensas da borda da hélice, quando opções mais simples de fechamento implicariam em distorções da orelha. É um retalho de padrão aleatório, que oferece uma alternativa confiável para enxertos quando o pericôndrio ou a cartilagem da hélice foram removidos. O resultado estético costuma ser excelente, mantendo-se o tamanho e a forma da hélice (Figuras 9.13 e 17.8).

Desenho e elevação do retalho (Figuras 9.14, 9.15, 9.16 e 9.17)

Um molde do defeito é confeccionado e transferido para a região mastoide adjacente ao sulco retroauricular. É fundamental dobrar a orelha para trás, para garantir que o retalho alcance o local desejado e que tenha o tamanho adequado, já que haverá pouca mobilidade adicional decorrente do descolamento adicional da mastoide durante o procedimento. Se houver necessidade de pele adicional, o retalho pode se estender até a face posterior da orelha. Em certos casos, o retalho pode se estender além da linha de implantação do cabelo e transferir os fios para a orelha, que podem ser removidos com *laser* no pós-operatório. Uma interpolação pré-auricular pode ser utilizada se não houver tecido suficiente na mastoide ou se o defeito não incluir a hélice.[21]

O retalho é incisado ao longo de sua borda anterior e descolado em um plano logo acima da fáscia. Pode ser superficializado distalmente, para ter espessura semelhante à profundidade do defeito. Como em todos os retalhos de interpolação, a hemostasia do pedículo e da área doadora é fundamental, pois a posterior visualização não será possível. Quando necessário, um enxerto de cartilagem pode ser utilizado para ajudar a recriar o contorno da hélice. Esse enxerto pode ser contralateral ou, quando possível, ipsilateral, tornando o pós-operatório mais confortável para o paciente (Figura 11.6).[22] O retalho é então suturado, podendo ser dobrado sobre si mesmo para recriar as dobras naturais da orelha.[23]

Capítulo 9 Retalhos Interpolados 91

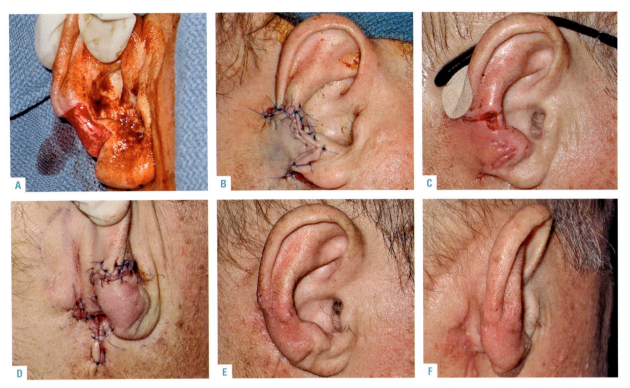

Figura 9.13 Retalho interpolado retroauricular. (A) Ferida operatória. (B) Pós-operatório imediato, primeiro estágio. (C) Segundo estágio, antes da divisão do pedículo. (D) Pós-operatório imediato, segundo estágio. (E-F) Pós-operatório, 2 semanas. Fonte: Wesley Y. Yu.

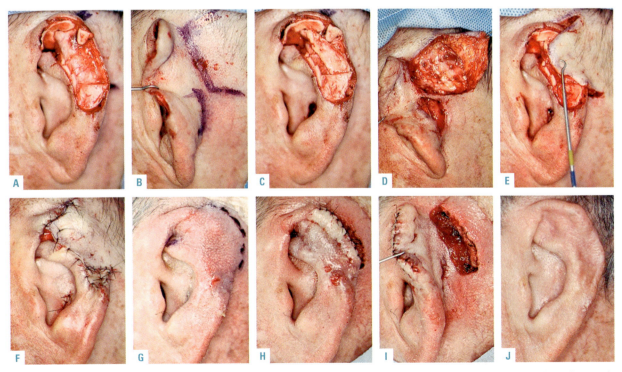

Figura 9.14 Etapas do retalho interpolado retroauricular. (A) Ferida operatória extensa com envolvimento significativo da cartilagem da hélice, da anti-hélice e da escafa. (B) Desenho do retalho na região retroauricular/mastoide. Notar marcação inferior na concha, onde foi feito o acesso para retirada de cartilagem. (C) Enxerto de cartilagem fixado. (D) Retalho descolado. Notar incisão inferior no local de onde foi removida a cartilagem. (E) Movimento do retalho. (F) Pós-operatório imediato. Um pequeno enxerto de pele foi utilizado para cobrir a porção inferior da ferida operatória. (G) Segundo estágio, três semanas depois. Pedículo demarcado para ser incisado. (H-I) Pós-operatório imediato. Foram realizadas suturas no sulco da hélice, com o objetivo de auxiliar na recriação de sua concavidade. A área doadora retroauricular foi deixada cicatrizar por segunda intenção. (J) Pós-operatório, 1 ano. Fonte: Felipe Cerci.

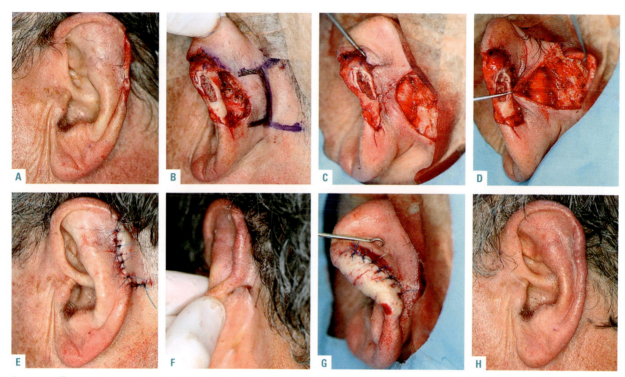

Figura 9.15 Exemplo de retalho retroauricular para ferida com envolvimento posterior associado. (A) Ferida operatória. (B) Ferida operatória, vista posterior. Desenho dos retalhos. O desenho em preto corresponde a um retalho de avanço bipediculado utilizado para auxiliar no reparo da porção posterior da ferida. (C) Retalho de avanço suturado anteriormente. (D) Retalho interpolado descolado. (E) Pós-operatório imediato, primeiro estágio. (F) Segundo estágio, antes da divisão do pedículo. (G) Pós-operatório imediato, segundo estágio. (H) Pós-operatório, 2 semanas. Fonte: Felipe Cerci.

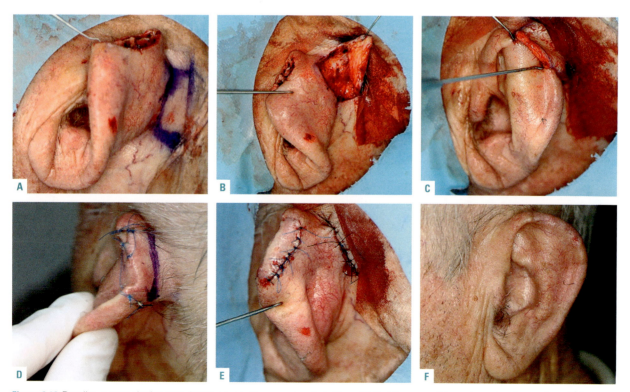

Figura 9.16 Retalho retroauricular para ferida na porção superior da hélice. (A) Ferida operatória e desenho do retalho. (B) Retalho descolado. (C) Movimento do retalho. (D) Segundo estágio com pedículo marcado para ser incisado. (E) Pós-operatório imediato. (F) Pós-operatório, 2 semanas. Fonte: Felipe Cerci.

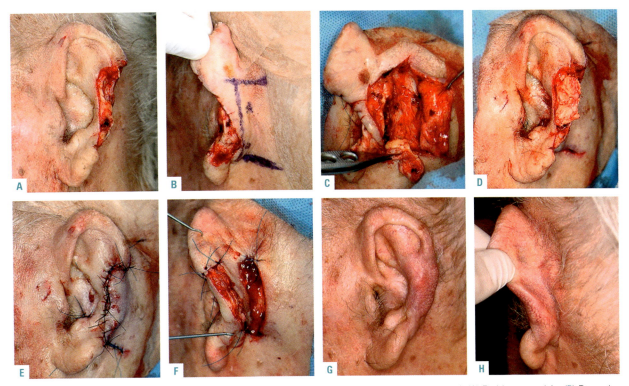

Figura 9.17 Retalho retroauricular associado a enxerto de cartilagem para ferida de espessura total. (A) Ferida operatória. (B) Desenho do retalho. (C) Retalho descolado e enxerto de cartilagem removido da concha por acesso posterior. (D) Enxerto de cartilagem suturado. (E) Pós-operatório imediato. (F) Pós-operatório, segundo estágio. Porção posterior da orelha e área doadora do retalho deixados cicatrizar por segunda intenção. (G-H) Pós-operatório, 9 semanas. Fonte: Felipe Cerci.

Divisão do pedículo (Figuras 9.14, 9.15, 9.16 e 9.17)

É realizada depois de três semanas, mas é possível aguardar mais tempo, dependendo do tamanho do defeito e da perfusão do retalho. O local da divisão do pedículo dependerá da quantidade de pele necessária para cobrir a porção da ferida na região posterior da orelha. Pontos verticais (Donati) na borda da hélice são úteis para evitar inversão da cicatriz. O retalho remanescente pode ser afinado, conforme necessário, e suturado em seguida. A área doadora geralmente é deixada para cicatrizar por segunda intenção, pois está escondida e já parcialmente granulada.

Retalho de Abbé

O retalho de Abbé é normalmente usado para defeitos de espessura total envolvendo 1/3 a 1/2 do lábio (Figura 16.15). Essa técnica "compartilha" o defeito entre o lábio superior e o lábio inferior, transferindo uma cunha de espessura total do lábio não afetado para o defeito (Figura 9.18). Como seu pedículo dificulta a alimentação e a fala por várias semanas, o paciente deve ser preparado para esse processo. Além disso, como esse retalho requer a transferência de um segmento de espessura total do lábio doador, pode implicar em prejuízo das funções sensorial e motora após o procedimento, as quais podem levar mais de um ano para se resolver. Pode, também, ocorrer algum grau de microstomia. Finalmente, devido às diferenças entre o vermelhão medial e o lateral, frequentemente há alguma incompatibilidade no alinhamento da sua borda ou da linha úmida. O paciente deve ser informado sobre todas essas possibilidades no pré-operatório.

Desenho do retalho

A largura do retalho deve ser aproximadamente a metade da largura do defeito, para manter a proporção dos lábios. A altura do retalho deve ser igual ou ligeiramente maior que a altura do defeito. É importante ressaltar que a borda do vermelhão deve ser marcada em ambos os lábios antes de se iniciar o procedimento, a fim de permitir a melhor visualização e a melhor aproximação possíveis desse importante limite anatômico. O vermelhão do retalho deve ter uma altura aproximadamente igual à do vermelhão do defeito sempre que possível, embora seja quase certo que haverá uma discreta incompatibilidade. O pedículo pode ser desenhado em qualquer lado do retalho, mas geralmente é ipsilateral ao defeito, para maximizar a abertura oral no pós-operatório.

Elevação do retalho

A técnica para elevação do retalho é semelhante à da excisão em cunha. Uma incisão de espessura total é feita

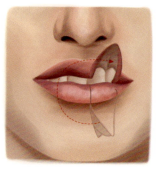 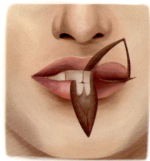 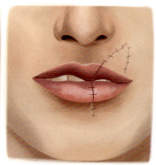 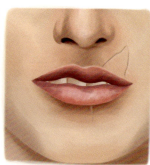

Figura 9.18 Retalho de Abbé. Fonte: os autores.

no lado oposto ao pedículo. A artéria labial é identificada e ligada ou coagulada. Observe a profundidade e o posicionamento da artéria, pois será semelhante no lado do pedículo. No lado do pedículo, a incisão de espessura total é realizada até aproximadamente 5 mm da linha branca (convexidade pálida de 2 mm a 3 mm ao redor do vermelhão). A dissecção romba pode ser usada para liberar ainda mais o retalho, até que um pedículo de aproximadamente 1 cm de largura seja criado, contendo a artéria labial.

Sutura do retalho

O retalho é interpolado para o defeito e suturado por planos. A reaproximação do músculo é fundamental para recuperação da função o mais rapidamente possível. Pode ser necessário alinhar a linha úmida e usar uma Z-plastia para alinhar a borda do vermelhão, a fim de evitar deformidades cosméticas aparentes.[24]

Cuidados pós-operatórios

O paciente deve estar preparado para se alimentar com dieta líquida ou pastosa até a divisão do retalho. Antieméticos podem ser prescritos, pois náuseas e vômitos colocam o pedículo em risco. Alguns cirurgiões sugerem o uso de enxaguantes orais com clorexidina para auxiliar na higiene oral.

Secção do pedículo

O pedículo é seccionado em duas a três semanas. Uma pequena incisão em cunha é feita na junção do pedículo com o retalho e restaurada primariamente. O remanescente do pedículo pode ser devolvido à área doadora ou totalmente excisado, dependendo do estado de granulação do pedículo e do lábio doador. O paciente pode retomar a dieta e a higiene oral usuais após a divisão do pedículo.

Conclusão

Os retalhos interpolados são uma ferramenta versátil para o reparo de defeitos extensos e profundos em locais cosmeticamente nobres, sendo obviamente úteis no arsenal do cirurgião dermatológico. Esses retalhos podem ser tecnicamente desafiadores e requerem forte cooperação entre o paciente e o cirurgião. Portanto, alternativas devem ser consideradas quando fatores sociais puderem colocar em risco os cuidados pós-operatórios ou quando o acompanhamento não for viável. A realização dos retalhos interpolados com segurança em ambiente ambulatorial foi muito bem documentada e tem um longo histórico. Esses retalhos fornecem resultados altamente satisfatórios e são uma boa escolha para pacientes com grandes expectativas quanto aos resultados cosméticos.

■ Referências bibliográficas

1. Hollmig ST, Leach BC, Cook J. Single-stage interpolation flaps in facial reconstruction. Dermatol Surg. 2014;40(Suppl9):S62-70.
2. Schmitt A, DePry J, Tsai S, Bordeaux J. Retrospective Evaluation of the Safety of Large Skin Flap, Large Skin Graft, and Interpolation Flap Surgery in the Outpatient Setting. Dermatol Surg. 2018;44(12):1537-46.
3. Newlove T, Cook J. Safety of staged interpolation flaps after Mohs micrographic surgery in an outpatient setting: a single--center experience. Dermatol Surg. 2013;39(11):1671-82.
4. Wong N, Godinez-Puig V, Makdisi J, Zloty D, Kossintseva I. Interpolation Flaps in the Outpatient Mohs Surgery Setting: A Prospective Cohort Study of Patient Pain, Anxiety, and Satisfaction. Dermatol Surg. 2021;47(1):24-9.
5. Burget GC, Menick FJ. The subunit principle in nasal reconstruction. Plast Reconstr Surg. 1985;76(2):239-47.
6. Cerci FB. Usefulness of the subunit principle in nasal reconstruction. An Bras Dermatol. 2017;92(5Suppl1):159-62.
7. Mattox AR, McGuinness A, Armbrecht E, Maher IA. Comparison of Ipsilateral and Contralateral Paramedian Forehead Flaps to Reconstruct Lateral Nasal Subunits. Dermatol Surg. 2018;44(12):1639-41.
8. Stigall LE, Bramlette TB, Zitelli JA, Brodland DG. The Paramidline Forehead Flap: A Clinical and Microanatomic Study. Dermatol Surg. 2016;42(6):764-71.
9. Jellinek NJ, Nguyen TH, Albertini JG. Paramedian forehead flap: advances, procedural nuances, and variations in technique. Dermatol Surg. 2014;40(Suppl9):S30-42.
10. Skaria AM. The median forehead flap reviewed: a histologic study on vascular anatomy. Eur Arch Otorhinolaryngol. 2015;272(5):1231-7.

11. Wang AS, Kleinerman R, Armstrong AW, et al. Set-back versus buried vertical mattress suturing: results of a randomized blinded trial. J Am Acad Dermatol. 2015;72(4):674-80.

12. Beroukhim K, Sklar LR, Eisen DB. Reverse beveling to improve wound edge apposition. J Am Acad Dermatol. 2019;81(3):e63-e64.

13. Menick FJ. A 10-year experience in nasal reconstruction with the three-stage forehead flap. Plast Reconstr Surg. 2002;109(6):1839-55; discussion 1856-61.

14. Menick FJ. A new modified method for nasal lining: the Menick technique for folded lining. J Surg Oncol. 2006;94(6):509-14.

15. Wentzell JM. Dorsal nasal flap for reconstruction of full-thickness defects of the nose. Dermatol Surg. 2010;36(7):1171-8.

16. Spear SL, Kroll SS, Romm S. A new twist to the nasolabial flap for reconstruction of lateral alar defects. Plast Reconstr Surg. 1987;79(6):915-20.

17. Cook JL. Reconstruction of a full-thickness alar wound with a single operative procedure. Dermatol Surg. 2003;29(9): 956-62.

18. Patel PM, Greenberg JN, Kreicher KL, Burkemper NM, Bordeaux JS, Maher IA. Combination of Melolabial Interpolation Flap and Nasal Sidewall and Cheek Advancement Flaps Allows for Repair of Complex Compound Defects. Dermatol Surg. 2018;44(6):785-95.

19. Nguyen TH. Staged cheek-to-nose and auricular interpolation flaps. Dermatol Surg. 2005;31(8 Pt 2):1034-45.

20. Fisher GH, Cook JW. The interpolated paranasal flap: a novel and advantageous option for nasal-alar reconstruction. Dermatol Surg. 2009;35(4):656-61.

21. Norris, II, Cook J. The Cheek Interpolation Flap for Reconstruction of Auricular Mohs Defects. Dermatol Surg. 2020;46(8):1039-44.

22. Cerci FB. Staged retroauricular flap for helical reconstruction after Mohs micrographic surgery. An Bras Dermatol. 2016;91(5 suppl 1):144-7.

23. Wentzell JM, Wisco OJ. The helix jelly roll flap. Dermatol Surg. 2010;36(7):1183-90.

24. Wentzell JM, Lund JJ. Z-plasty innovations in vertical lip reconstructions. Dermatol Surg. 2011;37(11):1646-62.

Enxertos de Pele

| Thais Helena Buffo | Emerson Henrique Padoveze | Hamilton Ometto Stolf |

Introdução

O enxerto cutâneo é definido como uma porção de pele separada de seu suprimento sanguíneo e transplantada para outro local.[1] Pode ser indicado para a reconstrução de feridas resultantes da excisão cirúrgica do câncer de pele, mais especificamente quando o defeito não pode ser restaurado por fechamento primário ou com retalhos. Entretanto, é importante ressaltar que enxertos podem ser a opção de escolha mesmo quando é possível realizar um retalho. Por exemplo, no pavilhão auricular, local de pele delgada, enxertos têm excelentes resultados, por não precisarem preencher volume. Outra recomendação é sua utilização após remoção de tumores com maior risco de recidiva, por permitirem uma detecção mais precoce.[2]

Os enxertos são classificados em três tipos: enxerto de pele de espessura total (EPET), enxerto de pele de espessura parcial (EPEP) e enxerto composto (Figura 10.1).[1,2] Suas particularidades serão abordadas a seguir, com exceção do enxerto composto, detalhado no Capítulo 11.

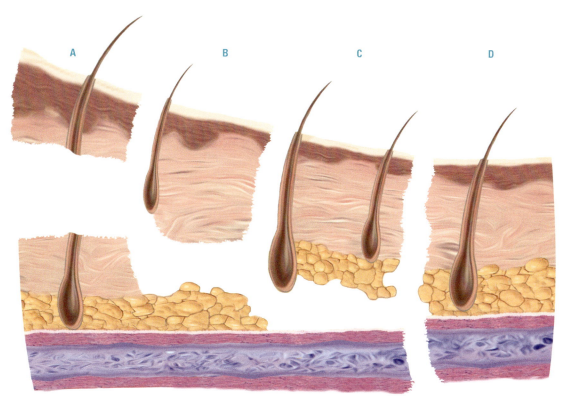

Figura 10.1. Tipos de enxerto. (A) Enxerto de pele de espessura parcial. (B) Enxerto de pele de espessura total. (C) Enxerto de pele de espessura total com tecido subcutâneo. (D) Enxerto composto (condrocutâneo). Fonte: Bruno Fantini.

Fisiologia do enxerto

A viabilidade do enxerto depende de um suprimento sanguíneo proveniente do leito no qual ele será colocado.[3] Tecidos altamente vascularizados (músculo, fáscia, derme) são excelentes leitos para enxertos. Entretanto, feridas em superfícies pouco vascularizadas, como cartilagem sem pericôndrio, osso sem periósteo e tendões, tornam praticamente inviável sua integração local.

Os estágios fisiológicos de integração do enxerto cutâneo podem ser divididos em:

- **Embebição**: ocorre nas primeiras 24 horas após o posicionamento do enxerto no sítio receptor. Nessa fase, ele adere ao leito da ferida por intermédio da rede de fibrina. O enxerto edemacia-se discretamente, por absorver nutrientes por capilaridade do exsudato. Por esse motivo, é realizada sua imobilização pelo curativo de Brown.
- **Inosculação**: ocorre nas próximas 48 a 72 horas. Os plexos dérmicos iniciam a anastomose com a rede de fibrina da ferida. Nota-se uma coloração eritemato-cianótica.
- **Neovascularização**: ocorre entre 4 a 7 dias, correspondendo à neovascularização capilar.

A revascularização do enxerto cutâneo é uma combinação dinâmica de inosculação e neovascularização capilar. A maioria dos capilares neoformados vai sendo substituída por uma vascularização mais robusta por todo o leito receptor da ferida.[4]

O enxerto deve manter contato com o leito de maneira ininterrupta. Na prática, essa é a função do curativo por aposição, também conhecido como curativo de Brown. Nessa etapa, a quebra da união entre enxerto e leito pode impedir sua viabilidade. Alguns eventos comumente responsáveis pela quebra de união são: sangramento com formação de hematoma, seroma, infecção e fatores mecânicos pela movimentação muscular ou por trauma externo.[1,5,6]

Antissepsia e hemostasia adequadas, remoção de tecidos necróticos do leito e boa aderência do enxerto à área receptora são importantes para o sucesso cirúrgico. No pós-operatório, a antibioticoterapia pode ser indicada.[7] Entretanto, a literatura é controversa quanto à sua indicação.[8] Além disso, os estados nutricional e metabólico do paciente não devem ser negligenciados.[1]

A complicação mais temida é a necrose do enxerto. Por esse motivo, será pormenorizada nas complicações.

Seleção da área doadora

O principal critério para a escolha da área doadora é a semelhança com a pele da área receptora em relação a cor, textura, espessura, quantidade de glândulas sebáceas e severidade do dano actínico.[1,3]

As indicações de área doadora de acordo com a área receptora encontram-se na Tabela 10.1. A pele retirada da

Tabela 10.1. Indicações de áreas doadoras de acordo com o local anatômico

Área doadora	Área receptora
Região retroauricular	Pálpebra Epicanto Orelhas
Concha ou pré-auricular	Nasal (ponta, dorso, parede lateral e asa)
Supraclavicular e cervical	Couro cabeludo Frontal
Pálpebra superior	Pálpebra inferior

Fonte: autores.

correção do triângulo de Burow também pode ser utilizada, técnica conhecida como enxerto de Burow.[9,10]

Complicações

A perda de contiguidade do leito da ferida com o enxerto pode levar à necrose (Figuras 22.4 e 22.5). Trauma local, infecção, hematoma e seroma podem predispor a essa complicação.

A falha iminente do enxerto pode ser suspeitada pela coloração de porcelana branca ou coloração preta. Esses achados, entretanto, podem indicar apenas necrose superficial, com sobrevivência do componente dérmico do enxerto. Em casos de necrose, evita-se o desbridamento precoce, preferindo-se conduta expectante nos primeiros 5 a 7 dias, pois pode ter havido apenas perda parcial. O tecido desvitalizado, mais facilmente removível, pode ser retirado do leito da ferida. Entretanto, o tecido aderido, mesmo escurecido, pode funcionar, eventualmente, como um curativo biológico.[11] Várias semanas após o enxerto, a descamação superficial ou a coloração escurecida podem ser substituídas por tecido saudável.

A infecção da ferida operatória aumenta o estresse oxidativo, além de potencialmente romper a adesão do enxerto ao leito da ferida devido à secreção. Nesses casos, devem-se realizar a incisão e a drenagem.

Os enxertos podem sofrer contração, levando à movimentação secundária de tecidos/estruturas adjacentes, fenômeno mais frequente com os EPEP, os quais, por isso, devem ser evitados próximo às bordas livres.[12] Retrações nessas áreas podem gerar danos funcionais e cosméticos, fazendo-se necessária a reabordagem cirúrgica.[3]

Os enxertos podem, mesmo quando realizados com maestria, ter evolução cosmética desfavorável, com depressão, abaulamento ou discromia (Figura 10.2). Hipercromias podem melhorar a médio e longo prazos. Caso persistam, tratamentos com *laser* (Figura 21.6) ou uso de clareadores podem ser necessários. Alguns casos podem exigir remoção do enxerto e nova reconstrução.

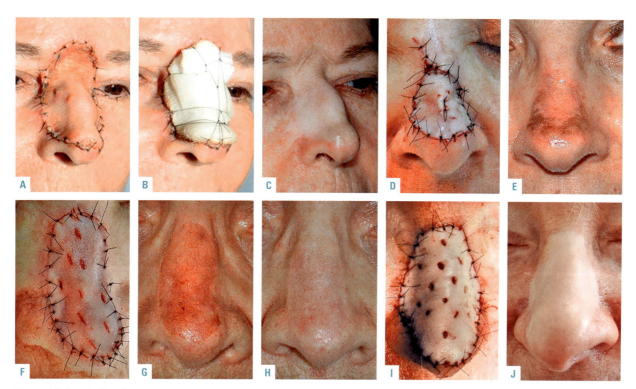

Figura 10.2. Resultados distintos de enxertos de pele. (A-C) Hipocromia. (D-E) Hipercromia na porção inferior do enxerto. (F-H) Coloração adequada. (I-J) Hipocromia. Fonte: (A-C) Hamilton Stolf. (D-J) Bruno Fantini.

Enxerto de pele de espessura total

O EPET é constituído por epiderme e derme, com possibilidade de preservação dos anexos cutâneos. Por esse motivo, há, eventualmente, manutenção de funções como sudorese, restabelecimento da inervação, produção de sebo e, raramente, crescimento de pelos. Apresenta maior contração imediata (primária), devido à quantidade de fibras colágenas, e menor contração da ferida no pós-operatório (secundária), quando comparado ao EPEP. Tem melhor resultado cosmético em relação à cor e à textura, com preenchimento do defeito de maneira mais eficiente. Devido à elevada demanda metabólica, enxertos de grandes dimensões têm maior risco de isquemia e necrose. Não deve ser colocado sobre osso desprovido de periósteo, cartilagem desprovida de pericôndrio ou tendão, devido ao pobre suporte vascular dessas estruturas.[1,12-14]

Cuidados pré-operatórios

Avaliar fatores que possam prejudicar a viabilidade do enxerto, como coagulopatias, hipertensão arterial sem tratamento, diabetes, uso de certos medicamentos e tabagismo.[15]

Técnica cirúrgica (Figura 10.3)

Utiliza-se uma gaze ou um material mais firme, como a própria embalagem do fio de sutura, como molde do defeito cirúrgico. É realizada, então, uma marcação na pele da área doadora, a qual pode ser do mesmo tamanho ou 10% a 20% maior do que o defeito, para compensar a contratura imediata. Isso é importante principalmente em locais próximos a bordas livres, como em enxertos nas pálpebras inferiores, devido ao risco de ectrópio.[16]

Após sua demarcação, o fragmento é retirado por incisão ou saucerização (Figura 10.4) sendo, então, transferido para um recipiente estéril com soro fisiológico. É realizado desengorduramento com tesoura curva, até a coloração branca da derme ser exposta. O tecido celular subcutâneo pode servir como barreira ou isolante para difusão de nutrientes entre o leito receptor e a derme do enxerto. Entretanto, há publicações que mostraram baixa taxa de necrose em enxertos com gordura. Em geral, foram casos realizados em áreas bem vascularizadas (nariz) e de dimensões pequenas.[17,18] Deve-se realizar hemostasia adequada da área receptora, evitando-se o excesso de eletrocoagulação.

Para a fixação do enxerto, pode ser realizada sutura absorvível ou não absorvível. Entrar com a agulha no enxerto, 2 mm a 3 mm da borda, sair na pele do local receptor com um ponto simples e um movimento para baixo, diminuindo risco de elevação do enxerto. Pontos simples, a cada 3 mm a 4 mm, suficientemente profundos, para alinhamento das dermes papilar e reticular, permitem melhor coaptação das bordas, evitando degraus entre as camadas. Outra forma mais rápida é fixar o enxerto com pontos simples nos quatro pontos cardeais e, em seguida, realizar sutura contínua em toda a borda.

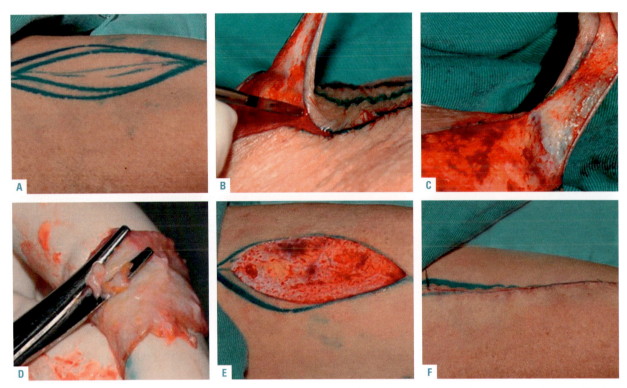

Figura 10.3. Remoção de EPET do braço. (A) Demarcação da área a ser removida. (B-C) Descolamento do enxerto no plano subdérmico. (D) Emagrecimento do enxerto. (E) Área doadora. (F) Fechamento primário da área doadora. Fonte: Hamilton Ometto Stolf.

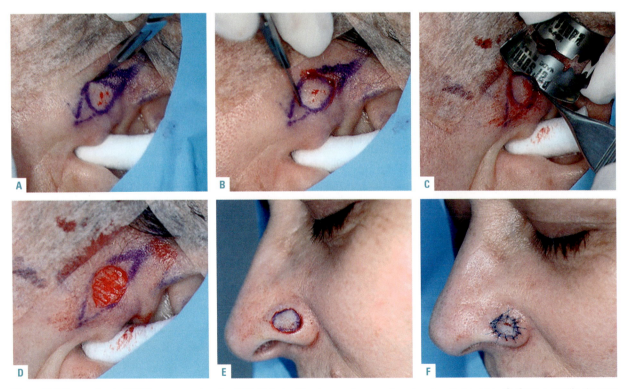

Figura 10.4. Remoção do EPET por saucerização. (A-B) Bisturi utilizado para "escorar" as bordas do enxerto. (C) Com o auxílio de uma pinça, o enxerto de pele é removido por saucerização. (D) Área doadora com ferida superficial, a qual pode ser deixada cicatrizar por segunda intenção ou ser restaurada de maneira primária. Nos casos deixados cicatrizar por segunda intenção, a área doadora é geralmente a região retroauricular. (E) Enxerto posicionado na ferida operatória. (F) Pós-operatório imediato. Fonte: Felipe Cerci.

Podem ser necessários recortes para ajuste perfeito das margens, além de suturas de ancoragem no centro de grandes enxertos, ou em superfícies côncavas e altamente móveis, como os dígitos. Deve haver cautela, porém, para não traumatizar vasos nessa etapa. Um local que merece atenção especial é a asa nasal, devido à falta de suporte. Nesses casos, além de suturas transfixantes, pode ser realizado um curativo, como se fosse um sanduíche em que a asa e o enxerto são o "recheio" e os algodões suturados dentro e fora do nariz são os "pães". Outra técnica descrita para otimizar a "pega" do enxerto na asa nasal é a *Drumhead graft*, que consiste em uso de curativo de Brown intranasal, enxerto menor do que a ferida e fixação do enxerto na parte externa com plástico rígido.[19]

Outra recomendação para evitar acúmulo de sangue ou seromas é fazer fenestrações para drenagem de líquido. Essa técnica também permite expansão do tamanho do enxerto. Fenestrações devem ser feitas antes da fixação do enxerto, para evitar trauma do leito receptor.

Após a fixação do enxerto, é comumente realizado um curativo compressivo, que possibilita maior adesão ao leito. O material utilizado na fixação varia de gaze com vaselina ou rolo de algodão a malha de celulose impregnada com emulsão à base de petrolato ou espuma não aderente, entre outros.

O curativo de Brown pode ser fixado com suturas para máxima compressão. Um curativo adicional com gaze é realizado para conter eventuais pequenos sangramentos.[12] A área doadora é reconstruída, preferencialmente por síntese primária (Figura 10.5). No caso de enxertos removidos por saucerização na região retroauricular, pode-se deixá-los cicatrizar por segunda intenção.

Outros exemplos de enxertos estão nas Figuras 13.10, 14.7, 17.12, 18.7, 18.21, 19.11, 19.20, 19.38 e 20.9.

Cuidados pós-operatórios

Orienta-se fazer repouso relativo, dormir com cabeceira elevada, caso o enxerto tenha sido na cabeça, e evitar traumas, atividades físicas extenuantes ou movimentações bruscas, que poderiam provocar seromas e hematomas. Os membros devem permanecer elevados, em caso de enxertos nessas localizações, além de ser importante evitar o tabagismo por uma a duas semanas. Quando nos membros inferiores, principalmente nos pés, considerar uso de bota de Unna ou ortopédica (Figura 10.6). Em casos de imobilização significativa, considerar anticoagulantes, para reduzir o risco de trombose.

O curativo de Brown deve ser mantido por 4 a 7 dias. Nesse período, o paciente pode realizar limpeza na pele ao redor de forma delicada. Após sua remoção, deve-se manter uso tópico de vaselina até cicatrização completa.

Enxerto de Burow

Os autores têm particular predileção pelo enxerto de Burow, que consiste na combinação de síntese primária e uso do triângulo de Burow como EPET (Figuras 10.7, 12.3, 12.7, 13.11, 19.10 e 19.35). Além de reduzir a área a ser enxertada, há excelente correspondência de cor e textura. Outra vantagem é não criar outra ferida.[9,10,20,21]

A parte profunda (derme reticular + subcutâneo + músculo) do triângulo de Burow pode ser mantida no leito e usada como retalho em dobradiça para recriar o volume da ferida ou melhorar a vascularização do leito (Figuras 12.8 e 12.9).[22-25] O retalho em dobradiça também pode ser proveniente de outros locais adjacentes à ferida, como a região malar, no caso de enxertos na parede nasal.

Enxerto de pele de espessura parcial

O EPEP inclui toda a epiderme e uma espessura parcial da derme, com poucos ou nenhum anexo. É indicado para perdas cutâneas extensas, com leito receptor pouco vascularizado.

Na área doadora, é mantida parte da derme, o que possibilita reepitelização, cicatrização por segunda intenção e, portanto, remoção de enxertos maiores.

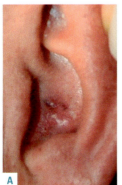 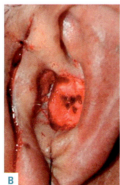 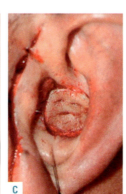 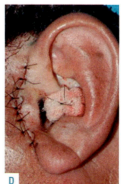 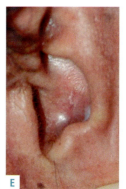

Figura 10.5. Enxerto pré-auricular para restauração da concha. (A) CBC em concha. (B) Ferida operatória. Enxerto removido da região pré-auricular. (C) Enxerto posicionado na ferida operatória. Notar fenestrações no enxerto, para evitar acúmulo de líquido e prejuízo à sua viabilidade. (D) Pós-operatório imediato. Notar curativo de Brown no enxerto. (E) Pós-operatório tardio. Fonte: Hamilton Ometto Stolf.

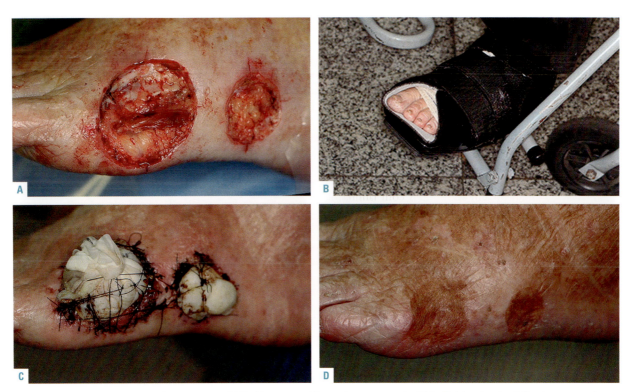

Figura 10.6. EPET para reparo de feridas no pé. (A) Feridas operatórias após remoção de CEC. (B) Membro imobilizado com atadura e bota ortopédica. A paciente fez uso de cadeira de rodas por duas semanas, período no qual foi anticoagulada. (C) Pós-operatório, 2 semanas. Notar estabilidade dos curativos de Brown. (D) Pós-operatório, 2 anos. Fonte: Felipe Cerci.

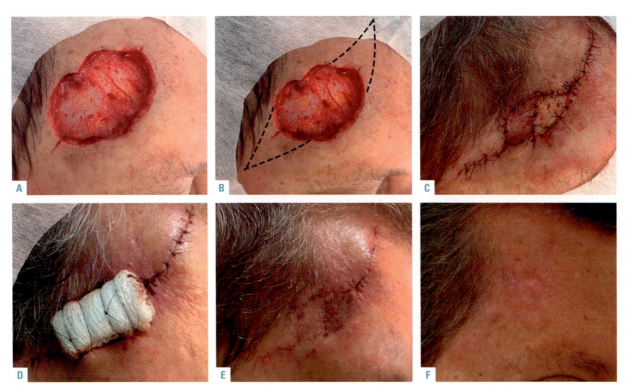

Figura 10.7. Enxertos de Burow na região frontotemporal. (A) Ferida operatória. (B) Desenho do reparo. (C) Triângulos de Burow utilizados como enxertos. (D) Pós-operatório imediato com curativo de Brown. (E) Pós-operatório, 1 semana. (F) Pós-operatório tardio. Fonte: Bruno Fantini.

Como os EPEP têm menor demanda metabólica, podem ser colocados sobre áreas menos vascularizadas ou nutridas, como regiões com exposição de tendões, nervos e cartilagem.

Técnica cirúrgica

Geralmente, os EPEP são removidos com o auxílio de equipamentos especializados, como uma lâmina de Weck, uma faca de Blair ou um dermátomo. Apresentam ajuste para a espessura desejada, com mais regularidade do fragmento. Também podem ser obtidos com lâmina de bisturi ou por *shaving*, mas há dificuldade de se obter uma amostra uniforme e fina.

Após a escolha da área doadora, geralmente a coxa, é realizado o molde do tamanho. Para a área doadora, realiza-se diariamente um curativo com vaselina e gaze, preferencialmente não aderente. Complicações são similares às do EPET, mas a reepitelização pode levar 6 a 8 semanas.[2,12,13]

Vantagens e desvantagens do EPEP

Possibilita a cobertura de grandes feridas, devido à menor necessidade de suporte nutricional. Fenestrações podem aumentar seu tamanho e facilitar a drenagem de hematomas e seromas.

As desvantagens incluem a diferença de coloração e textura, a necessidade de aparelho especializado e o maior risco de contratura no pós-operatório.[12,13]

Enxertos tardios

Em casos de feridas operatórias muito extensas, profundas ou pouco vascularizadas, há possibilidade de reconstrução com enxerto em um segundo procedimento cirúrgico após granulação da área receptora, o que torna o leito mais vascularizado e superficial.[26,27]

Curativo de Brown: fazer ou não fazer?

Várias técnicas para fixação do enxerto de pele foram propostas, com o objetivo de manter a adesão ao leito e reduzir a manipulação por parte do paciente, além de evitar a ruptura das anastomoses formadas (Figura 10.8).

Uma forma eficiente é o curativo de Brown, que é composto por um material não aderente e utiliza fios de sutura inabsorvíveis, em número par, diametralmente opostos, com nó sobre o curativo. Para pequenos enxertos, dois pares de suturas podem ser suficientes, mas grandes enxertos podem exigir um número maior de suturas.

As suturas podem ser posicionadas adjacentemente ao enxerto, entre 3 mm e 5 mm de sua borda, ou entre

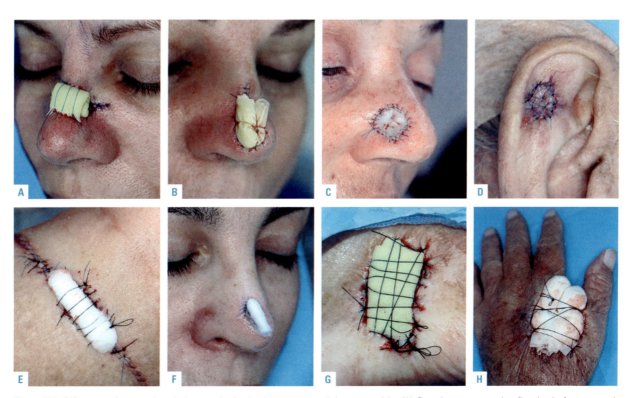

Figura 10.8. Diferentes formas de otimizar a aderência do enxerto ao leito operatório. (A) Curativo compressivo fixado de forma contínua. (B) Curativo de Brown tradicional. (C) Suturas de ancoragem. (D) Suturas de ancoragem transfixantes. (E) Rolo de algodão fixado de forma contínua. (F) "Cabeça" de hastes flexíveis para enxertos pequenos. (G) Gaze vaselinada suturada de forma contínua em dois sentidos. (H) "Dedos de luva" preenchidos com gaze e suturados em sentido único, de forma contínua. Fonte: Felipe Cerci.

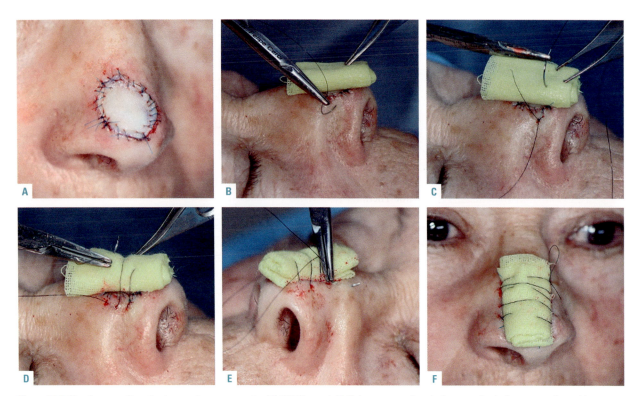

Figura 10.9. Técnica para fixação do curativo ao enxerto. (A) EPET nasal. (B-F) A gaze vaselinada é suturada de forma contínua. Notar que a sutura inclui a gaze vaselinada para aumentar a compressão no enxerto. Fonte: Felipe Cerci.

as próprias suturas que ancoram na pele.[12,28,29] A vantagem de não "incluir" o enxerto nos pontos que fixam o curativo de Brown é não "o levantar do leito receptor" ao amarrar os nós de fixação.

Alternativas para a fixação são a técnica de Lilliputian e suas variações, consideradas rápidas e eficientes (Figura 10.9). Após a sutura do enxerto, coloca-se o material escolhido para o curativo compressivo sobre ele. Um ponto simples é realizado em uma das bordas, sem cortar o fio. A agulha, então, passará para a borda oposta de forma contínua, até que o curativo esteja seguro.[30] O nome "Lilliputian" se deve à semelhança entre essa técnica e a amarração de Gulliver pelos liliputianos, na obra *Viagens de Gulliver*, de Jonathan Swift.

Estudos recentes demonstram que, apesar de amplamente utilizado, alguns autores optam por não realizar o curativo de Brown, alegando tratar-se de um curativo complexo, que prolonga o tempo cirúrgico e dificulta a inspeção da ferida no pós-operatório. Além disso, faltam evidências claras de superioridade em relação a outros métodos. Pequenos enxertos em áreas anatômicas estáveis tiveram bons resultados cirúrgicos, mesmo sem o curativo.[4,28,31] Em última análise, a escolha dependerá do tamanho e da localização do enxerto, bem como da experiência e da preferência do cirurgião. Um recente estudo com 40 pacientes demonstrou não haver diferença entre mantê-lo 3 ou 7 dias em casos de EPET para a região nasal.[32]

Conclusão

Os enxertos cutâneos constituem escolha eficaz e versátil para reconstruções após cirurgia micrográfica de Mohs.

Os cuidados em relação ao paciente, a seleção cuidadosa da área doadora, a técnica cirúrgica adequada e o seguimento pós-operatório são fatores determinantes para o sucesso do enxerto.

■ Referências bibliográficas

1. Wanner M, Adams C, Ratner D. Skin Grafts. In: Rohrer TE, Cook JL, Nguyen TH, Mellete JR, editors. Flaps and Grafts in dermatologic surgery. Philadelphia: Saunders; 2007:107-16.
2. Padoveze EFJ, Cernea SS, Di Chiacchio N. Enxertos. In: Belda Junior W, Di Chiacchio N, Criado PR, editors. Tratado de Dermatologia. São Paulo: Atheneu, 2018:2845-67.
3. Zhang AY, Meine JG. Flaps and grafts reconstruction. Dermatol Clin. 2011;29(2):217-30.
4. Frueh FS, Sanchez-Macedo N, Calcagni M, Giovanoli P, Lindenblatt N. The Crucial Role of Vascularization and Lymphangiogenesis in Skin Reconstruction. Eur Surg Res. 2018;59(3-4):242-54.
5. Johnson TM, Ratner D, Nelson BR. Soft tissue reconstruction with skin grafting. J Am Acad Dermatol. 1992; 27(2Pt1):151-65.
6. Converse JM, Smahel J, Ballantyne DL, Harper AD. Inosculation of vessels of skin graft and host bed: a fortuitous encounter. Br J Plast Surg. 1975;28(4):274-82.

7. Dixon AJ, Dixon MP, Askew DA, Wilkinson D. Prospective study of wound infections in dermatologic surgery in the absence of prophylactic antibiotics. Dermatol Surg. 2006;32(6):819-26.

8. Lin MJ, Dubin DP, Giordano CN, Kriegel DA, Khorasani H. Antibiotic Practices in Mohs Micrographic Surgery. J Drugs Dermatol. 2020;19(5):493-7.

9. Zitelli JA. Burow's grafts. J Am Acad Dermatol. 1987; 17(2Pt1):271-9.

10. Kaufman AJ. Adjacent-tissue skin grafts for reconstruction. Dermatol Surg. 2004;30(10):1349-53.

11. Delaney A, Diamantis S, Marks VJ. Complications of tissue ischemia in dermatologic surgery. Dermatol Ther. 2011; 24(6):551-7.

12. Adams DC, Ramsey ML. Grafts in dermatologic surgery: review and update on full- and split-thickness skin grafts, free cartilage grafts, and composite grafts. Dermatol Surg. 2005;31(8Pt2):1055-67.

13. Herskovitz I, Hughes OB, Macquhae F, Rakosi A, Kirsner R. Epidermal skin grafting. Int Wound J. 2016;13(Suppl3):52-6.

14. Johnson AR, Egeler SA, Wu WW, Bucknor A, Ibrahim AMS, Lin SJ. Facial Reconstruction After Mohs Surgery: A Critical Review of Defects Involving the Cheek, Forehead, and Perioral Region. J Craniofac Surg. 2019;30(2):400-7.

15. Pollack SV. Wound healing: a review. IV. Systemic medications affecting wound healing. J Dermatol Surg Oncol. 1982;8(8):667-72.

16. Zilinsky I, Farber N, Weissman O, et al. Defying consensus: correct sizing of full-thickness skin grafts. J Drugs Dermatol. 2012;11(4):520-3.

17. Hubbard TJ. Leave the fat, skip the bolster: thinking outside the box in lower third nasal reconstruction. Plast Reconstr Surg. 2004;114(6):1427-35.

18. Holt DS. Should all skin grafts be low fat? Composite skin and fat grafts in facial reconstruction. Br J Oral Maxillofac Surg. 2012;50(2):137-40.

19. Draper BK, Wentzell JM. The "drumhead" graft repair of deep nasal alar defects. Dermatol Surg. 2007;33(1):17-22.

20. Benoit A, Leach BC, Cook J. Applications of Burow's Grafts in the Reconstruction of Mohs Micrographic Surgery Defects. Dermatol Surg. 2017;43(4):512-20.

21. Cabeza-Martinez R, Leis V, Campos M, de la Cueva P, Suarez R, Lazaro P. Burow's grafts in the facial region. J Eur Acad Dermatol Venereol. 2006;20(10):1266-70.

22. Portilla N, Cerci FB, Tolkachjov SN. Hinge flaps with Burow's grafts for reconstruction of deep facial defects. J Am Acad Dermatol. 2020.

23. Fader DJ, Wang TS, Johnson TM. Nasal reconstruction utilizing a muscle hinge flap with overlying full-thickness skin graft. J Am Acad Dermatol. 2000;43(5Pt1):837-40.

24. Almeyda R, van der Eerden P, Vuyk H. Skin graft survival on subcutaneous hinge flaps: an algorithm for nasal reconstruction. Laryngoscope. 2013;123(3):605-12.

25. Johnson TM, Baker S, Brown MD, Nelson BR. Utility of the subcutaneous hinge flap in nasal reconstruction. J Am Acad Dermatol. 1994;30(3):459-66.

26. David AP, Miller MQ, Park SS, Christophel JJ. Comparison of Outcomes of Early vs Delayed Graft Reconstruction of Mohs Micrographic Surgery Defects. JAMA Facial Plast Surg. 2019;21(2):89-94.

27. Robinson JK, Dillig G. The advantages of delayed nasal full-thickness skin grafting after Mohs micrographic surgery. Dermatol Surg. 2002;28(9):845-51.

28. Kromka W, Cameron M, Fathi R. Tie-Over Bolster Dressings vs Basting Sutures for the Closure of Full-Thickness Skin Grafts: A Review of the Literature. J Cutan Med Surg. 2018;22(6):602-6.

29. Marsidi N, Boteva K, Vermeulen SAM, van Kester MS, Genders RE. To Tie or Not to Tie-Over Full-Thickness Skin Grafts in Dermatologic Surgery: A Systematic Review of the Literature. Dermatol Surg. 2021;47(1): 18-22.

30. Srivastava D, Kouba DJ. A "Lilliputian" technique for rapid and efficient securing of bolster dressings over full-thickness skin grafts. Dermatol Surg. 2009;35(8):1280-1.

31. Steele L, Brown A, Xie F. Full-thickness Skin Graft Fixation Techniques: A Review of the Literature. J Cutan Aesthet Surg. 2020;13(3):191-6.

32. Aslam A, Smith H, Vinciullo C. Three- Versus Seven-Day Tie-Over Bolsters for Full Thickness Skin Grafts on the Nose, Results of a Prospective Comparative Nonrandomized Blinded Clinical Trial. Dermatol Surg. 2021;47(8): 1127-29.

Enxerto de Cartilagem Auricular

11

| Mark E. Burnett |

Introdução

A utilização de enxertos de cartilagem auricular permite ao cirurgião de Mohs ampliar as possibilidades de reparo, o que é especialmente útil para a orelha e para o nariz. Também podem, raramente, ser usados para reconstrução de defeitos da lamela posterior da pálpebra, técnica fora do escopo deste capítulo.

Como as orelhas e o nariz contêm bordas anatômicas livres, sua forma e sua função serão comprometidas quando uma de duas situações ocorrer: 1) a perda de cartilagem for suficiente para causar colapso da estrutura intrínseca ou 2) a contração da ferida implicar em distorção da borda livre durante o processo de cicatrização. A combinação das duas situações também é frequente. É importante ressaltar que, mesmo sem perda de cartilagem, pode haver comprometimento da integridade estrutural desses locais. Mesmo a perda mínima do tecido fibrogorduroso que compreende as subunidades alares do terço inferior do nariz pode gerar resultados desproporcionalmente adversos se a contração da ferida não for considerada. Da mesma forma, a perda de parte do lóbulo ou da pele da borda da hélice pode implicar em distorção do contorno natural da orelha. Nesses exemplos, o uso de enxerto de cartilagem estabiliza, restaura e mantém as complexas exigências estéticas e funcionais dessas estruturas delicadas.

Para determinar quando o suporte estrutural é necessário, utiliza-se uma combinação do exame clínico com a experiência do cirurgião. Evidências científicas objetivas que suportam o uso de enxertos de cartilagem auricular são limitadas, sendo compostas principalmente por estudos observacionais e por evidências consideradas de natureza subjetiva e, portanto, de baixo impacto.

Seleção da área doadora: subunidades auriculares

Ao contrário da cartilagem hialina da costela e do septo nasal, a cartilagem da orelha é classificada como cartilagem elástica.[1] Suas características incluem alto grau de flexibilidade e memória, mas baixa rigidez. Essas qualidades, aliadas aos contornos variados da orelha, são um convite à criatividade e ao talento do cirurgião.

A estrutura cartilaginosa da orelha é distinta, tanto da perspectiva topográfica quanto da estrutural. Além do contorno variável, a qualidade da cartilagem varia em cada subunidade anatômica da orelha (Figura 11.1), desde a subunidade inteiramente não cartilaginosa do lóbulo, até a cartilagem densa e hemisférica da concha. O conhecimento aprofundado dessas características é essencial para o uso adequado desse reservatório para fins reconstrutivos. A Tabela 11.1 resume as características da cartilagem auricular das diferentes subunidades utilizadas como áreas doadoras.

Técnica para retirada

Concha

É controversa a abordagem ideal para a coleta da cartilagem da concha. Até o momento, nenhum estudo comparativo adequado foi realizado para comparar os resultados entre as abordagens anterior e posterior (Figura 9.10). A Figura 11.2 demonstra uma das técnicas para abordagem anterior, conforme descrito a seguir.

1. O anestésico é injetado sob a pele da concha (cavum e/ou cimba), logo acima do pericôndrio. Além do efeito anestésico, o líquido injetado descola a pele da cartilagem subjacente.

2. Uma incisão é feita ao longo da margem periférica da concha, incluindo pele e cartilagem, entre aproximadamente "11 e 7 horas". Deve-se ter cuidado para não cortar a pele posterior da orelha.

3. Pela face lateral da cartilagem da concha, inicia-se uma dissecção romba, a fim de descolar a pele da cartilagem em direção ao conduto auditivo externo (CAE). Deve-se ter cuidado para não se estender para dentro do CAE. Em seguida, realiza-se uma incisão através da cartilagem,

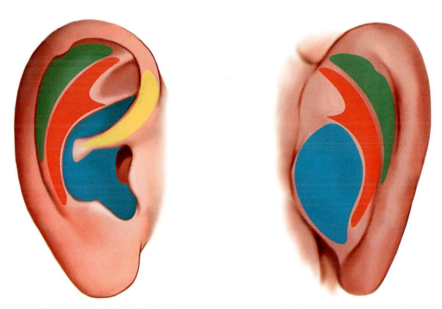

Figura 11.1. Faces anterior e posterior da orelha, com suas subunidades anatômicas doadoras de cartilagem. Fonte: Bruno Fantini.

Tabela 11.1. Características das subunidades auriculares comumente usadas como áreas doadoras de enxerto de cartilagem

Subunidade auricular	Espessura e característica da cartilagem	Contorno da subunidade	Configuração da cartilagem
Concha	Espessa, rígida	Curva	Achatada
Anti-hélice	Espessa, rígida	Plana	Arredondada
Escafa	Fina, flexível	Plana	Arredondada
Cruz da hélice	Fina, flexível	Plana	Achatada

Fonte: Mark Burnett.

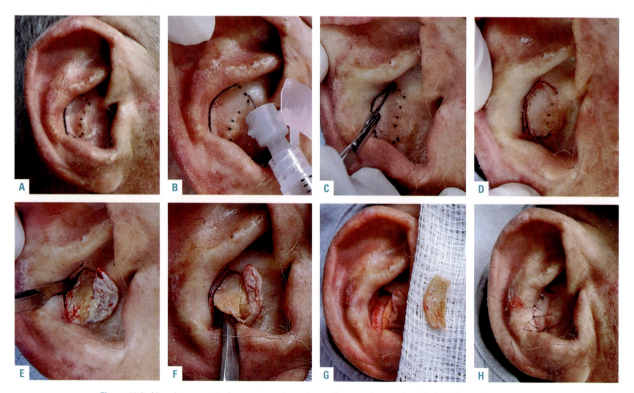

Figura 11.2. Abordagem anterior para a coleta da cartilagem da concha (cimba). Fonte: Bruno Fantini.

para definir a borda medial do enxerto, de acordo com o tamanho necessário. Uma vez concluída essa etapa, inicia-se a dissecção romba na face posterior da cartilagem, a fim de separá-la da pele da face posterior da orelha. O uso delicado do instrumental cirúrgico é fundamental para evitar fraturas ou rupturas na frágil cartilagem da concha.

4. Uma vez completamente liberado, o enxerto de cartilagem deve ser colocado em solução salina estéril, enquanto o fechamento da área doadora é realizado. O fechamento é realizado com pontos simples, para evitar a sobreposição das bordas da pele à medida que são aproximadas. Um curativo compressivo é aplicado, a fim de minimizar a coleção de fluidos no espaço criado pela remoção da cartilagem.

Caso a reconstrução requeira um enxerto de cartilagem maior do que o cavum da concha possa fornecer, as incisões podem ser estendidas superiormente, incluindo a cimba. Mesmo após a remoção de toda a concha, a estrutura cartilaginosa remanescente evita o colapso da orelha.

A Figura 11.3 demonstra uma das técnicas para abordagem posterior, conforme descrito a seguir.

1. O anestésico é injetado sob a pele que recobre a eminência da concha, logo acima do pericôndrio, descolando a pele da cartilagem subjacente.

2. Realiza-se uma incisão superficial na pele posterior da orelha, sobre a eminência da concha.

3. A pele de cada lado da incisão é suavemente elevada, para permitir dissecção romba que a separe da cartilagem. A área de dissecção deve ser ligeiramente maior do que o tamanho desejado de cartilagem. Uma vez que a pele tenha sido adequadamente dissecada da cartilagem, realizam-se incisões diretamente na cartilagem visível. A remoção deve prosseguir na face medial ou lateral do enxerto a ser removido, levantando-se suavemente a cartilagem, para permitir a dissecção romba em direção ao lado oposto. Isso permite a separação entre a pele da concha e a cartilagem, para sua liberação completa.

4. O curativo é feito de forma semelhante à da abordagem anterior, mas aborda as faces posterior e anterior da concha.

Alguns cirurgiões preferem fazer três incisões na superfície posterior da concha, a fim de criar uma "janela" cutânea que, quando elevada, pode fornecer melhor visualização da cartilagem a ser removida (Figura 11.3).

Anti-hélice

A margem medial da anti-hélice é formada pelas faces superolaterais da concha (cimba e cavum). Nessa região, a cartilagem se projeta anteriormente a partir da concha e, em seguida, dobra-se abruptamente sobre si mesma, formando uma estrutura densa em forma de crista que tem um formato arredondado. Devido a esse dobramento, a cartilagem da anti-hélice é relativamente espessa, tornando-se adequada para fornecer fragmentos suficientemente resistentes para suporte estrutural da área receptora.[2,3] A coleta da cartilagem da anti-hélice pode ser feita por meio de abordagens anterior ou posterior.

A Figura 11.4 ilustra a abordagem anterior, conforme descrita a seguir.

1. O anestésico é injetado sob a pele da área doadora da anti-hélice, acima do pericôndrio, descolando a pele da cartilagem.

2. Realiza-se incisão apenas na pele da anti-hélice, com comprimento ligeiramente maior do que o desejado para o enxerto de cartilagem.

3. A pele de cada lado da incisão é suavemente elevada, para permitir dissecção romba, separando a pele sobrejacente da cartilagem a ser colhida. A área de dissecção romba deve ser ligeiramente maior do que o tamanho desejado de cartilagem. Após a dissecção adequada, o enxerto deve ser cuidadosamente removido por incisões diretamente na cartilagem visível, de acordo com o molde necessário para a finalidade reconstrutiva. Uma vez que a incisão esteja completa, o enxerto de cartilagem deve, então, ser suavemente elevado, para permitir a dissecção romba, separando a pele da orelha posterior da cartilagem doadora e consequentemente, liberando-a completamente.

4. Uma vez removido, o enxerto deve ser colocado em solução salina estéril, enquanto o fechamento da área doadora é realizado. Após a hemostasia, o fechamento é realizado com suturas simples, a fim de evitar a sobreposição das bordas da pele.

A técnica para coleta de cartilagem via abordagem posterior é quase idêntica à técnica de abordagem anterior, mas tem o benefício adicional de posicionar a incisão atrás da orelha.

Escafa

A cartilagem da escafa é menos espessa, quando comparada à da concha e à da anti-hélice, o que a torna mais adequada para situações em que as feridas necessitem de restauração do contorno e do volume, não de um robusto suporte estrutural. Além disso, o reservatório de cartilagem disponível na escafa é limitado em dimensão pela borda da hélice, permitindo a retirada de enxertos longos e relativamente estreitos. Isso é especialmente útil para pequenos defeitos de espessura parcial da asa, em que a cicatrização por segunda intenção poderia resultar em uma cicatriz deprimida. O uso de um enxerto de cartilagem fino nesses defeitos, de maneira isolada ou em associação a um retalho ou a um enxerto cutâneo, fornece base adequada para cicatrização sem contração.

Deve-se notar que, dada a proximidade da borda da hélice, a remoção de muita cartilagem da escafa pode desestabilizar essa região, resultando em distorção decorrente da perda de seu suporte estrutural. Por esse motivo, normalmente não é considerada uma área doadora de primeira escolha.

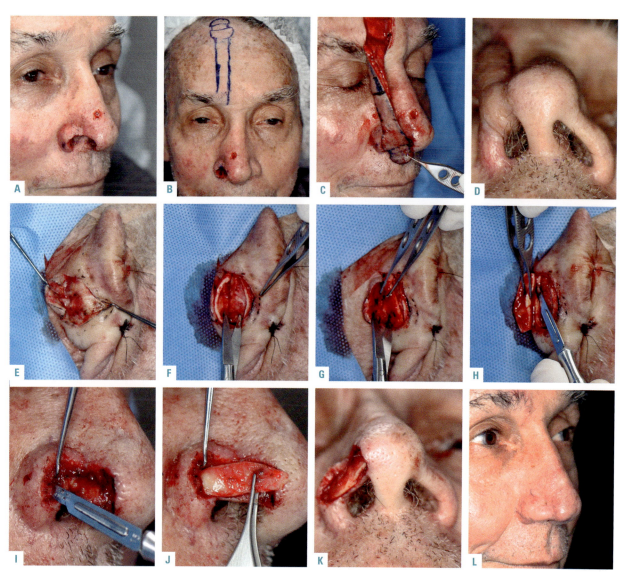

Figura 11.3. Abordagem posterior para retirada do enxerto de cartilagem durante segundo estágio de retalho paramediano frontal "dobrado", que é realizado em três estágios. (A) Ferida operatória de espessura total de asa nasal. (B) Desenho do retalho paramediano frontal. A porção distal recriará o forro nasal, a porção intermediária a rima alar, e a porção proximal a parte externa do nariz. (C) Movimento do retalho. A parte distal do retalho dobrará para dentro para recriar o forro nasal. (D) Segundo estágio, previamente à divisão do retalho na rima alar para inserção do enxerto de cartilagem. (E-H) Remoção do enxerto de cartilagem da concha, via posterior. (I) Criação de "bolsas" onde a cartilagem será inserida. (J) Inserção da cartilagem delicadamente. (K) Enxerto de cartilagem suturado após deixar uma fina camada de pele que corresponde ao novo forro nasal. Os objetivos do enxerto de cartilagem são: 1) evitar que as forças de contração distorçam as válvulas nasais interna e externa, e 2) evitar que a contração cicatricial distorça a rima alar. O tamanho do enxerto de cartilagem varia conforme as características da ferida e os os objetivos a serem alcançados. Após a ressutura do retalho paramediano na ferida, aguardam-se três semanas para o terceiro estágio, que consiste na divisão do pedículo e afinamento da porção proximal do retalho. (L) Pós-operatório de 19 dias do terceiro estágio. Fonte: Felipe Cerci.

Cruz da hélice

Semelhantemente à cartilagem da escafa, a cartilagem da cruz da hélice é fina, exceto na porção entre o cavum e a cimba da concha, onde forma uma crista relativamente espessa dividindo essas duas estruturas. A cartilagem da cruz da hélice que forma a borda helicoidal anterior pode ser facilmente colhida para enxertos longos e estreitos que seguem o afilamento natural dessa estrutura. A cicatriz no local doador é discreta quando a pele sobrejacente é fechada primariamente. A área da cruz no ponto de interseção entre a têmpora lateral e a borda da hélice é área doadora adequada para enxertos compostos ou "condrocutâneos", que serão discutidos a seguir. É importante ressaltar que essa região (borda da hélice anterior da têmpora lateral) tem cartilagem substancial se estendendo abaixo da superfície da pele. Essa área pode fornecer um reservatório de cartilagem muitas vezes esquecido, cujo uso deve ser equilibrado, com eventuais prejuízos cosméticos a ela.

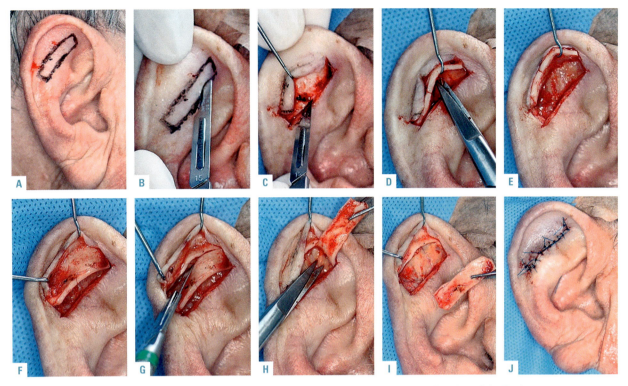

Figura 11.4. (A-J) Abordagem anterior para coleta de cartilagem da anti-hélice. Fonte: Felipe Cerci.

Enxertos compostos condrocutâneos

Compostos por cartilagem e pele sobrejacente, os enxertos condrocutâneos têm alta demanda metabólica e, portanto, devem ser usados com cautela. A cruz da hélice, especificamente onde a borda helicoidal anterior encontra a têmpora lateral, é área doadora útil para defeitos nos quais a pele é necessária em ambos os lados de um enxerto de cartilagem, como na reconstrução de feridas na borda alar. A retirada do enxerto no formato de cunha permite minimizar a cicatriz com o fechamento primário, mas a remoção de enxertos maiores pode resultar em redução no tamanho da orelha e distorção da borda da hélice.

Um detalhe importante é que a extensão da cartilagem retirada excede a pele em ambos os lados do enxerto.[4,5] As sobras de cartilagem em relação à pele podem ser inseridas com segurança em cada uma das faces laterais do defeito, seguindo uma técnica semelhante à usada para implantação de cartilagem isolada, na qual bolsas são criadas para sua inserção. Isso permite um "intertravamento" do enxerto composto com o local receptor, o que parece fornecer estabilidade ao enxerto em áreas de borda livre.

Os enxertos compostos também podem ser facilmente retirados da concha (cimba ou cavum). Enxertos condrocutâneos dessa localização tendem a ter contornos topográficos sutis, permitindo que sejam aplicáveis a uma ampla gama de defeitos. Ao suturar enxertos compostos menores, deve-se tomar cuidado para minimizar a passagem da agulha no componente cartilaginoso do enxerto, para que sua integridade estrutural não seja comprometida.

Em vez disso, é preferível fixar o enxerto por meio de sutura meticulosa de sua pele à da área receptora.

Uso de cartilagem auricular para reparar defeitos nasais

As principais considerações funcionais na reconstrução da estrutura cartilaginosa do nariz são a permeabilidade das válvulas* nasais interna e externa.

Asa nasal

A reconstrução da asa é altamente dependente das características da ferida. A "escada reconstrutiva" começa com a consideração dos resultados associados à cicatrização por segunda intenção. A definição de que essa técnica pode restaurar adequadamente o contorno da asa é dependente, em grande parte, da profundidade da ferida e das características da pele ao redor. Resultados bons e confiáveis são alcançados para feridas pequenas e de espessura parcial, que podem cicatrizar por segunda intenção em pacientes cuidadosamente selecionados. A opção pelo método deve considerar, primeiramente, o potencial dano funcional, ou seja, a restrição do fluxo de ar causada pelo colapso alar interno (Figura 19.12), seguido pela consideração da estética. A resistência da asa remanescente ao colapso pode ser avaliada tracionando-se suavemente a

---

*Existe controvérsia a respeito do uso estrito do termo "válvula" para descrever essa área de "entrada anatômica", que é de suma importância e cuja patência deve ser preservada.

borda no sentido superior ou visualizando-se o paciente em inspiração profunda. Um enxerto de cartilagem deve ser fortemente considerado para pacientes cujos resultados funcionais ou cosméticos estejam em questão. Quando uma quantidade razoável de tecido fibrogorduroso e/ou cartilagem é perdida após a remoção do tumor, a borda alar pode precisar ser fixada para evitar o colapso. Uma "escora" atravessando o defeito é uma técnica amplamente usada para reforçar a asa (Figura 9.12). A colocação da cartilagem envolve a criação de bolsas em ambos os lados do defeito, paralelamente à borda alar (Figura 11.3I-K).

1. Com a ponta da lâmina 15, faça uma incisão no mesmo plano da superfície alar, com cuidado para não inclinar a lâmina para o vestíbulo nasal. A primeira bolsa deve ser criada na face medial do defeito, acima da cruz lateral da cartilagem alar, e uma bolsa semelhante deve ser criada, no mesmo nível, na face lateral do defeito. Tanto o enxerto de cartilagem quanto a bolsa devem ser dimensionados, de forma que cerca de 3 mm do enxerto possam ser inseridos na bolsa em cada lado do defeito. A criação dessas bolsas frequentemente resulta em sangramento e requer hemostasia cuidadosa.

2. Com cuidado, posicione a cartilagem em uma das bolsas e, em seguida, na outra, de modo que a cartilagem "atravesse" o defeito. Deve-se ter cuidado para não dobrar demais a cartilagem ao inseri-la na segunda bolsa, pois o risco de fratura é alto e tornará a cartilagem inútil para o suporte.

3. Em um único movimento, usando sutura absorvível, prenda o enxerto de cartilagem centralmente, de forma que o fio circule a cartilagem, fixando-a no leito da ferida. A sutura central funciona para evitar que um espaço potencial se desenvolva entre o leito da ferida e a cartilagem, permitindo a suspensão da mucosa nasal para a cartilagem.

4. Duas suturas de segurança adicionais devem ser aplicadas em cada ponto de entrada das bolsas, certificando-se de que a cartilagem fique presa ao tecido do defeito.

5. Deve-se ter cuidado para não apertar demasiadamente a sutura, para que o material de sutura não rompa o enxerto de cartilagem. Da mesma forma, a sutura através de segmentos estreitos de cartilagem não é aconselhável, pois isso comprometerá a estrutura, tornando-a propensa a fraturas ou rasgos.

A cartilagem apropriada para reconstrução de grandes defeitos que incluem a porção lateral da asa é altamente dependente do defeito e do paciente. Em geral, a curvatura natural da concha é a que melhor reproduz a arquitetura da asa. A espessura, a rigidez e a memória inata da cartilagem da concha mantêm a curvatura natural da asa, tornando-a capaz de suportar as forças de contração.

Para defeito alar que não requer retalho ou enxerto, foi relatado que o uso de enxerto de cartilagem em combinação com cicatrização por segunda intenção fornece estabilização contra distorção da margem alar ou disfunção da válvula nasal, mas com resultados cosméticos variáveis (Figura 11.5).[7-10]

Parede nasal lateral

A utilização de enxerto de cartilagem pode ser necessária nos casos em que a rigidez da parede lateral é comprometida, pois esses defeitos podem resultar em comprometimento funcional do fluxo aéreo em sua porção interna (Figura 19.25). Nesses casos, geralmente é necessário um fragmento de cartilagem relativamente grande e resistente para "cobrir" ou "atravessar" a parede nasal, pois essa área também é altamente suscetível

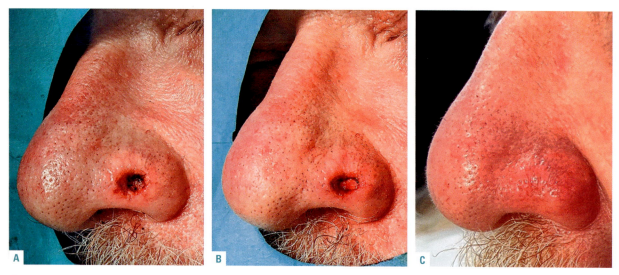

Figura 11.5. Defeito de espessura parcial na asa nasal esquerda reconstruído com enxerto de cartilagem retirado da anti-hélice em forma de haste e cicatrização por segunda intenção. (A) Ferida operatória. (B) Pós-operatório imediato, após inserção do enxerto de cartilagem. (C) Pós-operatório, 4 meses, com restauração de volume e manutenção do contorno, sem comprometimento da função. Fonte: Mark Burnett

às forças compressivas pós-reparo. É preferível a seleção de uma cartilagem rígida, como a da concha ou a da anti-hélice.[3]

Uso de cartilagem auricular para reparar defeitos auriculares

Para defeitos auriculares que requerem enxerto de cartilagem, substituir "semelhante por semelhante" pode evitar preocupações em relação à restauração da firmeza intrínseca e da flexibilidade da orelha natural, como pode acontecer quando a cartilagem hialina é usada para esses fins. Como o uso de cartilagem auricular fornece um substrato ideal, uma avaliação cuidadosa das subunidades doadoras disponíveis é necessária para restaurar adequadamente o contorno. Mesmo grandes defeitos da orelha podem ser reparados com cartilagem auricular ipsilateral (Figuras 11.6, 9.14 e 9.17). Para defeitos limitados ao rebordo da hélice, a restauração pode ser realizada com enxertos de cartilagem estreitos, da concha, da anti-hélice ou da cruz da hélice, que podem ser aparados para combinar com o contorno natural.

Enxertos de cartilagem maiores são frequentemente necessários para defeitos que se estendem da hélice para a escafa ou a anti-hélice, como demonstrado na Figura 11.6. Isso ocorre porque a rigidez de um enxerto de cartilagem maior se estende por várias subunidades auriculares, evitando o colapso da borda da hélice. Além disso, enxertos de tamanho maior recriam o contorno e são mais eficientes para manter a estrutura do que os menores, pois resistem mais às contrações da cicatrização. Em determinadas situações, o enxerto de cartilagem pode ser útil para restaurar deformidades causadas por cirurgias e reconstruções prévias (Figura 21.6).

Conclusão

A deformação de estruturas anatômicas importantes ocorre pela perda da estrutura intrínseca ou pelas forças de contração durante a cicatrização da ferida. As sequelas dessa deformação se manifestam como efeitos adversos funcionais e cosméticos, que podem ser amplamente mitigados com o uso da cartilagem auricular. Por isso, a proficiência na realização de enxerto de cartilagem auricular é essencial, para fornecer aos pacientes os melhores resultados possíveis.

A cartilagem da orelha tem dois benefícios distintos para os cirurgiões de Mohs. Em primeiro lugar, é de fácil acesso, quando comparada a outros tipos de cartilagem, especialmente sob anestesia local. Em segundo lugar, a topografia natural da orelha oferece inúmeras aplicações na reconstrução. Por isso, o entendimento das características das subunidades anatômicas da orelha é fundamental.

Uma das limitações da cartilagem auricular é a relativa fragilidade, quando comparada à cartilagem hialina do septo nasal ou às cartilagens costais. Para minimizar essa desvantagem, o uso rotineiro da concha ou da anti-hélice como áreas doadoras é recomendado, pois ambas fornecem alto nível de rigidez e são capazes de suportar melhor as forças de contração que inevitavelmente ocorrem após a reconstrução.

A fragilidade da cartilagem deve ser tratada com o máximo respeito. Para isso, o cirurgião deve limitar a extensão com que as forças de flexão são aplicadas quando esses enxertos são manipulados. Para enxertos estreitos ou finos, devem-se evitar perfurações com a agulha de sutura, principalmente em sua porção central, evitando fraturas.

Finalmente, como quaisquer técnicas no campo cirúrgico, a habilidade de realizar um enxerto de cartilagem auricular vem com a combinação de treinamento adequado com experiência.

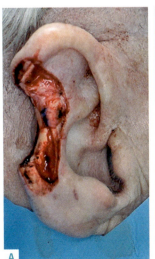
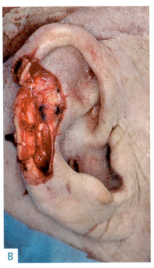
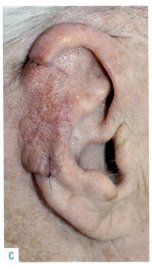
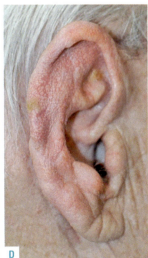

Figura 11.6. Enxerto de cartilagem para reconstrução auricular. (A) Ferida operatória envolvendo a hélice, a escafa e a anti-hélice. (B) Reconstrução da estrutura auricular com enxerto de cartilagem da concha ipsilateral (retirado por acesso posterior, usando a mesma incisão do retalho) e com retalho interpolado da mastoide (não mostrado na figura). (C) Pós-operatório, 3 semanas, antes da divisão do pedículo. (D) Pós-operatório, 14 meses. Sem revisões cirúrgicas. Fonte: Felipe Cerci.

Referências bibliográficas

1. Young B, Woodford P, O'Dowd G. Wheater's Functional Histology. 6th ed. Philadelphia: Elsevier Churchill Livingstone; 2014:464.
2. Byrd DR, Otley CC, Nguyen TH. Alar batten cartilage grafting in nasal reconstruction: functional and cosmetic results. J Am Acad Dermatol. 2000;43(5Pt1):833-6.
3. Cervelli V, Spallone D, Bottini JD, et al. Alar batten cartilage graft: treatment of internal and external nasal valve collapse. Aesthetic Plast Surg. 2009;33(4):625-34.
4. Ratner D, Katz A, Grande DJ. An interlocking auricular composite graft. Dermatol Surg. 1995;21(9):789-92.
5. Cherpelis BS, Carls JL. One-stage reconstruction of a full-thickness nasal defect involving the alar rim. Dermatol Surg. 2007;33(11):1361-4.
6. Tripathi PB, Elghobashi S, Wong BJF. The Myth of the Internal Nasal Valve. JAMA Facial Plast Surg. 2017;19(4): 253-4.
7. Campbell T, Eisen DB. Free cartilage grafts for alar defects coupled with secondary-intention healing. Dermatol Surg. 2011;37(4):510-3.
8. van der Eerden PA, Verdam FJ, Dennis SC, Vuyk H. Free cartilage grafts and healing by secondary intention: a viable reconstructive combination after excision of nonmelanoma skin cancer in the nasal alar region. Arch Facial Plast Surg. 2009;11(1):18-23.
9. Rotunda AM, Cabral ES. Free cartilage batten graft with second intention healing to repair a full-thickness alar wound. Dermatol Surg. 2014;40(9):1038-41.
10. Kim DJ, Makdisi J, Regan C, Chen PC, Chao E, Rotunda AM. Reconstruction of Distal Nasal Defects Using Free Cartilage Batten Grafting With Secondary Intention Healing: A Retrospective Case Series of 129 Patients. Dermatol Surg. 2021;47(1):86-93.

Reconstruções Combinadas

12

| Felipe B. Cerci | Stanislav N. Tolkachjov |

Introdução

Combinar métodos de reconstrução é uma ferramenta útil para os cirurgiões de Mohs ao lidarem com feridas na face. Embora a maioria dos defeitos possa ser adequadamente reconstruída com um único método, a abordagem combinada pode levar a melhores resultados em casos específicos.

Tradicionalmente, as combinações são particularmente úteis para defeitos que afetam mais de uma subunidade, principalmente quando divididos por concavidades. Restaurar as subunidades de forma independente pode tornar o reparo mais simples, além de camuflar algumas incisões entre suas junções.[1] Outras indicações clássicas para reparos segmentados são as reconstruções de feridas localizadas na junção entre a pele e a mucosa, como o vermelhão; de feridas que cruzam o sulco nasogeniano, a prega pré-auricular, o sulco alar ou as cristas do filtro; e de defeitos que acometem as porções inferior e superior dos epicantos.

A combinação de reconstruções tem sido cada vez mais reportada na literatura.[2-6] Os aspectos de cada defeito e de cada paciente são singulares. Por isso, os cirurgiões de Mohs devem dominar princípios cirúrgicos importantes, como a biomecânica dos tecidos, para que possam decidir as situações em que os reparos combinados são a melhor opção. Além disso, a associação de métodos mais simples, como fechamentos primários com cicatrização por segunda intenção, pode poupar os pacientes de reparos maiores e reduzir a probabilidade de complicações. Isso é especialmente válido para pacientes em uso de anticoagulantes. A combinação de retalhos geralmente cria linhas de sutura adicionais. No entanto, com o uso de uma técnica meticulosa, essas linhas tendem a se tornar pouco perceptíveis com o tempo.

Neste capítulo, discutiremos as situações em que se devem considerar as reconstruções combinadas, descreveremos as mais comuns e apresentaremos algumas técnicas recém-descritas.

Quando considerar reconstrução combinada?

Para evitar que um reparo único distorça as áreas circundantes (principalmente bordas livres)

Em feridas extensas na face, nas quais um único reparo pode causar distorção e prejuízo funcional, deve-se considerar a combinação de métodos. Defeitos amplos geralmente têm mais de um reservatório de pele adjacente. Se os retalhos locais não permitirem recrutar tecido suficiente, deve-se considerar a combinação de retalhos com um enxerto, que pode ser proveniente das redundâncias do retalho (enxerto de Burow) ou de área doadora distante. Os enxertos de Burow têm a vantagem de fornecer pele com textura, cor e densidade de poros semelhantes às da ferida, além de evitarem um novo sítio cirúrgico.[7]

Para camuflar melhor as linhas de incisão

Em alguns casos, mesmo para defeitos médios, a combinação de reparos pode permitir melhor camuflagem da cicatriz. Feridas próximas aos limites das subunidades faciais, como junção labial cutânea/mucosa, sulco nasogeniano, linhas de marionete, sulco mentoniano, prega pré-auricular, sulco alar, cristas do filtro, sobrancelha e linha do cabelo podem se beneficiar com essa abordagem.

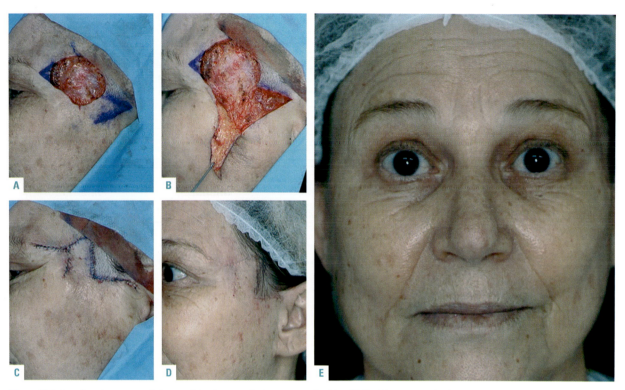

Figura 12.1. Retalho de transposição combinado com fechamento primário. (A) Ferida operatória. Desenho do retalho de transposição inferior e do fechamento primário medial. (B) Retalho descolado. (C) Pós-operatório imediato. Cerca de 40% da ferida foi restaurada com fechamento primário, o que reduziu o tamanho do retalho de transposição necessário. (D) Pós-operatório, 2 semanas. (E) Função do nervo temporal preservada. Fonte: Felipe Cerci.

Para reduzir o tamanho da ferida operatória a ser reconstruída

O fechamento primário parcial reduz o tamanho do retalho ou do enxerto necessário para o reparo completo da ferida (Figuras 12.1 e 13.9). Pode reduzir, também, a área deixada cicatrizar por segunda intenção. Nesses casos, duas formas específicas de fechamento parciais são as suturas em bolsa ou as suturas-guia (Figuras 13.3 e 13.4).[8]

Para reduzir a tensão da reconstrução

Se uma reconstrução isolada parecer causar tensão excessiva e risco de deiscência/necrose subsequentes, o fechamento parcial (primário + segunda intenção) ou outra combinação devem ser considerados (Figura 2.13). É preferível deixar a ferida remanescente cicatrizar por segunda intenção ou ter incisões extras de um fechamento adicional do que o reparo isolado necrosar.

Para reparar defeitos que acometem mais de uma subunidade, especialmente quando separadas por concavidade

Para defeitos que se estendem a diferentes unidades ou subunidades anatômicas, deve-se considerar o reparo isolado de cada uma delas. Esse princípio torna-se ainda mais válido quando a ferida abrange subunidades separadas por uma concavidade, como a porção lateral do sulco alar (Figura 12.2). Nesses casos, a preservação da concavidade está entre as prioridades do reparo, pois a assimetria causada pelo apagamento da concavidade é facilmente notada.

Principais locais para reparos combinados

Malar medial e parede nasal

Defeitos extensos do nariz e da região paranasal são desafiadores devido à complexidade anatômica da área. Os objetivos são manter a função e, ao mesmo tempo, atingir um bom resultado cosmético.[9]

A restauração da parede nasal e da região malar de forma independente pode ser considerada nesses casos (Figuras 12.3 e 19.20). Para a malar, as opções de reparo mais utilizadas são fechamento primário, avanço lateral ou retalhos em ilha V-Y, com a incisão medial posicionada no sulco nasofacial ou no sulco nasogeniano. Para melhor acomodação do retalho e manutenção da concavidade entre as duas unidades, pode ser necessário ancorar o retalho ao periósteo. A porção do defeito que envolve a parede nasal pode ser restaurada com um retalho local,

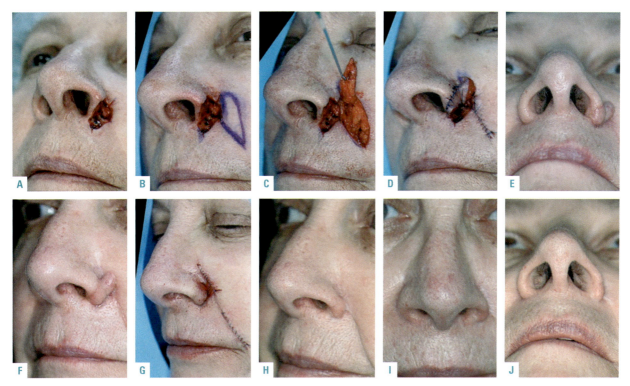

Figura 12.2. Retalho interpolado do SNG combinado com cicatrização por segunda intenção. (A) Ferida operatória acometendo lateral da asa nasal, triângulo apical e pequena porção malar. (B) Desenho do retalho. (C) Retalho descolado. (D) Pós-operatório imediato. Triângulo apical deixado cicatrizar por segunda intenção. (E-F) Segundo estágio, antes da divisão do pedículo. (G) Pós-operatório imediato, segundo estágio. (H-J) Pós-operatório, 1 ano. Fonte: Felipe Cerci.

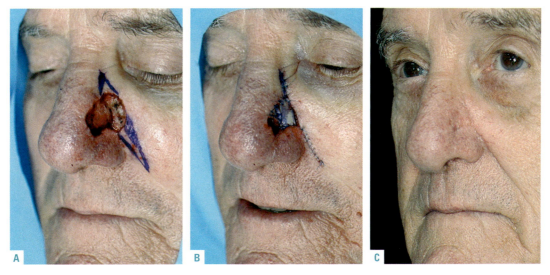

Figura 12.3. Fechamento primário combinado com EPET e cicatrização por segunda intenção. (A) Ferida operatória e desenho do reparo. (B) Porção malar da ferida restaurada com fechamento primário e porção nasal com enxertos de Burow, com parte deixada cicatrizar por segunda intenção. (C) Pós-operatório, 5 semanas. Fonte: Felipe Cerci.

como rotação da parte superior do nariz, ou, mais frequentemente, com um enxerto de Burow proveniente do fechamento malar. Para defeitos profundos ou com cartilagem exposta, um retalho em dobradiça subcutâneo da região malar pode ser usado para restaurar o volume e criar um leito mais adequado para o enxerto.[6]

Canto medial e malar ou nariz

Feridas que envolvem o canto interno do olho e a região malar devem ser, de preferência, restauradas separadamente. Opções para o canto interno incluem cicatrização por segunda intenção, enxerto ou retalhos de rotação/transposição glabelar. Manter sua concavidade é fundamental. Portanto, os retalhos devem ser afinados adequadamente. Para a região malar, as opções incluem fechamento primário e retalhos de avanço/rotação lateral ou V-Y (Figura 12.4). Retalhos provenientes da região malar inferior devem ser planejados meticulosamente, para evitar tração da pálpebra inferior e consequente ectrópio.

Parede lateral e asa nasal

Defeitos cirúrgicos que acometem mais de uma subunidade nasal podem ser desafiadores. Um dos exemplos mais comuns envolve a asa nasal e a parede lateral/região malar perialar. O reparo adequado desses defeitos se baseia na reconstrução da subunidade convexa (asa) e na restauração bem-sucedida do sulco alar.

Para a asa, em geral, se o defeito for pequeno e adjacente ao sulco alar, a cicatrização por segunda intenção é uma ótima opção. Defeitos de tamanho médio podem ser restaurados com enxerto. Defeitos alares maiores (> 50% da subunidade) e profundos são bons candidatos para o retalho interpolado do SNG com/sem enxerto de cartilagem ou para o retalho paramediano frontal. Os retalhos de transposição em único estágio são eficientes e são frequentemente utilizados nessa área. No entanto, é inevitável algum grau de apagamento do sulco alar, mesmo com as suturas de ancoragem.

Para a restauração da parede lateral, fechamento primário, V-Y baseado no músculo nasal e avanço lateral estão entre as opções mais comuns. A escolha dependerá da frouxidão local e das características do defeito, como profundidade e tamanho. Uma alternativa ao reparo combinado é o retalho de tubarão em ilha (Figura 8.7).[10]

Nariz (outras subunidades)

Defeitos extensos ou múltiplos no nariz podem ser restaurados com o retalho *West by East-West*, que é um avanço bilateral, havendo, em um dos lados, o retalho *East-West*.[11] Sempre que possível, as linhas de incisão são camufladas entre as subunidades anatômicas (parede/dorso, sulco alar) (Figura 12.5). Se o defeito acometer a asa, um enxerto de Burow pode ser utilizado para restaurá-la.

Lábio cutâneo superior e vermelhão (espessura parcial) (Figura 12.6)

Defeitos cirúrgicos envolvendo o lábio cutâneo superior e o vermelhão devem ser reparados de forma independente. Para a mucosa, a cicatrização por segunda intenção é apropriada para feridas superficiais com nenhum ou pouco envolvimento do músculo orbicular (Figura 3.3). Caso haja acometimento mais significativo, o V-Y da mucosa é uma opção (Figuras 8.4 e 8.6), assim como um retalho de rotação do vermelhão (Figura 16.21). Feridas maiores podem exigir vermelhectomia (Figura 16.20).

O defeito cutâneo é restaurado de acordo com forma, tamanho, localização, profundidade e mobilidade adjacente. As opções de reparo incluem os retalhos de rotação do SNG, V-Y, avanço em crescente e avanço clássico (Figuras 6.5, 6.6, 6.9, 6.10 e 6.12).

Defeitos cutâneos que cruzam as cristas do filtro também podem se beneficiar de um fechamento independente, especialmente em pacientes jovens. Por exemplo, um avanço lateral para a área envolvendo o lábio cutâneo superior e um V-Y vertical dentro da subunidade (Figura 16.11) ou um EPET para o filtro.

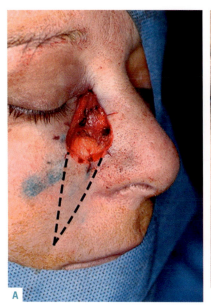 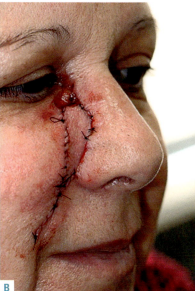 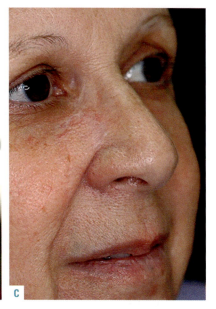

Figura 12.4. Retalho V-Y combinado com cicatrização por segunda intenção. (A) Ferida operatória e desenho do retalho. (B) Pós-operatório imediato. Canto interno deixado cicatrizar por segunda intenção. Essa porção da ferida era bem superficial. Caso contrário, poderia ter ocasionado ectrópio, devido à contração cicatricial. (C) Pós-operatório, 3 anos. Fonte: Felipe Cerci.

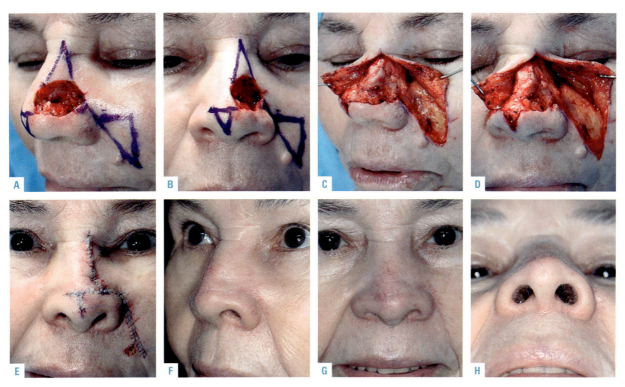

Figura 12.5. Retalho de avanço bilateral (*West by East-West*). (A-B) Ferida operatória profunda, acometendo parede e dorso nasais. Desenho do retalho com o triângulo de Burow lateral posicionado no SNG. (C-D) Retalho descolado no plano submuscular, no nariz, e no plano subcutâneo, na região malar. (E) Pós-operatório imediato. (F-H) Pós-operatório, 5 meses. A paciente declinou de revisão da cicatriz com luz intensa pulsada para melhora das telangiectasias. Fonte: Felipe Cerci.

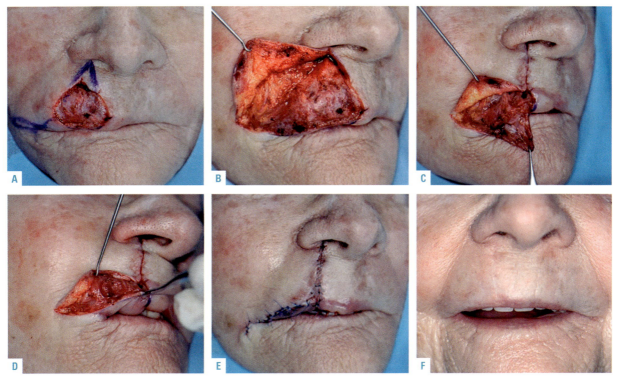

Figura 12.6. Retalho de avanço lateral combinado com retalho de avanço de mucosa. (A) Ferida operatória com pouco envolvimento do músculo orbicular. Desenho do retalho de avanço lateral com crescente. (B) Retalho descolado. (C-D) Retalho de avanço cutâneo parcialmente suturado. Retalho de mucosa descolado. (E) Pós-operatório imediato. (F) Pós-operatório, 21 meses. Um pequeno triângulo de compensação adicional foi removido na porção lateral do retalho. O desvio da columela para a esquerda é decorrente do desvio de septo prévio. Fonte: Felipe Cerci.

Região auricular e área pré-auricular

Defeitos que afetam a região pré-auricular e o tragus podem ser restaurados separadamente. A malar pode ser avançada e restaurada de forma primária, enquanto o tragus é reparado com o enxerto de Burow. As feridas envolvendo o lóbulo e o sulco pré-auricular também podem ser restauradas de forma independente, para recriar o sulco.

Têmpora

Grandes defeitos na têmpora não passíveis de restauração com retalho único, como rotação ou avanço, podem se beneficiar de combinações com enxerto de Burow ou segunda intenção (Figuras 12.7 e 14.6).

Couro cabeludo

O couro cabeludo geralmente tem mobilidade limitada. Portanto, mais de um retalho pode ser necessário para reconstruir uma ferida extensa. Rotações duplas (O-Z) ou triplas (catavento) são opções (Figuras 13.7 e 13.8), assim como retalhos com enxertos ou enxertos de Burow (Figura 13.11).

Combinações com retalhos em dobradiça (*hinge flaps*)

O retalho em dobradiça possui um movimento único, por meio do qual se dobra em seu pedículo, como uma página de um livro, para preencher a profundidade de um defeito. Em seguida, a cobertura cutânea é fornecida por um enxerto ou por um retalho independente, mas também pode ser deixada cicatrizar por segunda intenção. Esse retalho auxilia na restauração do contorno natural, proporcionando um volume de tecido que um enxerto isolado, ocasionalmente, não seria capaz de fornecer.[12] Além disso, o retalho em dobradiça pode diminuir o tempo de cicatrização quando combinado à segunda intenção (Figura 12.8).

Retalhos em dobradiça podem ser provenientes de áreas anatômicas adjacentes, como a malar medial, para defeitos da parede nasal, ou do próprio triângulo de Burow. Em vez de remover completamente o triângulo de Burow, apenas sua parte superficial é removida. Sua porção mais profunda (derme reticular ± subcutâneo ± músculo) é usada como um retalho em dobradiça ("retalho em dobradiça de Burow").

Retalhos em dobradiça também podem ser úteis para fornecer melhor leito vascular para o enxerto (Figura 12.9) ou como opção de restauração do forro nasal para defeitos de espessura total. Embora os retalhos em dobradiça possam ser convenientes para várias localizações, costumam ser mais úteis para o nariz, principalmente no dorso nasal (proveniente do próprio dorso), na porção superior da ponta nasal (proveniente do dorso) e na parede nasal (proveniente da região malar). Eles não devem ser realizados quando seu movimento puder levar ao colapso da válvula nasal interna, como na parede nasal inferior.

O retalho em dobradiça do periósteo da região periorbital pode auxiliar na recriação da lamela posterior em casos de ferida de espessura total da pálpebra (Figura 18.16).

Dicas práticas sobre reparos combinados[13]

- Considere os reparos combinados quando um retalho não for suficiente.
- Use a redundância de tecido gerada pelo movimento do retalho para restaurar o defeito secundário. Um exemplo consiste no retalho de Mustardé, em que o triângulo de Burow infra-auricular pode ser utilizado para restaurar o defeito secundário pré-auricular.

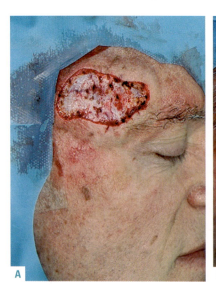 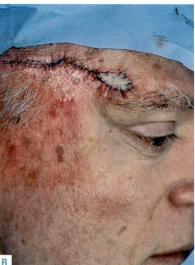 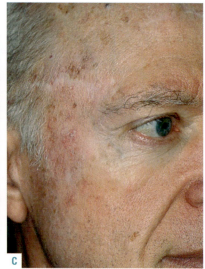

Figura 12.7. Enxerto de Burow. (A) Ferida operatória. (B) Pós-operatório imediato. Enxerto de Burow utilizado para evitar distorção de sobrancelha. (C) Pós-operatório, 2 anos. Fonte: Felipe Cerci.

Capítulo 12 Reconstruções Combinadas **121**

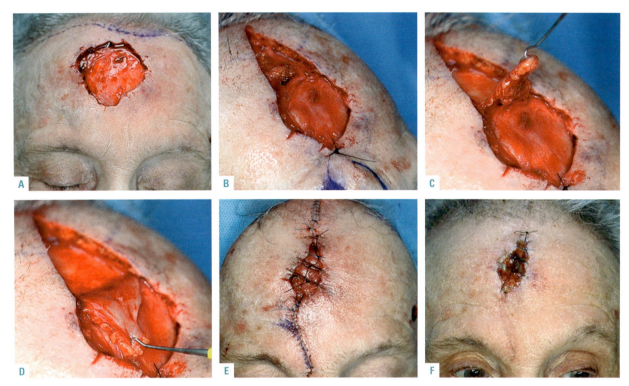

Figura 12.8. Retalho em dobradiça combinado com fechamento primário e segunda intenção. (A) Ferida operatória após 7 estágios de CMM para remoção de CBC esclerodermiforme recidivado. (B) Triângulo de Burow superior removido parcialmente (epiderme + derme). (C-D) Movimento do retalho em dobradiça. Porção profunda do triângulo de Burow dobrada 180° para restaurar volume da ferida operatória. (E) Pós-operatório imediato. (F) Pós-operatório, 2 semanas, ainda com as suturas na porção central. Fonte: Felipe Cerci.

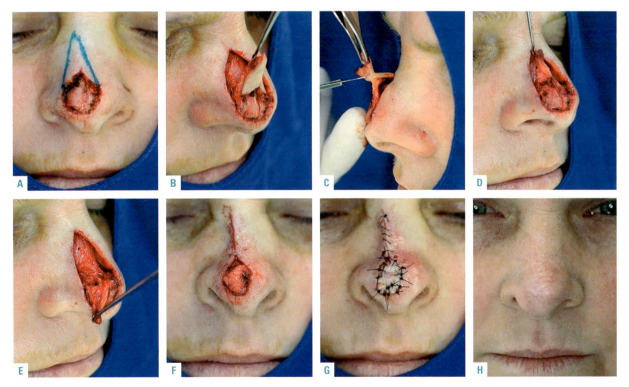

Figura 12.9. Retalho em dobradiça combinado com enxerto de pele total. (A) Ferida operatória com cartilagem exposta. Demarcação do triângulo de Burow. (B) Triângulo de Burow parcialmente descolado. (C) Remoção da epiderme e da derme. (D-E) Movimento do retalho em dobradiça. (F) Retalho em dobradiça posicionado sobre a cartilagem. (G) Pós-operatório imediato. (H) Pós-operatório, 9 meses. Fonte: Felipe Cerci.

- Não despreze nenhum fragmento de pele até o final da cirurgia, pois pode ser útil como enxerto.

Conclusão

As reconstruções combinadas são ferramentas úteis no arsenal do cirurgião de Mohs, exigindo criatividade e domínio de múltiplas técnicas. Quando bem indicadas, alcançam resultados cosméticos e funcionais excelentes, principalmente quando respeitam as diferentes unidades/subunidades e os limites entre elas.

■ Referências bibliográficas

1. Robinson JK. Segmental reconstruction of the face. Dermatol Surg. 2004;30(1):67-74.
2. Gilman L, Fisher G. Adjunctive use of primary nasal tip closure to facilitate local flap closure of challenging nasal defects. Dermatol Surg. 2010;36(12):2053-6.
3. Maher IA, Lavigne K. Use of the standing cone allows for subunit repair of a large composite cheek and nose defect. Dermatol Surg. 2014;40(11):1255-8.
4. Tolkachjov SN. The "Combo-Z" variable tissue movement flap for repair of multiple adjacent defects. Int J Dermatol. 2020;59(3):e58-e60.
5. Patel PM, Greenberg JN, Kreicher KL, Burkemper NM, Bordeaux JS, Maher IA. Combination of Melolabial Interpolation Flap and Nasal Sidewall and Cheek Advancement Flaps Allows for Repair of Complex Compound Defects. Dermatol Surg. 2018;44(6):785-95.
6. Portilla N, Cerci FB, Tolkachjov SN. Hinge flaps with Burow's grafts for reconstruction of deep facial defects. J Am Acad Dermatol. 2022;86(1):e7-e9.
7. Benoit A, Leach BC, Cook J. Applications of Burow's Grafts in the Reconstruction of Mohs Micrographic Surgery Defects. Dermatol Surg. 2017;43(4):512-20.
8. Frey MN, Rosini RC, Cerci FB. Purse string suture combined with second intention healing for tmeporal region repair. Surg Cosmet Dermatol. 2018;10(1):70-3.
9. Henry M, O'Bryan K, Ratner D. Combination repair of a complex central facial defect using multiple flaps and grafts. Dermatol Surg. 2013;39(7):1106-9.
10. Cvancara JL, Wentzell JM. Shark island pedicle flap for repair of combined nasal ala-perialar defects. Dermatol Surg. 2006;32(5):726-9.
11. King BJ, Tolkachjov SN. "West by East-West": combination repair of wide or multiple distal nasal defects. Int J Dermatol. 2020;59(10):1270-2.
12. Braun MA, Cook J. Hinge flaps in facial reconstruction. Dermatol Surg. 2007;33(2):213-21.
13. Tolkachjov SN. Dialogues in Dermatology. Pearls in Reconstruction: Rotation and Transposition Flaps and Combination Repairs, 2019. Available at: www.aad.org/member/education/continuing/dialogues. Accessed in: 26 jan. 2021.

Reconstrução de Couro Cabeludo

13

| Leonardo Rotolo Araújo | Joaquim José Teixeira de Mesquita Filho |

Introdução

O couro cabeludo é a região anatômica que se estende desde a linha nucal posteriormente até a margem superior do músculo frontal anteriormente. É composto por camadas de tecido conjuntivo que recobrem o osso do crânio, funcionando como barreira física de proteção. Como é uma região espessa, geralmente inelástica e pilosa, as reconstruções cirúrgicas no couro cabeludo podem ser desafiadoras.

Anatomia

O couro cabeludo é composto por cinco camadas, que são identificadas pelo mnemônico SCALP: pele (*skin*), tecido subcutâneo (*conective tissue*), gálea aponeurótica (*galea aponeurosis*), tecido conjuntivo frouxo (*loose areolar tissue*) e pericrânio (*pericranium*) (Figura 13.1). As três primeiras camadas estão intimamente conectadas e se movem como uma unidade.

A pele do couro cabeludo é uma das mais espessas do corpo. Entretanto, em pacientes calvos e com atrofia cutânea, a espessura diminui consideravelmente e, nesses casos, acredita-se que os tumores podem infiltrar e alcançar o plano ósseo com maior facilidade.[1,2]

O tecido subcutâneo conecta a pele à gálea aponeurótica por septos fibrosos e é nessa camada que estão os principais nervos e vasos sanguíneos do couro cabeludo. A gálea aponeurótica é uma camada inelástica de tecido conjuntivo denso que se conecta à fáscia do músculo occipital posteriormente, à fáscia do músculo frontal anteriormente e à fáscia temporal superficial lateralmente.

O espaço subgaleal do tecido conjuntivo frouxo é a quarta camada e tem grande importância cirúrgica. Os retalhos no couro cabeludo normalmente são elevados nesse plano, devido à facilidade de descolamento e ao fato de ser um plano relativamente avascular. O pericrânio é a quinta e mais profunda camada do couro cabeludo. É uma membrana densa, com camada de células ricamente vascularizadas, e recobre a estrutura óssea. O crânio é composto pelos ossos frontal, parietal, temporal, occipital e esfenoide, que apresentam três camadas: a tábua externa, o espaço díploe e a tábua interna.

Os principais nervos sensitivos do couro cabeludo são os ramos do nervo trigêmeo e do plexo cervical. Os nervos supratroclear e supraorbital (ramos da divisão oftálmica do nervo trigêmeo) inervam a pele da fronte e a região frontoparietal do couro cabeludo. A região posterior do couro cabeludo é inervada pelos nervos occipitais maior e menor (plexo cervical) e a região lateral é inervada pelos nervos zigomaticotemporal e auriculotemporal (ramos da divisão maxilar e mandibular do nervo trigêmeo, respectivamente) (Figura 13.2).

O couro cabeludo tem uma excelente vascularização, devido à rede de anastomoses localizadas no tecido subcutâneo. O suprimento sanguíneo é derivado de cinco ramos das artérias carótida externa e interna: supratroclear e supraorbital (irrigam a região anterior), temporal superficial (região lateral), auricular posterior (região posterolateral) e occipital (região posterior) (Figura 13.2). Devido à rica vascularização, medidas que minimizem o sangramento são importantes, especialmente em pacientes anticoagulados. Nesses casos, antes de remover um tumor exofítico, pode-se realizar uma sutura contínua transfixante alguns milímetros ao redor da margem do primeiro estágio.[3]

As veias têm o mesmo nome das artérias e drenam para as veias jugulares interna e externa. A drenagem linfática da região anterior do couro cabeludo ocorre para os linfonodos parotídeos, submandibulares e cervicais profundos. Já a região posterior do couro cabeludo drena para linfonodos auriculares posteriores e occipitais.[1]

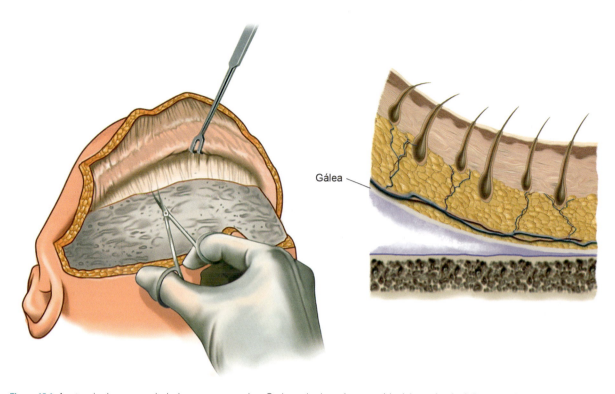

Figura 13.1. Anatomia do couro cabeludo e suas camadas. O plano de descolamento ideal é o subgaleal. Fonte: Luiz Gonçalves e Bruno Fantini..

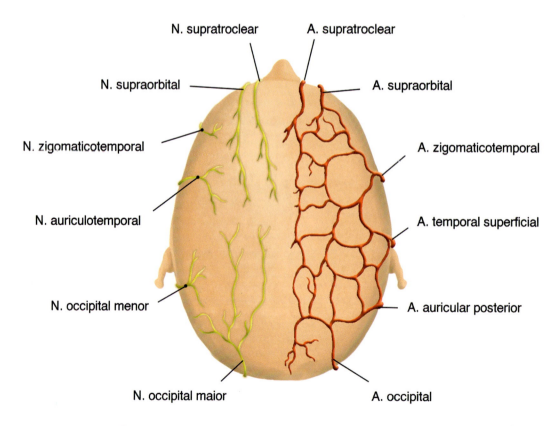

Figura 13.2. Vascularização e inervação do couro cabeludo. Fonte: os autores.

Avaliação da ferida operatória

Profundidade

Um passo muito importante após a remoção completa de um tumor no couro cabeludo é avaliar a profundidade da ferida e verificar se o defeito se estende até a pele, a gálea, o pericrânio (espessura parcial) ou a calota craniana (espessura total). Defeitos de espessura parcial, que mantêm a base do defeito com tecido viável, tendem a apresentar boa cicatrização por segunda intenção e também podem ser reparados com enxertos de pele parcial ou total. Entretanto, se o defeito for de espessura total, com remoção do pericrânio e exposição óssea, haverá dificuldade em produzir tecido de granulação e, consequentemente, o tempo de cicatrização por segunda intenção será muito prolongado.[4,5] Da mesma maneira, sem pericrânio íntegro, um enxerto dificilmente sobreviverá, pois o osso é um tecido avascular.

Nesses casos, o ideal é tentar o fechamento primário ou realizar um retalho. Outra opção é a remoção parcial da tábua externa do crânio, fazendo múltiplos orifícios para expor o espaço diploico, um espaço vascular, com o objetivo de estimular a formação de ilhas de tecido de granulação, que facilitarão a cicatrização por segunda intenção ou a reconstrução com enxertos após algumas semanas.[6] É descrita, também, a utilização de um retalho de transposição de fáscia para cobrir a área com osso exposto ou um retalho de transposição de espessura parcial (pele e subcutâneo), deixando a área doadora cicatrizar por segunda intenção.[2] Nesses casos, também é possível enxertar a área doadora para uma recuperação mais rápida.

Paciente calvo ou com cabelo

Em pacientes calvos, a cicatrização por segunda intenção ou a enxertia são opções viáveis do ponto de vista estético. Entretanto, em pacientes com cabelo, resultam em alopecia focal. Para esses pacientes, as opções ideais são o fechamento primário ou um retalho, para manter a área pilosa.

Opções de reconstrução

As principais opções são cicatrização por segunda intenção, fechamento primário, retalhos, enxertos ou combinação de métodos. Fatores como idade, comorbidades, localização e extensão da ferida, agressividade do tumor e planos anatômicos envolvidos influenciam a escolha. A linha de implantação capilar e os contornos do couro cabeludo devem ser mantidos sempre que possível. A tricotomia pré-operatória é opcional, devendo o cirurgião levar em consideração aspectos como o gênero e a quantidade de cabelos do paciente. Fitas adesivas, grampos de cabelo ou elásticos ortodônticos podem ser usados com o objetivo de afastar os cabelos do campo operatório. Devido à limitada elasticidade local, retalhos em couro cabeludo, via de regra, requerem grandes descolamentos e podem aumentar a morbidade pós-operatória. Esse é um importante fator a ser considerado ao escolher o método de reparo.

Cicatrização por segunda intenção

É excelente opção para pacientes idosos, com comorbidades, que não toleram ou não desejam procedimentos adicionais e/ou prolongados, bem como para casos em que os tecidos adjacentes ao defeito têm dano actínico importante. Para que ocorra a formação adequada do tecido de granulação de forma mais rápida, a base do defeito deve apresentar um tecido viável, como o pericrânio.[4,5] O tempo de cicatrização pode ser abreviado reduzindo-se o diâmetro do defeito com uma sutura em "bolsa de tabaco" (Figura 13.3) ou com um fechamento parcial da ferida (*guiding sutures*) (Figura 13.4). Mesmo feridas com osso exposto cicatrizam por segunda intenção, mas o tempo de cicatrização é mais prolongado.[4,5] Uma alternativa para acelerar o processo é o uso de matriz de colágeno bovino.[7]

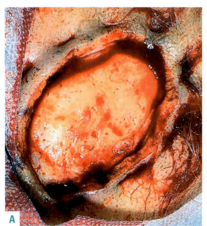 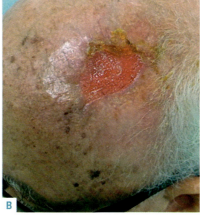 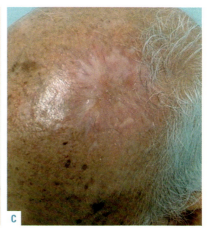

Figura 13.3. Cicatrização por segunda intenção associada a sutura em "bolsa de tabaco". (A) Defeito cirúrgico com exposição óssea. Sutura em "bolsa de tabaco" para reduzir o tamanho da ferida. Foram realizadas pequenas perfurações na tábua externa para acelerar a cicatrização. (B) Formação de tecido de granulação. (C) Cicatrização completa após 3 meses. Fonte: Joaquim J. T. de Mesquita Filho.

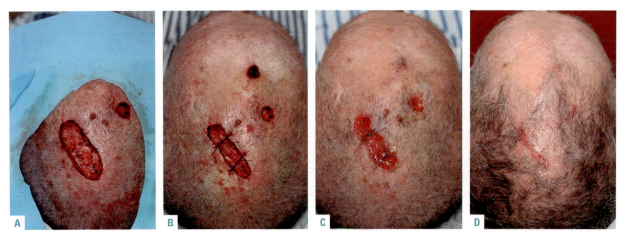

Figura 13.4. Cicatrização por segunda intenção após fechamento primário parcial. (A) Defeito cirúrgico de espessura parcial. (B) Suturas guiadas para reduzir o tamanho da ferida a deixá-la cicatrizar por segunda intenção. (C) Pós-operatório, 16 dias. (D) Pós-operatório, 4 semanas, com cicatrização praticamente completa. Notar as pequenas feridas adjacentes, que cicatrizaram por segunda intenção. Fonte: Felipe Cerci.

Fechamento primário

É o método de escolha para a reconstrução do couro cabeludo, sempre que possível, pois é tecnicamente simples, com mínima morbidade e de rápida cicatrização (Figuras 13.5 e 4.3). O tamanho máximo da ferida que pode ser reparado de forma primária varia conforme a elasticidade individual e o local, sendo as regiões occipital e temporal as mais móveis, e a região parietal a menos distensível.

O descolamento das bordas é realizado no plano subgaleal, por ser praticamente avascular (Figura 13.6). A sutura é realizada por planos, iniciando-se pela sutura da gálea/subcutâneo com pontos internos e finalizando com a sutura superficial (epiderme/derme/subcutâneo) com fio inabsorvível ou grampos. Se for necessário aumentar a distensibilidade da pele e aliviar a tensão, podem ser realizadas incisões longitudinais superficiais na gálea (galeotomia), paralelamente às bordas da ferida, a cada 1 cm. Deve-se ter cuidado para não aprofundar demais a incisão e comprometer a vascularização.[2] Uma dica para a aproximação inicial das bordas é o uso de pinça de Bakaus para facilitar as primeiras suturas. Outra alternativa é o uso provisório de suturas "em roldana" com fios de sutura 2.0 ou 3.0.

Retalhos

O couro cabeludo tem excelente vascularização e múltiplas anastomoses, o que permite a execução de retalhos com adequado suprimento sanguíneo. Por outro lado, a pele é espessa e inelástica, tornando a sua execução mais desafiadora. Para terem adequada mobilidade, retalhos no couro cabeludo precisam ser mais longos do que na face. Feridas extensas com exposição óssea são boas indicações para seu uso, sendo o mais utilizado o de rotação. Ocasionalmente, avanço e transposição podem ser úteis.

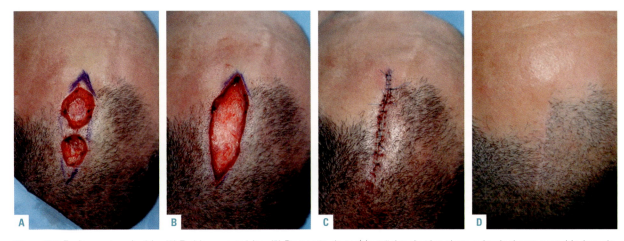

Figura 13.5. Fechamento primário. (A) Feridas operatórias. (B) Remoção de tecido adicional até o plano subgaleal para permitir descolamento e fechamento adequados. (C) Pós-operatório imediato. (D) Pós-operatório, 1 ano. Fonte: Felipe Cerci.

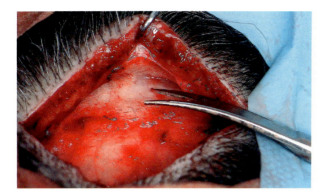

Figura 13.6. Plano ideal de descolamento, subgaleal. Fonte: Felipe Cerci.

■ Retalhos de rotação

São os mais utilizados nessa região, pois a convexidade do crânio é adequada para incisões curvilíneas. Podem ser de rotação simples ou múltipla. Na simples, um arco com 4 a 6 vezes do tamanho do defeito é desenhado e a incisão é orientada na direção do crescimento dos pelos, para evitar alopecia local. Após descolamento no plano subgaleal, realiza-se um movimento de rotação a partir de um ponto pivô até o defeito primário. O defeito secundário, na forma de uma crescente ao longo do arco da rotação, é geralmente fechado primariamente. Em retalhos grandes, deve-se remover o excedente de pele proveniente da movimentação do retalho (triângulo de compensação) para reduzir a tensão e aumentar a mobilidade.[8] Entretanto, deve-se atentar para não reduzir o pedículo.

Para defeitos maiores, principalmente os localizados no vértice, pode ser necessário um retalho de dupla rotação em O-Z para recrutar mais pele, com desenho de dois retalhos de rotação em direções opostas (Figura 13.7). Em alguns casos, quando os retalhos de rotação simples ou dupla não são suficientes para reparar um defeito grande ou quando o tecido é muito inelástico, podem ser realizadas incisões adicionais para mobilizar mais tecido, como descrito no retalho de rotação em "cata-vento" (Figura 13.8). Três ou mais retalhos de rotação são desenhados de forma equidistante, para rodar na mesma direção como um cata-vento, permitindo o recrutamento de pele de múltiplas áreas e melhor distribuição da tensão.[8,9]

■ Retalhos de avanço

Têm indicação limitada no couro cabeludo, devido à natureza inelástica da região. Podem ser empregados em áreas com maior disponibilidade e mobilidade da pele, como as regiões frontal, temporal e occipital. Destacam-se os retalhos de avanço unilateral ou bilateral, em O-H ou O-T. Quando realizados na região frontal do couro cabeludo, parte das incisões podem ser camufladas na linha de implantação capilar.

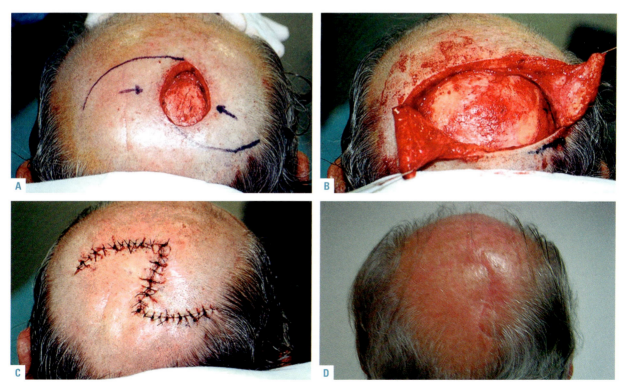

Figura 13.7. Retalho de rotação dupla em O-Z. (A) Retalho desenhado. (B) Retalho descolado no plano subgaleal. (C) Pós-operatório imediato. (D) Pós-operatório, 2 meses. Fonte: Joaquim J. T. de Mesquita Filho.

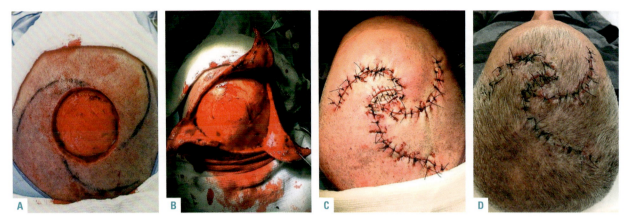

Figura 13.8. Retalho de rotação tripla (em "cata-vento"). (A) Retalho desenhado. (B) Retalho descolado no plano subgaleal. (C) Pós-operatório imediato. Uma pequena porção central foi reparada com enxerto de Burow. (D) Pós-operatório, 3 semanas. Fonte: Sérgio Serpa e Joaquim J. T. de Mesquita Filho.

■ Retalhos de transposição

São pouco utilizados no couro cabeludo, mas podem ser uma opção dependendo das características locais (Figura 13.9). Em defeitos maiores, os retalhos de transposição podem ser múltiplos, para aumentar o recrutamento de pele.[10] Em defeitos extensos com exposição óssea, a associação a enxertos de pele é uma alternativa. Nesses casos, o defeito primário com calota exposta é coberto pelo retalho de transposição e a área doadora é restaurada com um enxerto de pele ou deixada cicatrizar por segunda intenção, já que o periósteo é mantido íntegro na base do defeito secundário.[11]

Enxerto de pele

Os enxertos de pele total ou parcial são opções para reconstrução de feridas extensas no couro cabeludo, desde que não haja exposição óssea (Figura 13.10). É necessário que exista um leito vascularizado na base do defeito, como subcutâneo, gálea ou periósteo, para a boa sobrevivência do enxerto. Quando houver exposição óssea, pode ser realizada a remoção da tábua externa ou o retalho de transposição da fáscia para facilitar a granulação e, posteriormente, possibilitar a enxertia. Outra opção é a confecção de retalhos em dobradiça compostos por gálea, criando um leito adequado para o enxerto.[12] Quando há

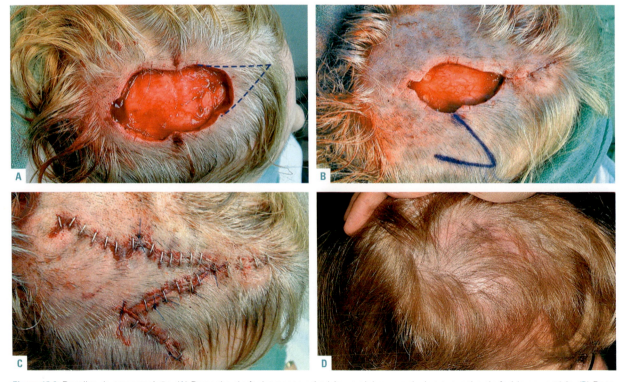

Figura 13.9. Retalho de transposição. (A) Desenho do fechamento primário parcial para reduzir o tamanho da ferida operatória. (B) Retalho de transposição desenhado. (C) Pós-operatório imediato. (D) Pós-operatório tardio. Fonte: Tri Nguyen.

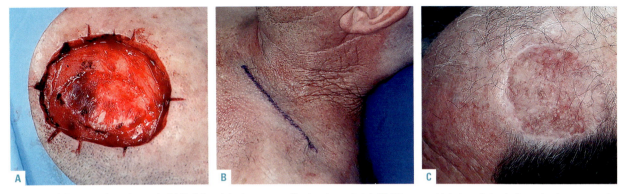

Figura 13.10. Enxerto de pele total. (A) Defeito cirúrgico em região fronto-parietal. (B) Pós-operatório imediato da área doadora supraclavicular. (C) Pós-operatório, 6 meses. Fonte: Felipe Cerci.

mobilidade local, pode-se reduzir a área do defeito com fechamento primário e enxertar o remanescente com os triângulos de Burow (Figura 13.11).

Os enxertos também são utilizados quando há maior risco de recorrência local do tumor e para cobrir defeitos secundários após a mobilização de retalhos locais. Os sítios doadores mais comuns são fossa supraclavicular, região retroauricular e região interna do braço.

Complicações

Com adequado planejamento, as complicações são raras. Quando houver suspeita de infecção, devem-se coletar cultura e antibiograma (se possível), bem como iniciar antibiótico tópico/sistêmico.

A necrose dos retalhos pode ocorrer, principalmente com excesso de tensão, mas a excelente vascularização local reduz esse risco. Já a necrose de enxertos é mais comum quando o leito é inadequado ou quando não é realizado curativo de Brown.

Em pacientes com cabelo, devem-se evitar enxertos ou cicatrização por segunda intenção, pois serão áreas de alopecia. Caso ocorra, as opções para camuflagem/correção incluem cobertura da área com o cabelo adjacente, uso de perucas, excisões seriadas ou transplante capilar após a cicatrização.[13] A alopecia também pode ocorrer após fechamento primário ou com retalhos, quando há dano dos folículos pilosos. Algumas medidas diminuem o risco dessa complicação: utilizar criteriosamente o eletrocautério, realizar incisão no sentido do crescimento dos cabelos, descolar no plano adequado e executar o fechamento por planos, para evitar tensão excessiva da ferida cirúrgica.[1]

O risco de sangramento é reduzido quando o descolamento e a mobilização dos retalhos são realizados no plano subgaleal com adequada hemostasia local. A formação de "*dog ears*" é comum, mas elas normalmente se resolvem espontaneamente, a médio/longo prazo.[14] Em retalhos, a correção deve ser realizada com cautela, para evitar comprometimento do pedículo

Conclusão

As reconstruções do couro cabeludo são um desafio para os cirurgiões de Mohs e a escolha da melhor técnica cirúrgica depende de fatores relacionados ao paciente e ao defeito cirúrgico. O conhecimento da anatomia e das diferentes opções de reparo é essencial para alcançar os melhores resultados funcional e estético possíveis.

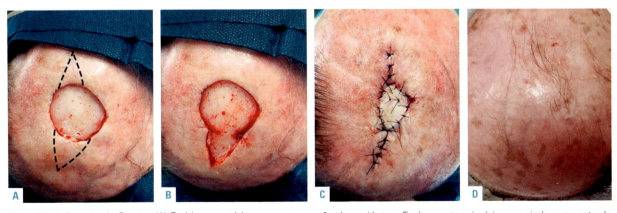

Figura 13.11. Enxerto de Burow. (A) Ferida operatória com preservação do periósteo. Fechamento primário associado a enxerto de Burow. (B) Intraoperatório após remoção de um dos triângulos. (C) Pós-operatório imediato. (D) Pós-operatório, 13 meses. Fonte: Bruno Fantini.

■ Referências bibliográficas

1. Olson MD, Hamilton GS. Scalp and Forehead Defects in the Post-Mohs Surgery Patient. Facial Plast Surg Clin North Am. 2017;25(3):365-75.

2. Yu WY, Salmon P, Thucner J, Bordeaux JS. Mohs Surgery for Advanced Tumors of the Scalp. Dermatol Surg. 2019;45(Suppl2):S110-S117.

3. de Perosanz-Lobo D, Jimenez-Cauhe J, Rios-Buceta L, Bea-Ardebol S. Continuous transfixion suture before the excision of scalp tumors in patients with high risk of hemorrhage. J Am Acad Dermatol. 2021;85(2):e79-e80.

4. Snow SN, Stiff MA, Bullen R, Mohs FE, Chao WH. Second-intention healing of exposed facial-scalp bone after Mohs surgery for skin cancer: review of ninety-one cases. J Am Acad Dermatol. 1994;31(3Pt1):450-4.

5. Becker GD, Adams LA, Levin BC. Secondary intention healing of exposed scalp and forehead bone after Mohs surgery. Otolaryngol Head Neck Surg. 1999;121(6):751-4.

6. Vanderveen EE, Stoner JG, Swanson NA. Chiseling of exposed bone to stimulate granulation tissue after Mohs surgery. J Dermatol Surg Oncol. 1983;9(11):925-8.

7. Rogge MN, Slutsky JB, Council ML, Fosko SW. Bovine Collagen Xenograft Repair of Extensive Surgical Scalp Wounds With Exposed Calvarium in the Elderly: Increased Rates of Wound Healing. Dermatol Surg. 2015;41(7): 794-802.

8. Ransom ER, Jacono AA. Double-opposing rotation-advancement flaps for closure of forehead defects. Arch Facial Plast Surg. 2012;14(5):342-5.

9. Simsek T, Eroglu L. Versatility of the pinwheel flap to reconstruct circular defects in the temporal and scalp region. J Plast Surg Hand Surg. 2013;47(2):97-101.

10. Fincher EF, Gladstone HB. Dual transposition flaps for the reconstruction of large scalp defects. J Am Acad Dermatol. 2009;60(6):985-9.

11. Shin TM, Bordeaux JS. Repair of a large, full-thickness scalp defect with exposed bone using a thin transposition flap. Dermatol Surg. 2013;39(4):646-8.

12. Halpern M, Adams C, Ratner D. Galeal hinge flaps: a useful technique for immediate repair of scalp defects extending to periosteum. Dermatol Surg. 2009;35(1):127-30.

13. Barrera A. The use of micrografts and minigrafts in the aesthetic reconstruction of the face and scalp. Plast Reconstr Surg. 2003;112(3):883-90.

14. Jennings TA, Keane JC, Varma R, Walsh SB, Huang CC. Observation of Dog-Ear Regression by Anatomical Location. Dermatol Surg. 2017;43(11):1367-70.

Reconstrução Frontal e Temporal

14

| Nataly Portilla | Miguel Olmos | Juan Ramon Garces Gatrau |

Introdução

A projeção do osso frontal implica em grande exposição da fronte e das têmporas ao Sol, tornando-as comumente acometidas por câncer de pele.[1] O contorno complexo e a combinação de áreas pilosas e pele glabra tornam a reconstrução da região frontotemporal desafiadora. Deve-se atentar ao posicionamento adequado da linha de implantação do cabelo e das sobrancelhas, além de evitar tensão nas pálpebras.[2]

A expressão facial e a comunicação não verbal dependem principalmente da atividade muscular do terço superior da face, tornando o reparo dessa região de grande importância para o convívio social.

Anatomia

O terço superior da face é composto por quatro subunidades: frontal, temporal, superciliar e glabelar (Figura 14.1).[1]

A fronte é demarcada superiormente pela linha de implantação do cabelo, inferiormente pelas sobrancelhas e lateralmente pelas têmporas. A fossa temporal, por sua vez, é delimitada superiormente e lateralmente pela sutura coronal e pela linha do cabelo lateral, medialmente pela fronte e pela cauda da sobrancelha e inferiormente pelo arco zigomático. É considerada zona de risco, por conter o trajeto mais superficial do nervo temporal.[1]

As sobrancelhas têm importante função cosmética e na comunicação não verbal. Os plexos neurovasculares supraorbital e supratroclear têm papel importante na cirurgia reconstrutiva como base para o retalho paramediano frontal. Constituem uma zona de risco em termos de inervação sensorial.

A anatomia do terço superior da face varia sutilmente entre as quatro subunidades. Entretanto, de maneira geral, em um corte transversal, observam-se as seguintes camadas: osso frontal, periósteo, fáscia (gálea), músculo (frontal),

subcutâneo, derme e epiderme (Figura 14.1).[1] Lateralmente à linha temporal superficial, observam-se: osso temporal, periósteo, músculo temporal, fáscia temporal profunda, tecido conjuntivo frouxo (contendo artéria e veia temporais superficiais, nervo temporal e nervo auriculotemporal), fáscia temporal superficial (seguida inferiormente pelo sistema músculo-aponeurótico superficial da face – SMAS), tecido subcutâneo, derme e epiderme. Quando houver necessidade de um descolamento mais profundo, um plano seguro para dissecções é imediatamente superficial à camada profunda da fáscia temporal profunda.[3]

O osso frontal possui projeções arredondadas, apresentando áreas convexas no centro e ligeiramente côncavas nas laterais. Os arcos superciliares são cristas proeminentes, com ligeira protrusão medial e com um forame de saída para nervo, artéria e veias supratrocleares. A aproximadamente 2,5 cm da linha média, sob a sobrancelha, na linha médio-pupilar, encontra-se o forame supraorbital, com nervo, artéria e veia supraorbitais.[1]

O componente fascial da região central é constituído pela gálea e o da região temporal mais lateral, pelas camadas profundas e superficiais do SMAS.[2] A gálea é uma aponeurose que cobre e conecta o músculo frontal ao occipital em "uma estrutura única". Estende-se desde a linha occipital superior até aproximadamente 2 cm abaixo da linha do cabelo, conectando-se com o SMAS.[1] É contígua à fáscia temporoparietal, que se divide nas têmporas em duas camadas: a fáscia superficial (situada logo abaixo do subcutâneo) e a fáscia inominada (cobrindo o ramo temporal do nervo facial).[2] Uma camada de tecido conjuntivo frouxo fica sob a gálea e constitui um plano de dissecção adequado.[3]

Os músculos tendem a agir na direção vertical e são inervados pelo ramo temporal do nervo facial. O único músculo que cobre a fronte é o frontal. Insere-se diretamente nos músculos da região supraciliar, sem ligações ao osso. Sua função primária é elevar as sobrancelhas e, secundariamente,

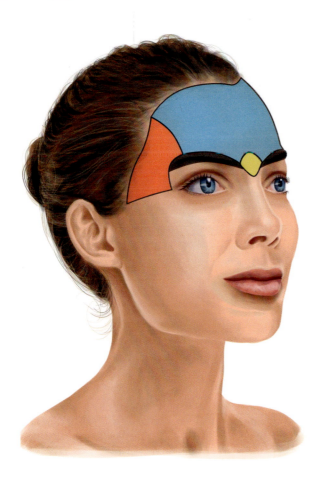 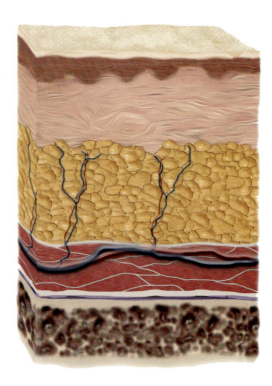

Figura 14.1. Subunidades do terço superior da face: frontal (■), temporal (■), superciliar (■) e glabelar (■). Fonte: os autores.

auxiliar na abertura ampla das pálpebras. As linhas de tensão da pele relaxada (LTPR) são horizontais no centro e se curvam lateralmente nas têmporas.[4] A fossa temporal é recoberta pelo músculo temporal, que auxilia na movimentação da mandíbula. A glabela é composta principalmente pelos músculos corrugador, que traciona a sobrancelha medial e inferiormente, e prócero, que traciona o músculo frontal e as sobrancelhas inferiormente.[1]

O suprimento vascular para fronte, sobrancelhas e glabela depende de três ramos da carótida interna: supratroclear, supraorbital e dorsal do nariz. A artéria supratroclear sobe da borda orbital superior e irriga a linha média e a fronte medial. A artéria supraorbital geralmente emerge 1 cm lateralmente à artéria supratroclear, de um forame central na borda orbital superior, e supre a fronte lateral e a fronte inferior.[1] A artéria temporal superficial, ramo da carótida externa, corre dentro e após, acima do SMAS, nas têmporas, irrigando essa área. Espelhando a vascularização, os nervos supratroclear e supraorbital, ramos da divisão oftálmica do trigêmeo, fornecem a inervação sensitiva da fronte (Figura 14.2). Logo após deixarem seus forames, percorrem a camada adiposa superficial. A inervação das têmporas é dada pelo nervo zigomático-temporal, ramo da divisão maxilar do trigêmeo. O ramo temporal do nervo facial é responsável pela inervação motora da fronte e das têmporas.[2] No arco zigomático, seu trajeto é mais superficial. Portanto, os retalhos nessa área devem ser elevados no plano subcutâneo superficial ou profundamente ao músculo frontal.[5]

Opções de reconstrução

Diversos fatores influenciam na escolha da reconstrução: tamanho, profundidade e localização da ferida, sua relação com outras estruturas, possível dano neurovascular causado pela remoção do tumor e pela reconstrução, quantidade e estilo de cabelo, bem como possibilidade de calvície com o passar dos anos.[3,5]

Os princípios utilizados para reparo da fronte e da região temporal são:[3,5]

- Preservação da inervação motora e sensitiva.
- Manutenção da simetria das sobrancelhas.
- Manutenção da posição do couro cabeludo.
- Posicionamento de cicatrizes sob a linha do cabelo, sobrancelhas ou rítides, sempre que possível.
- Consideração das LTPR, que garante não só o posicionamento das cicatrizes nos locais menos perceptíveis, mas também mobilização e perfusão mais seguras do retalho.

Capítulo 14 Reconstrução Frontal e Temporal

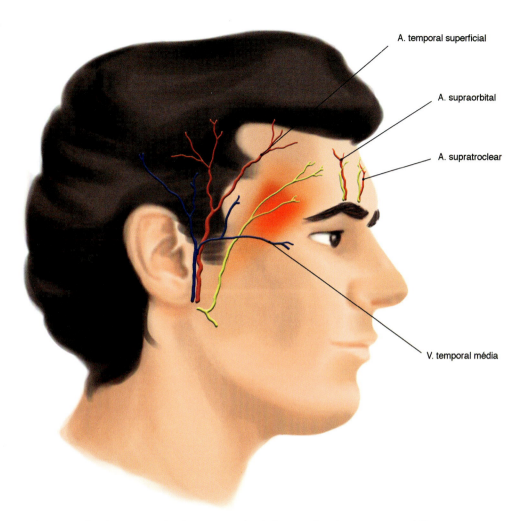

Figura 14.2. Suprimento vascular do terço superior da face e trajeto do nervo temporal. Fonte: os autores.

Como princípio, procura-se optar pelo método mais simples, desde que ofereça um resultado adequado.

Segunda intenção

A excelente vascularização da fronte promove granulação rápida, fazendo da cicatrização por segunda intenção uma excelente opção para feridas menores e mais superficiais na pele glabra.

Como a cicatrização por segunda intenção pode evoluir com cicatriz ligeiramente deprimida, é ainda mais útil para defeitos cirúrgicos nas têmporas (côncavas) (Figura 3.7). Os resultados para a região central da fronte (convexa) não são tão bons e a cicatrização tende a ser mais demorada.[6] No entanto, nas regiões central e superior, os resultados tendem a ser mais aceitáveis.[7] Idosos com fotodano são os melhores candidatos, pois as cicatrizes tendem a se camuflar com o tecido adjacente (Figura 3.1). Deve ser evitada perto das sobrancelhas, pois a contração tecidual pode resultar em assimetria.[7]

Mesmo defeitos com exposição óssea podem cicatrizar por segunda intenção (Figura 14.3).[2] Nesses casos, curativos biológicos são úteis para auxiliar a granulação e acelerar o processo. Além disso, perfurar o osso superficialmente para expor a camada medular ajuda na granulação, técnica também empregada no couro cabeludo (Figura 13.3).[3]

Fechamento primário

As LTPR na fronte tornam o fechamento primário uma excelente opção. Para feridas pequenas, o fechamento horizontal não costuma gerar distorção aparente na posição das sobrancelhas, principalmente quando localizadas na fronte superior.[8] Nas feridas médias, para reduzir o risco de elevação da sobrancelha, pode-se suturar a gálea da porção superior da ferida no periósteo da porção inferior.[9] Assimetrias causadas por fechamento horizontal adjacente à sobrancelha podem ceder com o tempo em alguns casos, mas deve-se evitá-las, principalmente em jovens (Figura 14.4).

Fechamentos verticais são opções para feridas médias em diferentes áreas da fronte (Figura 2.10) e para feridas que acometam ou estejam próximas à sobrancelha, com o intuito de manter sua posição (Figura 14.5). Dependendo da elasticidade local, também podem restaurar feridas

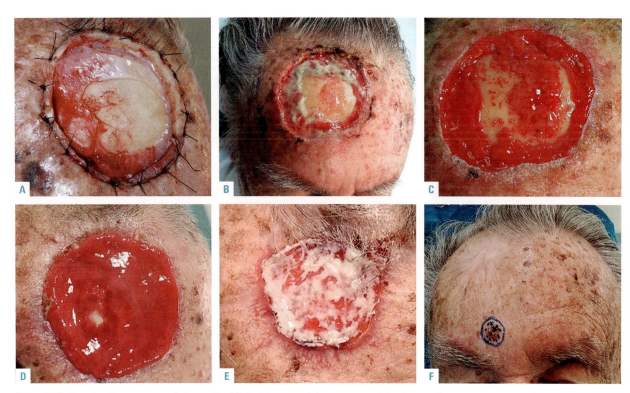

Figura 14.3. Cicatrização por segunda intenção. (A) Ferida operatória com exposição óssea. Sutura com pontos simples ao redor da ferida para reduzir seu tamanho e para fins de hemostasia. (B-E) Evolução da cicatrização. (F) Pós-operatório, 1 ano e 10 meses. Fonte: Bruno Fantini.

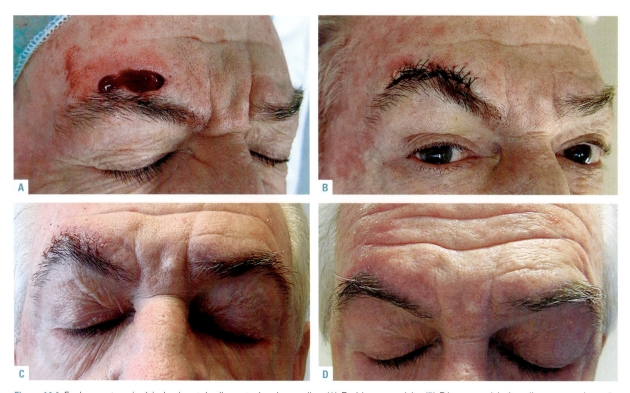

Figura 14.4. Fechamento primário horizontal adjacente à sobrancelha. (A) Ferida operatória. (B) Pós-operatório imediato, com elevação da sobrancelha. (C) Pós-operatório, 1 semana. (D) Pós-operatório, 3 meses. Notar que a sobrancelha voltou praticamente à posição original. É importante ressaltar que esse fechamento deve ser realizado apenas em casos selecionados. Fonte: Joan Ramon Garces.

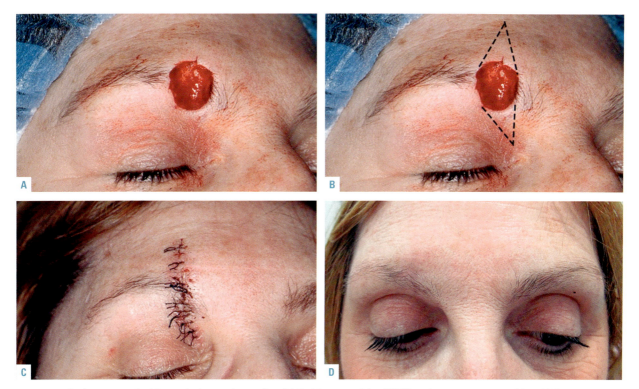

Figura 14.5. Fechamento primário vertical na sobrancelha. (A) Ferida operatória. (B) Triângulos a serem removidos. (C) Pós-operatório imediato. (D) Pós-operatório, 3 meses. Fonte: Joan Ramon Garces.

extensas (Figura 2.13). Caso não seja possível reconstruir o defeito inteiro, pode-se associar o fechamento vertical à cicatrização por segunda intenção ou ao enxerto de Burow (Figuras 10.7 e 12.8).

Fechamentos verticais também são úteis na região central, onde podem ser escondidos nas LTPR dos músculos prócero e corrugador (Figuras 2.1 e 4.4). Fechamentos oblíquos podem ser considerados, conforme a orientação do defeito cirúrgico (Figura 4.4).

O fechamento radial na região temporal, quando próximo ao canto lateral, proporciona melhores resultados. Nessa localização, a M-plastia pode ser útil para evitar o epicanto externo. Associar o fechamento primário à cicatrização por segunda intenção ou a enxerto é uma opção segura, com bons resultados (Figuras 14.6 e 12.7).

Enxertos de pele

Podem ser utilizados quando a cicatrização por segunda intenção ou a sutura primária não forem oportunas, quando o tecido adjacente não for ideal para retalhos locais ou para melhor vigilância de tumores muito agressivos. Sua principal vantagem é a capacidade de cobrir

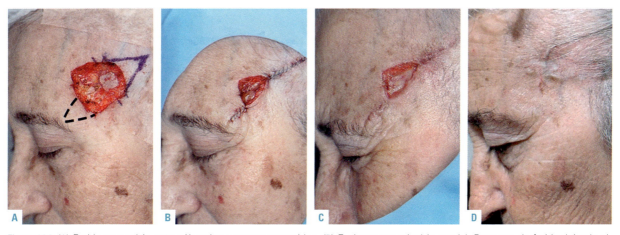

Figura 14.6. (A) Ferida operatória com triângulos a serem removidos. (B) Fechamento primário parcial. Restante da ferida deixado cicatrizar por segunda intenção. Também poderia ter sido realizado enxerto de Burow. (C) Pós-operatório, 10 dias. (D) Pós-operatório, 10 meses. Fonte: Felipe Cerci.

grandes áreas sem mobilização do tecido circundante, com baixo risco de alterar a posição da sobrancelha ou do couro cabeludo (Figura 14.7).[3]

Enxertos de espessura total podem ser retirados das áreas pré-auricular ou retroauricular para defeitos menores e da área supraclavicular ou do braço medial para defeitos maiores, enquanto os enxertos de espessura parcial são geralmente retirados da coxa com um dermátomo. Um leito bem vascularizado aumenta as chances de sucesso. Para evitar o acúmulo de líquido sob o enxerto, pontos em sua região central, fenestrações e curativo compressivo podem ser utilizados, conforme discutido no capítulo 10.[3,5]

Geralmente, os resultados estéticos são inferiores, quando comparados aos obtidos pelos retalhos.[3,5]

Retalhos

Por utilizarem tecidos adjacentes ao defeito, geralmente proporcionam melhor resultado cosmético.

Geralmente, realiza-se o descolamento no plano subcutâneo, para defeitos menores, e no plano subgaleal, para defeitos maiores. Entretanto, em áreas localizadas próximo à sobrancelha, deve-se levar em consideração a profundidade de dissecção, devido aos nervos supratroclear e supraorbital, assim como na região temporal, devido ao nervo temporal. As rítides devem ser utilizadas, sempre que possível, para camuflar as incisões.

Para retalhos de avanço, sugere-se manter a relação comprimento:base do retalho em três vezes. Para defeitos maiores, dependendo de sua localização, utilizar retalhos bilaterais.[3]

Uma grande variedade de retalhos pode ser utilizada para restauração do terço superior da face. A divisão por subunidades facilita a compreensão.

■ Fronte

A região central é relativamente imóvel e pode se beneficiar de retalhos bilaterais (Figuras 5.4 e 5.5). Na região lateral, defeitos médios e grandes podem ser reparados com retalhos de avanço unilaterais ou bilaterais, como em H, A-T ou retalhos de Burow (Figuras 14.8, 14.9 e 5.6). As incisões horizontais devem ser posicionadas sobre as LTPR, para se tornarem menos perceptíveis (Figura 14.10).[1,5]

Retalhos de rotação unilaterais ou bilaterais também podem ser considerados para defeitos circulares centrais (Figura 6.5).[3] Deve-se ter cautela para não deslocar pelos para regiões de pele glabra.

Os retalhos em ilha têm mobilidade limitada na fronte, mas podem ser úteis para defeitos próximos à glabela, evitando alterações das áreas pilosas (Figura 14.11). Para aumentar sua mobilidade, um movimento de transposição, em vez de um movimento de avanço, pode ser realizado.[10] Defeitos maiores e mais profundos podem ser restaurados com retalhos em ilha tunelizados.[3]

Para feridas grandes acima das sobrancelhas, retalho "em machado" unilateral ou bilateral é uma alternativa, mas tem como desvantagens as incisões fora das LTPR (Figura 6.8).[11] Outras opções são o retalho de transposição (Figura 7.2) ou o retalho em ponte.[12,4]

O retalho da fáscia temporoparietal pode ser usado como leito vascularizado para fronte lateral e região temporal em caso de exposição óssea. É nutrido pelo ramo posterior da artéria temporal superficial.[13]

■ Região temporal

Devido aos limites anatômicos da região temporal (sobrancelhas e linha do cabelo), os retalhos de avanço devem ser cuidadosamente planejados. Via de regra, as incisões são laterais e posicionadas de maneira adjacente à sobrancelha ou à implantação capilar do couro cabeludo (Figura 14.12).

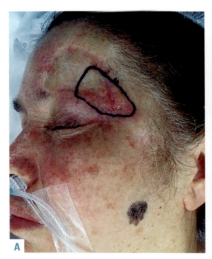
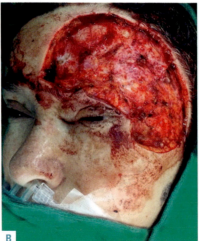
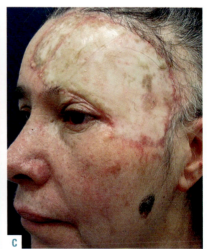

Figura 14.7. Enxerto de pele na região temporal. (A) Carcinoma basocelular recidivado na fronte lateral. Observe as cicatrizes de procedimentos anteriores. (B) Ferida cirúrgica após 8 estágios. (C) Pós-operatório, 2 meses, após enxerto de pele de espessura total, com discromia significativa. Fonte: Miguel Olmos.

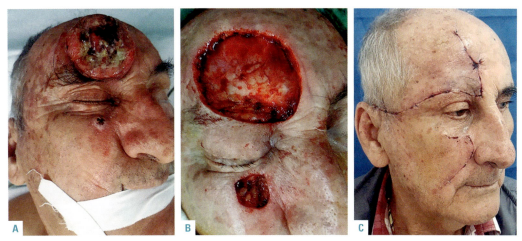

Figura 14.8. Retalho de avanço frontal. (A) CEC extenso. (B) Ferida operatória. (C) Pós-operatório, 2 semanas, após grande retalho de avanço.
Fonte: Miguel Olmos.

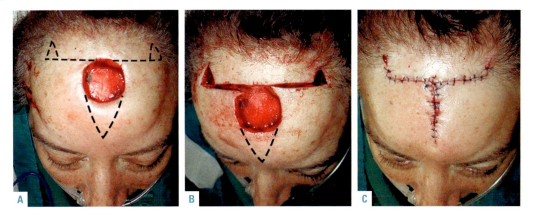

Figura 14.9. Retalho de avanço duplo O-T. (A) Ferida operatória e desenho do retalho. (B) Retalho incisado. (C) Pós-operatório imediato.
Fonte: Miguel Olmos.

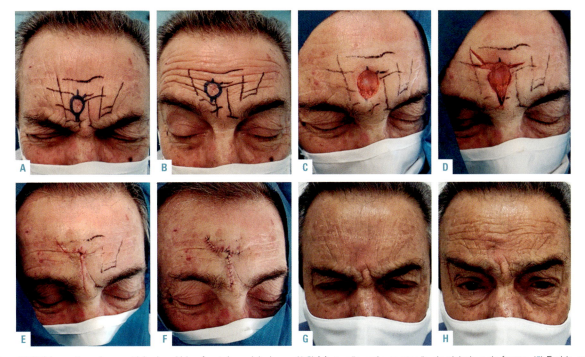

Figura 14.10. Marcação pré-operatória das rítides frontais e glabelares. (A-B) Marcação após contração da glabela e da fronte. (C) Ferida operatória. (D) Retalho incisado nas rítides. (E) Sutura interna. (F) Pós-operatório imediato. (G-H) Pós-operatório, 7 semanas. Fonte: Bruno Fantini.

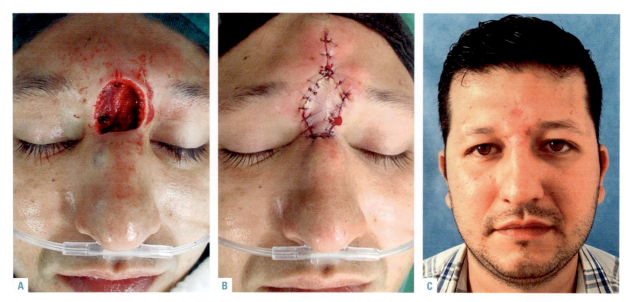

Figura 14.11. Retalho em ilha para glabela. (A) Ferida operatória. (B) Pós-operatório imediato. (C) Pós-operatório, 6 meses. Fonte: Miguel Olmos.

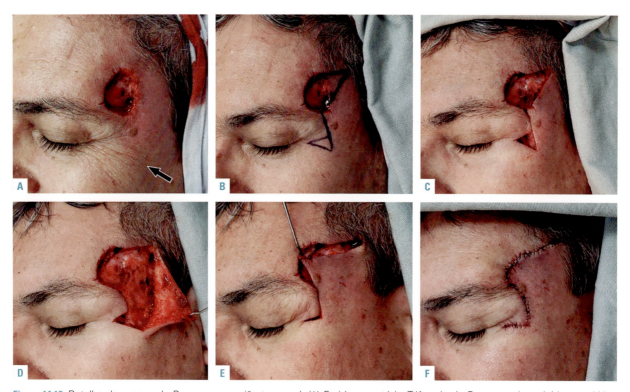

Figura 14.12. Retalho de avanço de Burow para região temporal. (A) Ferida operatória. Triângulo de Burow será corrigido nas rítides periorbitais (seta). (B) Desenho do retalho. (C) Retalho incisado. (D) Retalho descolado no plano subcutâneo. (E) Movimento do retalho. (F) Pós-operatório imediato. Fonte: Bruno Fantini.

Feridas extensas podem precisar de retalhos semelhantes a um *facelift*, com a incisão principal posicionada na região pré-auricular (até o lóbulo) e com remoção do triângulo de compensação na região retroauricular.[14]

Retalhos de transposição simples, bilobados e trilobados podem ser utilizados na fronte lateral e nas têmporas. Como área doadora, pode-se utilizar a própria têmpora, para defeitos menores (Figuras 14.13, 7.3 e 7.4), ou as regiões pré-auricular e malar, para casos maiores (Figura 12.1). As LTPR são oblíquas na têmpora, o que permite camuflar a incisão da área doadora de retalhos de transposição simples.[5] Retalhos de rotação ou avanço também são alternativas para essa região (Figura 6.8).

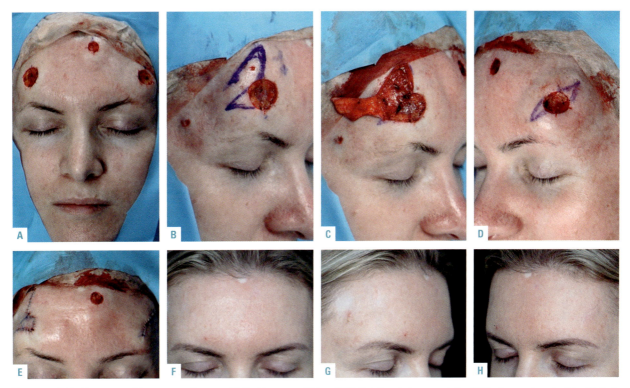

Figura 14.13. Feridas operatórias concomitantes. (A) Feridas operatórias. (B-C) Retalho de transposição. (D) Fechamento primário. (E) Ferida na fronte superior deixada cicatrizar por segunda intenção. Notar mancha acrômica, decorrente de procedimento prévio, adjacente à atual ferida. (F-H) Pós-operatório, 8 meses. Fonte: Felipe Cerci.

Sobrancelha (supercílio)

A manutenção dos pelos e da linha da sobrancelha é fundamental. O descolamento é realizado abaixo do nível do bulbo capilar e as incisões devem ser paralelas às hastes capilares.[15]

São úteis nesta subunidade os retalhos de avanço unilaterais ou bilaterais (Figuras 5.2 e 5.8), posicionando-se as incisões horizontais paralelas à margem dos pelos. Os retalhos em ilha V-Y também são excelentes opções (Figura 14.14).[16,17] Retalhos de transposição são alternativas em casos selecionados (Figura 7.6).

Descolamento acima do músculo frontal pode ser realizado para pequenos defeitos, sendo o plano subgaleal até a fáscia profunda adequado para os grandes. Foi descrito um

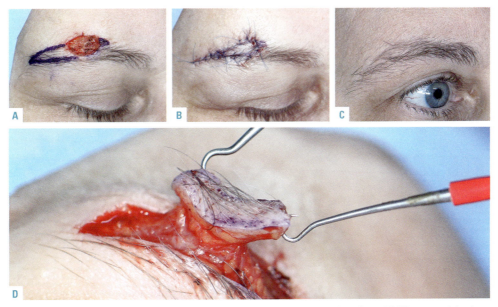

Figura 14.14. Retalho V-Y para sobrancelha. (A) Desenho do retalho. (B) Pós-operatório imediato. (C) Pós-operatório, 1 ano. (D) Detalhe do pedículo em ilha. Fonte: Felipe Cerci.

caso de enxerto da sobrancelha contralateral para um defeito extenso, com resultado aceitável.[18] Deve-se atentar à necessidade de preservar a orientação do crescimento dos fios. Outra alternativa é realizar transplante de sobrancelha posteriormente.[19] Foi também descrito um caso de retalho paramediano frontal utilizando a linha de implantação do cabelo contralateral para recriar a sobrancelha.[20]

Complicações

Devido à rica vascularização, deve-se ter cuidado ao descolar a fáscia profunda ou o plano do músculo frontal, para evitar hematomas. A artéria temporal superficial encontra-se no plano subcutâneo na região frontal lateral e, portanto, é necessário cuidado nessa área para evitar sua transecção. Caso ocorra, deve ser cauterizada ou ligada preferencialmente.

As zonas de risco que compreendem o nervo temporal devem ser consideradas, para evitar danos com consequente ptose da sobrancelha. As medidas corretivas para essa complicação incluem elevação por suspensão, com suturas não absorvíveis da derme superciliar ao periósteo da fronte ou com excisão em crescente da pele para elevação da sobrancelha (Figura 22.11).[5,15,21]

Ramos dos nervos supratroclear e supraorbital percorrem o subcutâneo do centro da fronte. Sendo assim, os pacientes devem ser orientados sobre a possível alteração da sensibilidade após cirurgias nessa localização.

Alterações na linha do cabelo ou na posição da sobrancelha são complicações que o cirurgião deve tentar evitar, em vez de tratar. A elevação indesejada da sobrancelha pode ser limitada por suturas de ancoragem da borda superior da ferida no periósteo adjacente à borda inferior da ferida.[15]

Conclusão

A reconstrução do terço superior da face representa um desafio não só por sua conotação social, mas também por suas implicações anatômicas. É dever do cirurgião conhecer a anatomia detalhada e a gama de opções para restauração dessa área.

■ Referências bibliográficas

1. Robinson CJ. Anatomy for Procedural Dermatology. In: Robinson J, Hanke CW, Siegel D, Fratila A, Bhatia A, Rohrer T, editors. Surgery of the Skin: Procedural Dermatology. Philadelphia: Elsevier; 2014.
2. Stevenson MI CJ. Forehead and Temple Repair. In: Rohrer T, Cook J, Kaufman A, editors. Flaps and Grafts in Dermatologic Surgery. Philadelphia: Elsevier, 2018.
3. Hicks DL, Watson D. Soft tissue reconstruction of the forehead and temple. Facial Plast Surg Clin North Am. 2005;13(2):243-51.
4. Salmon PJM. Bridge Flaps: A Hybrid Family of Bipedicled Flaps for the Forehead, Temple, and Scalp: Experience With 103 Cases. Dermatol Surg. 2020;46(7):890-6.
5. Grigg R. Forehead and temple reconstruction. Otolaryngol Clin North Am. 2001;34(3):583-600.
6. Becker GD, Adams LA, Levin BC. Mohs wounds of the forehead: healing by secondary intention. J Wound Care. 1998;7(10):497-500.
7. Angelos PC, Downs BW. Options for the management of forehead and scalp defects. Facial Plast Surg Clin North Am. 2009;17(3):379-93.
8. Skelley LM, Winchester DS, Roenigk RK. Forehead horizontal primary closure: A retrospective analysis of 25 cases assessing for long-term eyebrow asymmetry. J Am Acad Dermatol. 2018;78(3):618-9.
9. Zilinsky I, Liran A, Winkler E, Orenstein A, Mendes D. How to avoid eyebrow pull-up in forehead reconstruction. Dermatol Surg. 2008;34(2):240-2.
10. Kwak Y, Marrugo J, Goldberg LH, Wright D. A Unique Repair of Defects Involving the Lateral Forehead and Temple. Dermatol Surg. 2019;45(12):1669-72.
11. Gurunluoglu R, Shafighi M, Williams SA, Glasgow M. Reconstruction of large supra-eyebrow and forehead defects using the hatchet flap principle and sparing sensory nerve branches. Ann Plast Surg. 2012;68(1):37-42.
12. Tomas-Velazquez A, Redondo P. Assessment of Frontalis Myocutaneous Transposition Flap for Forehead Reconstruction After Mohs Surgery. JAMA Dermatol. 2018; 154(6):708-11.
13. Schmitt AR, Bordeaux JS. Galeal/periosteal rotation flaps: a novel technique for covering exposed forehead bone. Dermatol Surg. 2012;38(2):282-4.
14. Flynn TC, McDonald WS, Chastain MA. The "facelift" flap for reconstruction of cheek, lateral orbit, and temple defects. Dermatol Surg. 1999;25(11):836-43.
15. Seline PC, Siegle RJ. Forehead reconstruction. Dermatol Clin. 2005;23(1):1-11.
16. Gardner ES, Goldberg LH. Eyebrow reconstruction with the subcutaneous island pedicle flap. Dermatol Surg. 2002;28(10):921-5.
17. Silapunt S, Goldberg LH, Peterson SR, Gardner ES. Eyebrow reconstruction: options for reconstruction of cutaneous defects of the eyebrow. Dermatol Surg. 2004;30(4Pt1):530-5.
18. Garces JR, Garza-Rodriguez V, Alegre M. Repair of a Complex Forehead Defect Involving the Brow. Dermatol Surg. 2017;43(3):443-5.
19. Tajirian AL, Yelverton CB, Goldman GD. Eyebrow reconstruction after removal of melanoma in situ. Dermatol Surg. 2013;39(9):1385-9.
20. Garces-Gatnau JR, Paloma V, Portilla Maya N. Tailored Repair of Extensive Eyebrow Defect. Dermatol Surg. 2021;47(2):257-9.
21. Kurlander DE, Collins AB, Bordeaux JS. Direct brow lift after Mohs-induced temporal nerve transection. Dermatol Surg. 2013;39(7):1132-4.

Reconstrução Malar

15

| Luciana Takata Pontes | Aparecida Machado de Moraes | Arash Kimyai-Asadi |

Introdução

A região malar é considerada a maior região cosmética da face. Tem como particularidade um contorno levemente convexo, com poucas sombras e depressões, e uma pele com características muito heterogêneas. Dessa forma, apesar de ter um reservatório de pele, camuflar incisões pode ser uma tarefa desafiadora.[1] Por ser uma unidade periférica da face, não recebe, muitas vezes, a mesma atenção dispensada às unidades centrais, como nariz, região periocular e região perioral.

Para uma reconstrução bem realizada, devem-se levar em consideração diversos fatores, como orientação das linhas de tensão da pele relaxada (LTPR), contorno facial, anatomia subcutânea, idade, comorbidades, história de cirurgia ou radioterapia prévias, tamanho e profundidade do defeito e localização relativa às subunidades faciais centrais. Atenção à simetria, ao contorno, à cor e à textura é essencial para um ótimo resultado.[2]

Anatomia

A região malar é classicamente dividida em quatro subunidades anatômicas: medial, lateral, zigomática e bucal (Figura 15.1). As características da pele mudam gradualmente de uma subunidade para outra, criando transições naturais, as quais devem ser levadas em consideração no planejamento da reconstrução.[3]

É delimitada lateral e inferiormente pela linha capilar temporal, pela prega pré-auricular e pela borda inferior da mandíbula. Superior e medialmente, pela pálpebra inferior, pela parede lateral nasal e pela asa nasal, pelo sulco nasogeniano (SNG), pelo lábio e pela comissura oral. Posicionar as linhas de sutura sobre esses limites periféricos proporciona melhor camuflagem da cicatriz.[2] Caso isso não seja possível, as reconstruções devem, preferencialmente, ter incisões paralelas às LTPR, minimizando a tensão e melhorando o resultado cosmético.[4]

É composta de epiderme, derme e uma camada relativamente espessa de tecido subcutâneo. O sistema músculo-aponeurótico superficial da face (SMAS) situa-se profundamente à gordura subcutânea e comunica-se inferiormente com o platisma e superiormente com a fáscia temporoparietal. O SMAS sobrepõe-se à glândula parótida, à musculatura da mímica da face e ao nervo facial. Anteriormente à parótida, ramos do nervo facial estão intimamente relacionados às camadas mais profundas do SMAS. Sendo assim, cuidado extremo deve ser tomado com dissecções abaixo desse plano, minimizando o risco de lesão do nervo facial (Figura 15.1).[2]

A inervação motora é proveniente dos ramos do nervo facial, que emerge do crânio pelo forame estilomastoideo, ramifica-se na região da parótida e continua seu trajeto profundamente ao SMAS, até atingir os músculos faciais. A inervação sensitiva das subunidades medial e zigomática é feita pela divisão maxilar do nervo trigêmeo, através dos ramos infraorbital, zigomaticofacial e zigomaticotemporal. A divisão mandibular do nervo trigêmeo é responsável pela sensibilidade das porções bucal e lateral, através dos ramos bucal e auriculotemporal. O nervo mentoniano é responsável pela sensibilidade da região malar inferomedial.[3]

A vascularização da região malar inclui a artéria facial transversa (originária da artéria temporal superficial), a artéria angular (ramo terminal da artéria facial) e a artéria infraorbital.[3] Uma grande parcela das reconstruções nessa área é com o uso de retalhos cutâneos locais, que são irrigados pelo plexo vascular subdérmico.[2]

Os ligamentos de sustentação da face são responsáveis pela sustentação dos tecidos moles da região malar.[5] Originários do periósteo, atravessam as camadas faciais até sua inserção na derme. Os ligamentos de sustentação facial zigomático e masseteriano estão relacionados à região malar. A liberação dessas estruturas no plano subcutâneo melhora a mobilidade tecidual da área.[2]

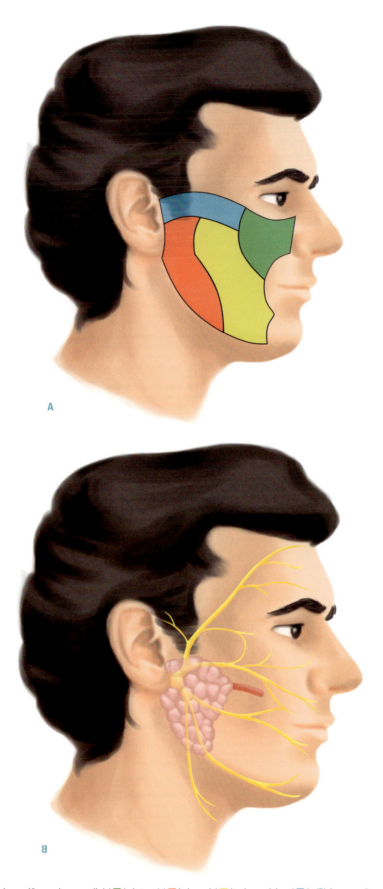

Figura 15.1. (A) Subdivisão da região malar: medial (■), lateral (■), bucal (■), zigomática (■). (B) Inervação motora. Fonte: os autores.

Análise do paciente e do defeito cirúrgico

O histórico clínico do paciente é extremamente importante. Doenças cardíacas e vasculares, diabetes, tabagismo ou imunossupressão podem impactar o resultado e devem ser levados em consideração na escolha da reconstrução.

Na maioria dos casos, a região malar contralateral está intacta e pode ser utilizada como comparação na hora do reparo. A avaliação do tamanho, do formato e da localização da ferida é essencial, assim como da subunidade malar comprometida, da disponibilidade de tecido adjacente e da proximidade com estruturas faciais centrais (pálpebra inferior, nariz, lábio e comissura oral). Se a pele ao redor da ferida for mais frouxa, há menor chance de distorção. Se for mais tensa, espessa, com áreas de cicatriz ou irradiação prévia, há menor mobilidade.[2] Deve-se evitar a confecção de retalhos ou enxertos que possam trazer pele com lesões suspeitas ou pré-cancerígenas para a região restaurada.

Para a restauração apropriada da espessura e do volume locais, deve-se observar a profundidade da lesão. Para os defeitos mais profundos, um retalho mais espesso está indicado. Por outro lado, nos muito superficiais, pode-se aprofundar o defeito em vez de afinar o retalho, a fim de diminuir o risco de comprometimento vascular. Deve ser considerada a necessidade de remoção de tecido sadio, não só na profundidade, mas também nas laterais do defeito, para uma reconstrução mais cosmética. Exemplo prático disso é quando a ferida está localizada na região malar medial superior e será restaurada com retalho de rotação lateral. Nesses casos, estender a ferida até o sulco nasofacial permite que a incisão vertical do retalho seja camuflada entre a parede nasal e a região malar.

Para os enxertos de pele, avaliar coloração, espessura e qualidade da pele das potenciais áreas doadoras, para melhor correspondência com a área receptora.

Reconstrução malar

Subunidade medial

A subunidade medial é delimitada pela pálpebra inferior, seguindo o epicanto medial, o sulco nasofacial, a área perialar e a porção superior do SNG. Suturas nessas linhas cosméticas auxiliam na camuflagem da cicatriz. A pele proveniente das regiões malar lateral ou malar inferior é a mais utilizada para defeitos nessa área.

Fechamento primário fusiforme, com cicatriz paralela às LTPR, é comumente utilizado para defeitos pequenos. Pode ser uma opção, também, para defeitos um pouco maiores, desde que seja descolado o tecido adjacente para reduzir a tensão local (Figuras 15.2 e 2.3).[6]

Pode-se optar por um retalho em ilha V-Y adjacente ao SNG. Para adequada mobilidade, as incisões no tecido subcutâneo devem ser profundas (Figuras 15.3, 8.2, 8.11 e 12.4). Particularmente, preferimos suturar a base do Y antes. Assim, o retalho é empurrado com mais facilidade para o defeito. O passo a passo está descrito no capítulo 8.

Os retalhos de avanço ou rotação lateral também são opções para feridas mediais extensas. Nesses casos, o tecido lateral ao defeito é mobilizado medialmente, posicionando-se

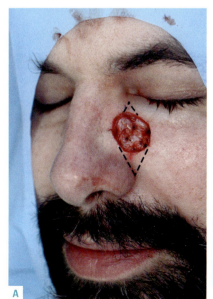 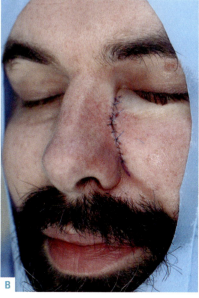 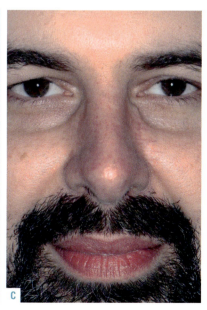

Figura 15.2. Fechamento primário. (A) Ferida operatória. (B) Pós-operatório imediato. (C) Pós-operatório, 3 anos. Notar incisão camuflada no sulco nasofacial e no SNG. Nem todos os pacientes têm elasticidade para restaurar uma ferida como essa de forma primária. Notar o abaulamento na porção superior devido à remoção insuficiente da *dog ear*, que não incomodava esse paciente. Fonte: Felipe Cerci.

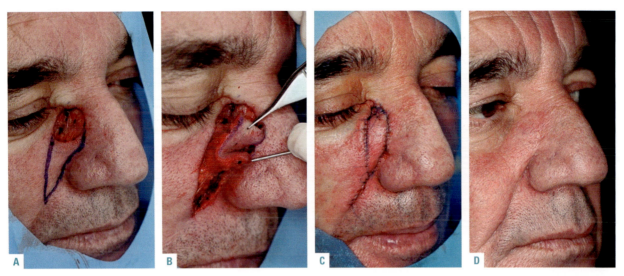

Figura 15.3. Retalho V-Y. (A) Desenho do retalho, com incisão medial posicionada no sulco nasofacial e no SNG. (B) Movimento do retalho. (C) Pós-operatório imediato. (D) Pós-operatório, 2 anos. Foi realizada a modificação V-Y em pinça utilizando as pontas do retalho como parte da reconstrução. Para maiores detalhes, ver Figuras 8.1 e 8.11. Fonte: Felipe Cerci.

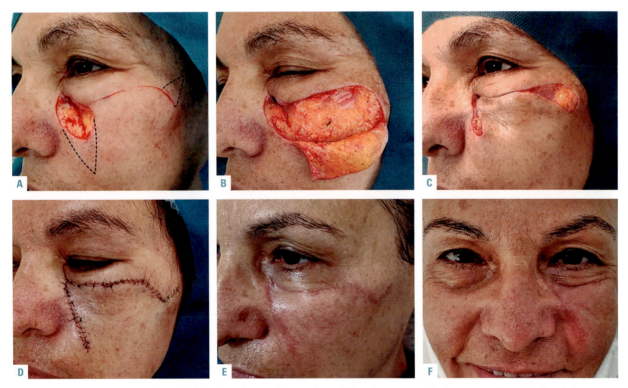

Figura 15.4. Retalho de rotação lateral. (A) Incisão do arco da rotação posicionada entre a pálpebra e a região malar. Em linhas tracejadas, destacam-se os triângulos de compensação que serão removidos para permitir adequado movimento do retalho. (B) Descolamento no plano subcutâneo. (C) Retalho parcialmente suturado. (D) Pós-operatório imediato. (E-F) Pós-operatório, 4 meses. O eritema da cicatriz cede com o tempo. Notar incisão do arco camuflada entre as subunidades. Fonte: Bruno Fantini.

as incisões, quando possível, nos limites anatômicos, como sulco nasofacial, SNG e região infraorbital (Figuras 15.4 a 15.6 e 5.7). Suturas de ancoragem no periósteo (medialmente na maxila e lateralmente no rebordo orbital temporal) ajudam a prevenir distorção das margens livres (Figuras 2.11 e 6.14). O retalho de rotação também pode ser planejado para recrutar tecido da região inferior ao defeito, com o arco camuflado no SNG.[7] Nesse caso, tornam-se ainda mais importantes as medidas para evitar ectrópio devido ao vetor vertical (Figura 15.7).

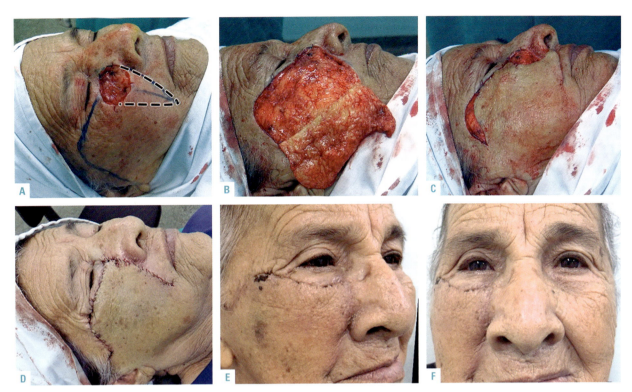

Figura 15.5. Retalho de rotação lateral. (A) Desenho do retalho. (B) Descolamento no subcutâneo. (C) Movimento do retalho. (D) Pós-operatório imediato. (E-F) Pós-operatório, 10 dias após remoção dos pontos. Apesar das extensas incisões, quase todas ficam camufladas entre as subunidades. Fonte: Felipe Cerci.

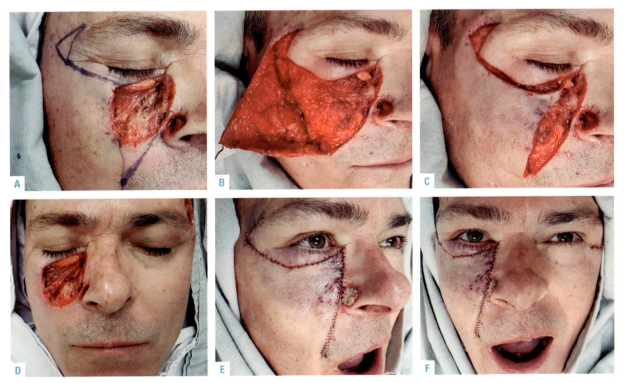

Figura 15.6. Retalho de avanço lateral. (A) Ferida operatória profunda. Retalho de avanço desenhado. (B) Retalho descolado. (C) Movimento do retalho. (D) Ferida operatória, vista frontal. (E-F) Pós-operatório imediato. A porção medial superior do retalho foi ancorada na maxila. Fonte: Bruno Fantini.

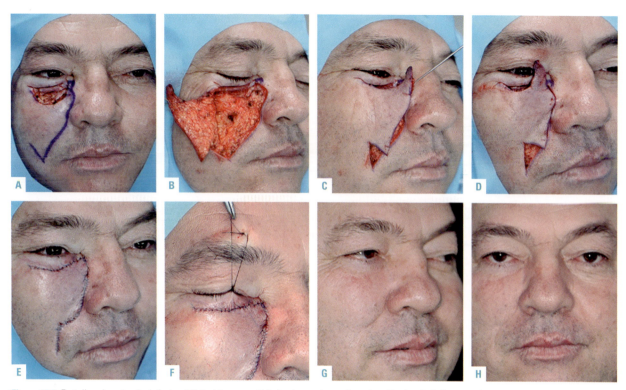

Figura 15.7. Retalho de rotação inferior. (A) Ferida operatória horizontal envolvendo pálpebra inferior e região malar. Desenho do retalho com *back cut* para aumentar sua mobilidade. (B) Retalho descolado no plano subcutâneo. (C) Movimento do retalho. (D) Retalho fixado no periósteo da maxila para reduzir risco de ectrópio. (E) Pós-operatório imediato. (F) Sutura de Frost. (G-H) Pós-operatório, 9 meses. Incisões do retalho camufladas entre as subunidades anatômicas. Fonte: Felipe Cerci.

Subunidade lateral

A subunidade lateral representa a área pré-auricular, a qual é delimitada superiormente pela região zigomática temporal e inferiormente pelo ângulo da mandíbula. A pele se torna mais aderida ao SMAS, que, nesse local, se posiciona logo acima da glândula parótida. Para reconstrução de feridas nessa subunidade, os reservatórios de pele são anteriores ou inferiores ao defeito.

Muitas cicatrizes são facilmente camufladas no sulco pré-auricular por um fechamento primário vertical. Outra opção de reparo, geralmente utilizada para feridas maiores ou horizontalmente orientadas, é o retalho de avanço de Burow, em que um dos triângulos de compensação é removido inferiormente ao lóbulo da orelha (Figura 15.8).

Apesar de menos utilizados nessa área, retalhos de transposição são uma alternativa (Figura 15.9). Para feridas adjacentes ao tragus, o retalho pode recrutar pele da região auricular posterior. Nesses casos, o retalho tem pedículo inferior e uma das incisões posicionadas sobre o sulco retroauricular.[2]

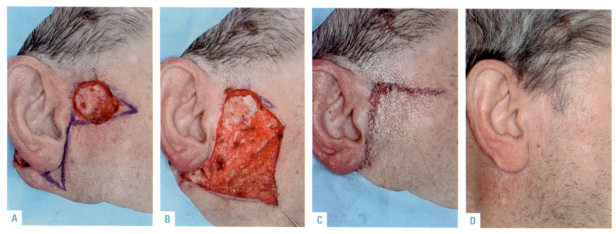

Figura 15.8. Retalho de avanço de Burow. (A) Desenho do retalho. (B) Retalho descolado. (C) Pós-operatório imediato. (D) Pós-operatório, 14 meses. Fonte: Felipe Cerci.

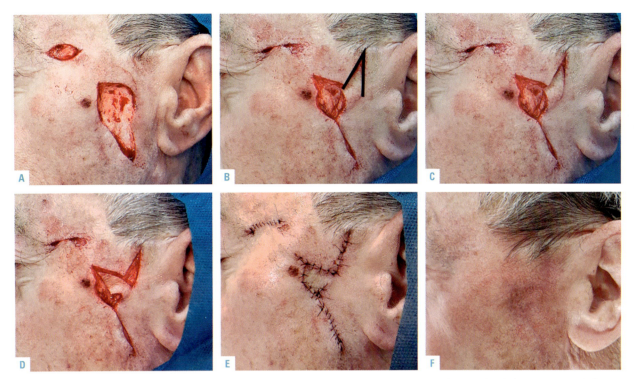

Figura 15.9. Retalho de transposição. (A) Ferida operatória. (B) Desenho do retalho. A porção inferior da ferida foi restaurada de forma primária. (C) Retalho incisado. (D) Movimento do retalho. (E) Pós-operatório imediato. (F) Pós-operatório, 2 meses. A porção inferior da ferida foi restaurada de maneira primária. Fonte: Bruno Fantini.

Para defeitos maiores, um retalho de avanço ou um de rotação cervicofacial pode ser utilizado. Inicia-se a incisão a partir da borda posterior da ferida, contornando o lóbulo da orelha em direção à região cervical, de preferência na linha de implantação capilar. O retalho é descolado no plano subcutâneo. Nesses casos, é comum uma deformidade secundária ao excesso de pele nas porções anterior e inferior à lesão. Essa pele deve ser removida com muito cuidado, para não comprometer a vascularização do retalho, pois está localizada no pedículo.[3] Pode-se optar pela correção em um segundo tempo cirúrgico.

Zigomática

Para reconstruções da região zigomática, o cirurgião deve se atentar à proximidade com a região periorbital ou com a pálpebra inferior, a fim de reduzir o risco de retração e ectrópio.

Outra particularidade é a superficialização do ramo temporal do nervo facial na porção média do zigoma, aumentando o risco de lesão durante o procedimento. Outro detalhe é que os ligamentos zigomático-cutâneos podem limitar a mobilidade local.

Para defeitos pequenos, uma opção é o fechamento primário orientado paralelamente às LTPR, as quais, muitas vezes, correspondem às rugas periorbitais (Figuras 15.10 e 2.4). Para feridas mais próximas às pálpebras, S-plastias para melhor direcionamento do vetor podem ser úteis (Figura 4.6). Dependendo da elasticidade local, mesmo feridas extensas podem ser restauradas de forma primária (Figura 4.8).

Assim como nas regiões lateral e medial, retalhos de rotação (Figura 6.14) e retalhos de avanço podem ser utilizados (Figura 5.7). Dentre eles, os autores têm maior experiência com o retalho em avanço de Burow, no qual se remove o triângulo de compensação na base do retalho, que permite mobilidade adequada para o perfeito encaixe do retalho na ferida operatória (Figura 15.11).

O SMAS é uma extensão da fáscia cervical e do músculo platisma. Durante a dissecção, observa-se uma estrutura de aspecto fibrogorduroso logo abaixo do tecido subcutâneo. Nas reconstruções da região malar, principalmente nas subunidades zigomática e bucal, pode-se realizar a chamada plicatura do SMAS, que consiste na sutura do SMAS, de forma que ele dobre sobre si mesmo, resultando em seu encurtamento e na redução do tamanho da ferida (Figura 15.12). Além disso, como grande parte da tensão é colocada na fáscia profunda, há redução do risco de necrose superficial e de cicatrizes deprimidas.[8]

Bucal

A subunidade bucal é considerada a maior das subunidades malares. Nessa região, se houver frouxidão suficiente, o fechamento primário com as linhas de sutura paralelas às LTPR é geralmente a primeira opção (Figura 15.12).

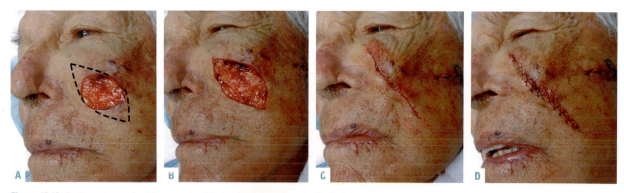

Figura 15.10. Fechamento primário na subunidade zigomático-bucal. (A) Ferida operatória com triângulos a serem removidos. (B) Ferida após remoção dos triângulos de Burow. (C) Suturas internas com eversão da cicatriz. (D) Pós-operatório imediato. Fonte: Arash Kimyai-Asadi.

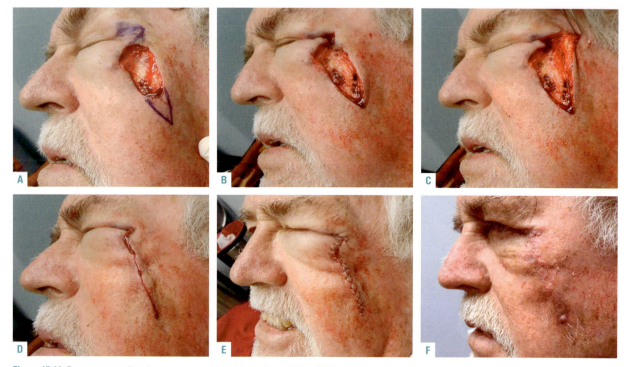

Figura 15.11. Pequeno retalho de avanço na subunidade zigomática. (A) Ferida operatória com triângulo de Burow do retalho posicionado nas rítides perioculares. (B) Retalho incisado. (C) Retalho descolado. (D) Suturas internas. (E) Pós-operatório imediato. (F) Pós-operatório, 10 dias, após remoção dos pontos. Fonte: Arash Kimyai-Asadi.

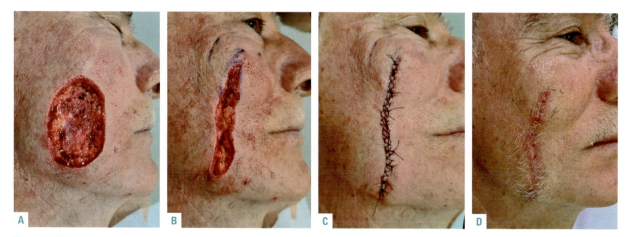

Figura 15.12. Fechamento primário na subunidade bucal com plicação do SMAS. (A) Ferida operatória. (B) Plicação do SMAS e consequente redução significativa da ferida. (C) Pós-operatório imediato. (D) Pós-operatório, 10 dias. Fonte: Arash Kimyai-Asadi.

Podem-se utilizar retalhos de transposição unilobados ou bilobados para recrutar tecido das regiões mandibular e cervical.⁹ Outras opções a serem consideradas são os retalhos de avanço e os de rotação (Figuras 15.13 e 6.6). Para feridas concomitantes, deve-se, sempre que possível, utilizar a pele entre as feridas como parte do fechamento (Figura 15.14).

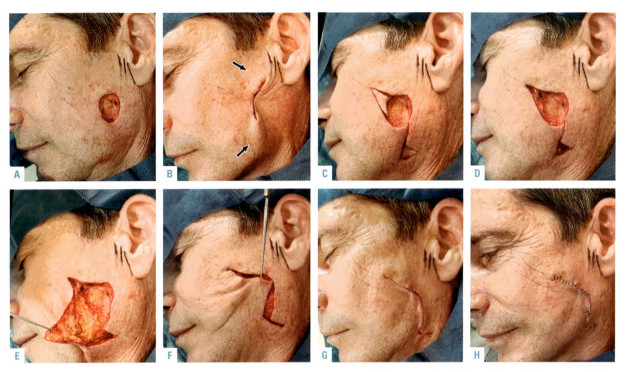

Figura 15.13. Retalho de avanço de Burow. (A) Ferida operatória. (B) "Dog ears" significativas (*setas*) após "teste" para fechamento primário. (C) Retalho incisado. (D) Remoção dos triângulos de Burow. (E) Retalho descolado. (F) Movimento do retalho. (G) Suturas internas. (H) Pós-operatório imediato. O pequeno retalho permitiu posicionar as incisões de forma mais favorável do que o fechamento primário. Fonte: Bruno Fantini.

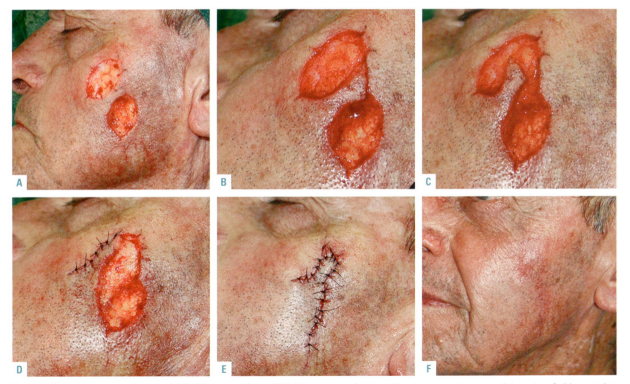

Figura 15.14. Feridas concomitantes. (A) Feridas operatórias. (B-C) Pele entre as feridas utilizada para restaurar parcialmente a ferida superior. (D) Ferida superior restaurada parcialmente. (E) Fechamento primário da área doadora e da ferida inferior. (F) Pós-operatório, 1 mês. Um fechamento primário "englobando" ambas as feridas geraria uma cicatriz linear extensa mais visível do que a apresentada. Fonte: Bruno Fantini.

Complicações

- **Necrose do retalho:** pode ocorrer secundariamente à isquemia por vascularização inadequada ou excesso de tensão, principalmente nas áreas convexas sobre bases ósseas, como o zigoma e a região mandibular. A vascularização dos retalhos malares se dá na grande maioria dos casos pelo plexo vascular subdérmico. Sendo assim, a proporção comprimento:base do retalho deve ser, no máximo, 3:1. Aumentando-se essa proporção, aumenta-se progressivamente o risco de necrose nas áreas distais do retalho. Devem-se levar em consideração as características clínicas do paciente, já que antecedentes de diabetes, tabagismo e doença vascular periférica podem prejudicar ainda mais a irrigação do local.[2] Outra causa comum de necrose são hematomas (Figura 22.1) não diagnosticados a tempo de serem drenados.

- **Deiscência (Figura 22.3):** não é comum na região malar, principalmente se a reconstrução for bem planejada e se a sutura for realizada por planos.

- **Cicatriz hipertrófica:** também é rara nessa região. Pode ocorrer nos casos em que há excesso de tensão e em pacientes com predisposição. É essencial atentar-se aos antecedentes pessoais e, se necessário, tratá-los precocemente.

- **Ectrópio:** secundário à tensão local, à frouxidão palpebral e a edema após reconstrução dos defeitos na região periorbital. Ao detectar o risco de possível ectrópio, o cirurgião pode tomar algumas medidas, como utilização de suturas de suporte no periósteo, cantopexia ou enxerto de pele.

Conclusão

A região malar tem um contorno convexo, com poucas sombras e depressões, e uma pele com características muito heterogêneas. Como camuflar incisões pode ser uma tarefa desafiadora, é essencial um bom conhecimento da anatomia e das opções de reconstruções possíveis, garantindo um planejamento adequado para o melhor resultado possível.

■ Referências bibliográficas

1. Menick FJ. Artistry in aesthetic surgery. Aesthetic perception and the subunit principle. Clin Plast Surg. 1987;14(4):723-35.
2. Cass ND, Terella AM. Reconstruction of the Cheek. Facial Plast Surg Clin North Am. 2019;27(1):55-66.
3. Dobratz EJ, Hilger PA. Cheek defects. Facial Plast Surg Clin North Am. 2009;17(3):455-67.
4. Hanks JE, Moyer JS, Brenner MJ. Reconstruction of Cheek Defects Secondary to Mohs Microsurgery or Wide Local Excision. Facial Plast Surg Clin North Am. 2017;25(3):443-61.
5. Bradley DT, Murakami CS. Reconstruction of the cheek. In: Baker SR, ed. Local flaps in facial reconstruction. Philadelphia: Mosby Elsevier; 2007:525-56.
6. Rapstine ED, Knaus WJ, 2nd, Thornton JF. Simplifying cheek reconstruction: a review of over 400 cases. Plast Reconstr Surg. 2012;129(6):1291-9.
7. Lewin JM, Sclafani AP, Carucci JA. An Inferiorly Based Rotation Flap for Defects Involving the Lower Eyelid and Medial Cheek. Facial Plast Surg. 2015;31(4):411-6.
8. Pontes LT, Aluma-Tenorio MS, Firoz BF, Goldberg LH, Jih MH, Kimyai-Asadi A. Plication of the superficial musculoaponeurotic system in reconstruction of cheek defects. Dermatol Surg. 2009;35(11):1822-5.
9. Scott JF, Bordeaux JS. A Conceptual Approach to Designing Transposition Flaps. Dermatol Surg. 2020;46(1):9-19.

Reconstrução Perioral

16

| Michael Kunz | Severin Läuchli |

Introdução

A região perioral é de extrema importância para a aparência. Intervenções cirúrgicas nessa região podem, eventualmente, interferir na anatomia complexa dos lábios, bem como afetar a mímica facial, a competência oral, a mastigação e a interação pessoal. Uma complexa interação de nervos sensitivos, de músculos com seus respectivos nervos motores e de um rico suprimento vascular torna desafiadora a restauração da função dessa região. Além disso, a movimentação da musculatura perioral durante a mímica facial ou o consumo de alimentos e bebidas inviabiliza a imobilização da ferida após o procedimento. A eversão das bordas da ferida é, portanto, mais importante do que em qualquer outra unidade anatômica da face, a fim de evitar cicatrizes atróficas visíveis.

A estrutura peculiar dos lábios com sua transição da pele para o vermelhão e para a mucosa exige considerações especiais no momento da reconstrução. Falhas no realinhamento da borda do vermelhão ou da linha úmida podem distorcer visivelmente o contorno dos lábios.

Anatomia

A subunidade anatômica dos lábios é delimitada superiormente pelo sulco nasogeniano (SNG), pela lateral da asa nasal, pelo vestíbulo nasal e pela columela, lateralmente, pelo SNG e, inferiormente, pelo sulco mentoniano. O lábio superior é dividido em triângulo apical (2), lábio cutâneo superior (2) e filtro, com colunas, sulco e arco do cupido (Figura 16.1).

O vermelhão representa a zona de transição entre o epitélio queratinizado da pele e o não queratinizado da mucosa. Sua coloração é decorrente do músculo orbicular da boca altamente vascularizado, com capilares localizados próximo à superfície, cobertos por um epitélio delgado. Em contraste, a camada abaixo da mucosa labial oral é rica em glândulas salivares menores. A linha branca marca a fronteira entre a pele e o vermelhão, enquanto a linha úmida representa a transição entre o vermelhão e a mucosa oral (Figura 16.1).

O rico suprimento vascular dos lábios provém dos ramos da artéria facial: as artérias labiais superior e inferior com seus ramos e perfurantes. As artérias labiais estão localizadas no plano subcutâneo, imediatamente acima da porção posterior do músculo orbicular, adjacente ao vermelhão. A artéria facial cruza a borda inferior da mandíbula, próximo à junção de seus terços posterior e médio, correspondendo, também, à borda anterior do músculo masseter e ao sulco mandibular (Figura 16.2).[1,2]

Anteriormente à artéria facial, os ramos mandibulares marginais do nervo facial correm sobre a borda inferior da mandíbula, representando importante zona de risco. Localizam-se em um triângulo construído por linhas interconectadas entre o processo mastoide, a comissura oral e o sulco mandibular, sendo mais vulneráveis em um círculo de 2 cm ao redor de um ponto na mandíbula média localizado 2 cm posterior à comissura oral, onde eles correm superficialmente logo abaixo do platisma.[2,3]

A lesão do ramo mandibular marginal pode causar paralisia ipsilateral dos músculos do lábio inferior (depressor do lábio inferior, depressor do ângulo da boca e mentoniano), uma vez que anastomoses periféricas entre os ramos mandibular e bucal do nervo facial são raras e apenas encontradas em cerca de 5% a 12% dos casos.[1,4] Clinicamente, resulta em deformidade ao abrir a boca, sorrir ou "fazer careta".

A inervação sensitiva da região perioral depende do nervo infraorbital para o lábio superior e do nervo mentoniano para o lábio inferior. Ambos são facilmente anestesiados por bloqueios percutâneos ou intraorais. Para bloqueio do infraorbital, deve-se localizar o forame infraorbital imediatamente medial à linha pupilar média, cerca de 7 mm abaixo da borda orbital. O forame mentoniano localiza-se discretamente medial à linha pupilar média, 1 cm acima da borda inferior da mandíbula (Figura 16.2).[5]

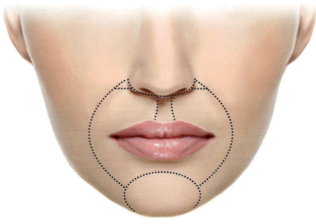 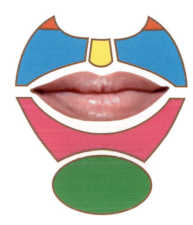

Figura 16.1. Subunidades anatômicas e limites da região perioral. Triângulos apicais (■), lábio cutâneo superior (■), vermelhão (■), filtro (■), lábio cutâneo inferior (■), mento (■). Fonte: Luiz Gonçalves.

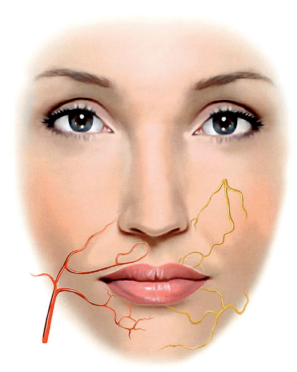

Figura 16.2. Inervação sensitiva e vascularização da região perioral. Fonte: Luiz Gonçalves.

Variações de formas e tamanhos das diferentes estruturas anatômicas da região perioral têm impacto relevante na reconstrução. Lábios volumosos em indivíduos mais jovens se contrastam com lábios planos, frequentes em indivíduos mais idosos. A proeminência do filtro e a distância da columela ao vermelhão nos lábios superiores podem variar significativamente entre as pessoas.[6]

Avaliação e reconstrução das feridas
Princípios e conceitos gerais

Em uma área de alta mobilidade como a região perioral, os vetores de tensão podem mudar consideravelmente com o movimento muscular. O exame da ferida operatória e da elasticidade cutânea adjacente em posição neutra deve ser complementado com a dinâmica de sorrir e assobiar. Edema acentuado dos lábios, decorrente da anestesia local durante a cirurgia, é comum e pode obscurecer a borda do vermelhão. Portanto, a marcação com caneta cirúrgica antes da anestesia e, posteriormente, com incisão superficial ou sutura de marcação, para orientação até o final do procedimento reconstrutivo, é extremamente útil. Os bloqueios dos nervos podem minimizar o edema decorrente da infiltração excessiva de anestésico.[5]

Como nas outras subunidades, as incisões devem ser posicionadas ao longo das linhas de tensão da pele relaxada (LTPR) e dentro dos limites da subunidade estética (ou paralelamente a eles). A frouxidão individual deve orientar as decisões reconstrutivas. Até certo ponto, a porcentagem de acometimento do lábio pode ser um guia útil para a escolha do reparo. Em geral, a extensão horizontal (largura) das feridas nos lábios é mais determinante do que a vertical para a decisão sobre a forma de reconstrução a ser empregada. Os defeitos de espessura total devem ser reparados por camadas e requerem sutura separada da mucosa, do músculo/subcutâneo e da derme/epiderme. A eversão das bordas durante a sutura é fundamental para evitar cicatrizes atróficas devido à convexidade, à mobilidade e à impossibilidade de imobilização pós-operatória.

Unidade lateral do lábio cutâneo superior e triângulo apical

O triângulo apical é uma subunidade anatômica côncava simétrica do lábio cutâneo superior, limitada superior e lateralmente pelo SNG e, na porção medial, pela base alar. A margem inferior do triângulo apical é uma linha horizontal hipotética que se estende da base nasal até o SNG.[7] Talvez a ressalva mais importante para reconstrução do triângulo apical seja evitar a sutura do SNG diretamente na base alar, o que levaria a seu deslocamento inferior e à consequente assimetria facial evidente.

Idealmente, para seu reparo, a pele deve ser mobilizada a partir da porção lateral superior do lábio cutâneo superior. Isso geralmente é realizado com uma incisão ao longo do SNG e um avanço ou uma rotação com base inferior (Figura 16.3).[8,9] Esses retalhos são opções importantes para toda essa subunidade anatômica (Figura 6.1). Os excessos de tecidos podem ser removidos ao longo da margem alar e da base nasal ou nas LTPR do lábio cutâneo superior, que são perpendiculares à borda do vermelhão.[10] De maneira semelhante, defeitos que envolvem o triângulo apical e a região malar medial podem ser reparados com uma combinação entre um retalho de avanço ou rotação do SNG e um retalho de avanço malar, mantendo-se todas as cicatrizes ao longo do triângulo apical.[7] Como opção adicional, feridas do triângulo apical podem, até certo ponto, ser restauradas com cicatrização por segunda intenção (Figuras 3.4 e 12.2).[11] Pequenos defeitos podem ser restaurados com fechamento direto em crescente, desde que a supressão completa do triângulo seja evitada.[12]

Para a porção lateral do lábio cutâneo superior, fechamentos primários podem ser utilizados para pequenos defeitos. Devem ser orientados ao longo das rítides, perpendiculares à borda do vermelhão, sem exceder um diâmetro de 10 mm, pois podem causar um deslocamento inferior perceptível na margem livre do vermelhão.[13] Caso o fechamento primário vertical atinja a borda do vermelhão, geralmente sugerimos incisar o vermelhão e remover a "*dog ear*", em vez de tentar ficar acima dele usando um retalho de avanço A-T ou uma M-plastia. O realinhamento preciso da borda do vermelhão com sutura meticulosa leva a um resultado agradável, com uma cicatriz quase imperceptível (Figura 16.4).

Para defeitos de tamanho médio do lábio cutâneo superior lateral com potencial envolvimento do vermelhão, a excisão em cunha é uma boa alternativa. É basicamente um fechamento primário com retirada adicional de músculo, para evitar o abaulamento labial.[13]

Para defeitos médios a grandes, são úteis os retalhos de avanço-rotação com uma longa incisão no SNG, estendendo-se até abaixo da comissura lateral, onde um *back cut* pode ser posicionado (Figura 16.5). Alternativamente, caso o retalho de rotação possa elevar a comissura oral, pode ser utilizado o retalho em ilha (Figura 8.6).[14] Nesse tipo de retalho, em certos casos, pode ser útil ampliar o defeito até a borda do vermelhão (Figura 16.6). Isso permite camuflar a incisão da borda inferior do retalho entre o vermelhão e o lábio cutâneo superior, evitando uma cicatriz horizontal mais visível.

O retalho de transposição nasogeniano com base inferior é opção de reparo viável para defeitos laterais, especialmente para casos extensos (Figura 16.7). O uso desse retalho descaracteriza o SNG, que pode ser corrigido posteriormente com o uso de uma Z-plastia. Dependendo da orientação do defeito cirúrgico, quando retalhos de rotação ou avanço não são uma boa opção, o retalho tunelizado do SNG é uma alternativa, mas tem alto índice de *trapdoor* (Figura 8.10).

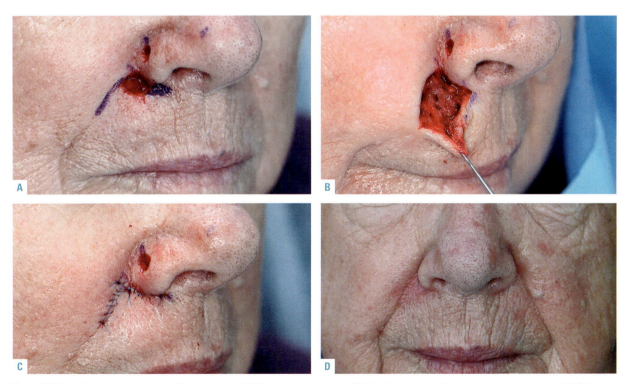

Figura 16.3. Retalho de avanço para triângulo apical. (A) Desenho do retalho. (B) Retalho descolado no plano supramuscular. (C) Pós-operatório imediato. (D) Pós-operatório, 2 semanas. Apesar de ser uma pequena subunidade, o triângulo apical é de extrema importância para a simetria dessa região. Fonte: Felipe Cerci.

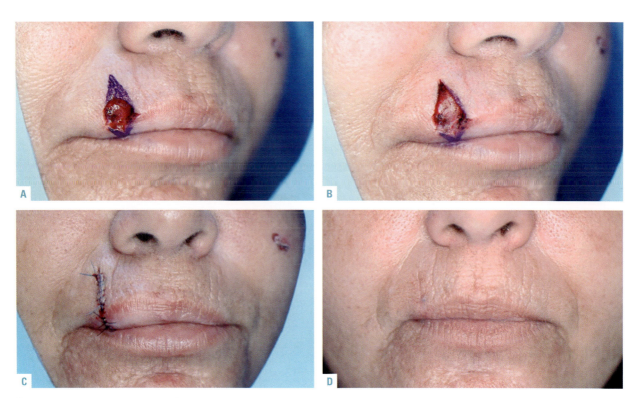

Figura 16.4. Fechamento primário do lábio cutâneo superior. (A) Ferida operatória. (B) Remoção da *dog ear* superior. A inferior foi removida em seguida. (C) Pós-operatório imediato. (D) Pós-operatório, 5 meses. Notar adequado alinhamento da borda do vermelhão. Fonte: Felipe Cerci.

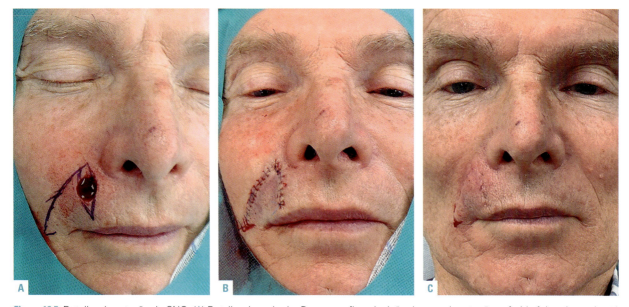

Figura 16.5. Retalho de rotação do SNG. (A) Retalho desenhado. Para camuflar a incisão do arco de rotação, a ferida foi prolongada até o SNG. (B) Pós-operatório imediato. (C) Pós-operatório, 10 dias. Fonte: Severin Läuchli.

Unidade central do lábio cutâneo superior

As reconstruções dos defeitos nessa região são extremamente desafiadoras devido à anatomia de superfície tridimensional complexa do filtro. Para defeitos maiores, as opções são escassas e há possibilidade de apagamento do filtro. Nos indivíduos mais idosos, isso pode não ser tão evidente devido ao achatamento natural das colunas do filtro. A ação dinâmica do músculo orbicular da boca pode, com o tempo, restaurar alguns dos desequilíbrios ou dos *trapdoor* decorrentes da reconstrução.

Para defeitos centrais, geralmente uma abordagem bilateral pode ser benéfica para restaurar a simetria do filtro. Isso envolve opções como retalhos de avanço em crescente bilaterais, com remoção bilateral dos triângulos de Burow

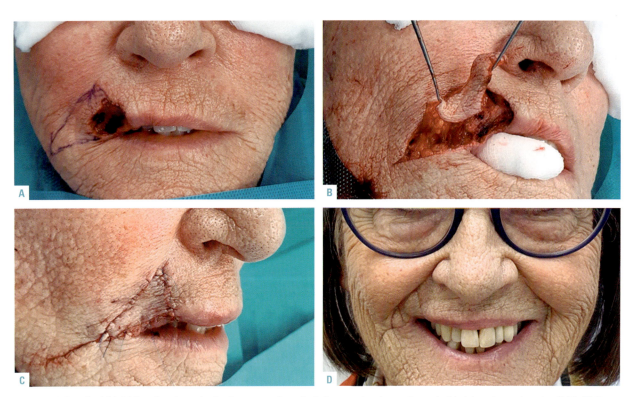

Figura 16.6. Retalho V-Y. (A) Retalho desenhado. Para camuflar a incisão superior do retalho, a ferida foi prolongada até o SNG. (B) Retalho descolado. (C) Pós-operatório imediato. (D) Pós-operatório tardio. Fonte: Severin Läuchli.

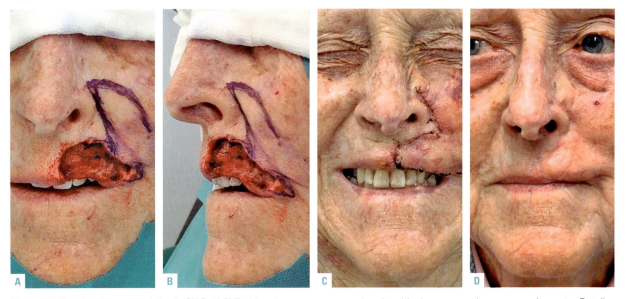

Figura 16.7. Retalho de transposição do SNG. (A-B) Ferida extensa, mas com músculo orbicular preservado em sua maior parte. Retalho desenhado. (C) Pós-operatório, 10 dias. (D) Pós-operatório, 3 meses. Fonte: Severin Läuchli.

ao longo da base alar, ou retalhos de avanço bilaterais tradicionais (Figura 16.8). Retalhos de avanço unilaterais podem ser suficientes para defeitos paracentrais (Figuras 16.9, 5.3 e 12.6), assim como retalhos de rotação (Figura 16.10).

Os retalhos em ilha são úteis para reconstruções nessa área e podem ser baseados superiormente para defeitos inferiores do filtro (Figuras 16.11 e 16.12). Se a ferida estiver localizada no centro, em vez de usar um desenho triangular, uma variação simétrica semelhante a uma M-plastia para a parte superior pode ser utilizada, para restauração de ambas as colunas do filtro. O retalho de pedículo em ilha miocutâneo é uma variação do retalho em ilha que permite um movimento de rotação do retalho e, portanto, a reconstrução mais natural do arco do cupido e a preservação

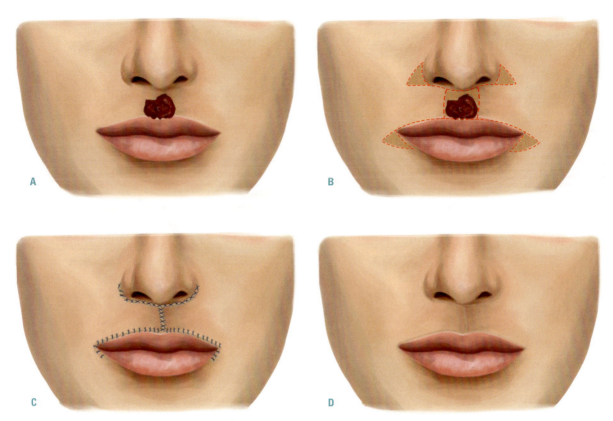

Figura 16.8. Retalho de avanço bilateral. (A) Ferida operatória envolvendo o filtrum. (B) Desenho do retalho. Para camuflar as incisões do retalho, deve-se considerar estender a ferida até as junções entre as subunidades (filtro/nariz e filtro/vermelhão). (C) Pós-operatório imediato. (D) Pós-operatório. Fonte: Bruno Fantini.

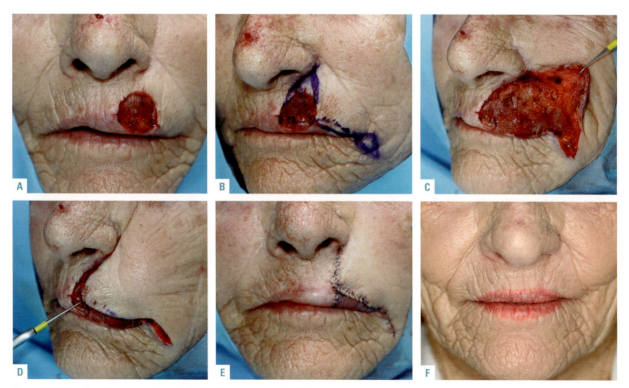

Figura 16.9. Retalho de avanço lateral. (A) Ferida acometendo lábio cutâneo superior e vermelhão. (B) Desenho do retalho. Além do triângulo de Burow na região da comissura labial, foi removido uma crescente, conforme ilustrado. (C) Retalho descolado. (D) Avanço do retalho. (E) Pós-operatório imediato. Para unir as bordas do vermelhão, foi realizado fechamento primário de espessura parcial. (F) Pós-operatório, 1 ano. Fonte: Felipe Cerci.

Capítulo 16 Reconstrução Perioral **157**

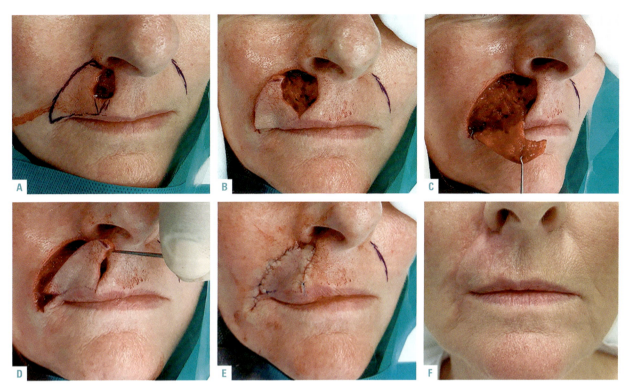

Figura 16.10. Retalho de rotação do SNG com *back cut*. (A) Retalho desenhado. (B) Retalho incisado. (C) Retalho descolado. (D) Movimento do retalho. Ferida secundária ao longo do SNG. (E) Pós-operatório mediato. (F) Pós-operatório, 3 meses. Fonte: Severin Läuchli.

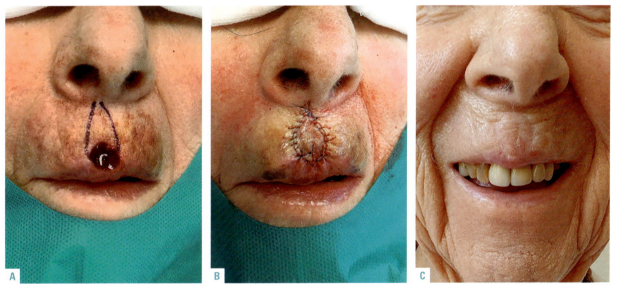

Figura 16.11. Retalho V-Y em pinça. (A) Retalho desenhado. (B) Pós-operatório imediato. As duas pontas do retalho foram dobradas sobre si mesmas para recriar o arco do cupido. (C) Pós-operatório, 2 meses. Fonte: Severin Läuchli.

do comprimento do lábio.[15] Se a ferida acometer o vermelhão, retalhos em ilha opostos podem ser utilizados e se encontram na borda do vermelhão – um se movendo de cima e o outro de baixo, a partir do vermelhão (Figura 8.4).[16] Para ajudar a recriar a concavidade natural do filtro e do arco do cupido, a modificação em pinça pode ser adicionada. Essa adaptação permite a junção das bordas laterais deixando o retalho em forma de "gota" (Figura 16.11).[17]

Para defeitos menores ao longo da base nasal, tanto na parte lateral quanto na parte central do lábio superior, um retalho de avanço labial simétrico (*lifting* labial) pode ser uma abordagem reconstrutiva elegante. Essa abordagem modificada, com desenho em *bullhorn* ("chifre de touro") infranasal, minimiza a visibilidade da cicatriz, colocando-a inteiramente ao longo da junção labionasal, enquanto oferece preservação das proporções do filtro e do arco do

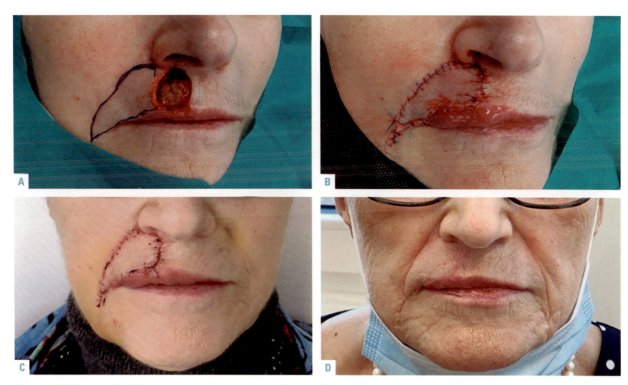

Figura 16.12. Retalho V-Y. (A) Ferida operatória envolvendo filtrum e lábio cutâneo superior. Retalho desenhado na junção das subunidades periorais. (B) Pós-operatório imediato. (C) Pós-operatório, 10 dias. (D) Pós-operatório tardio. Notar discreta assimetria do vermelhão. Fonte: Severin Läuchli.

cupido (Figura 16.13).[18,19] Abordagem semelhante pode ser utilizada para reparar defeitos envolvendo o arco do cupido. Essa técnica modificada de retalho de avanço da mucosa, também conhecida como retalho em asa de gaivota, é classicamente utilizada para defeitos com dimensão horizontal mais extensa e componente vertical mais curto (Figura 16.13).[20]

O enxerto de pele de espessura total pode ser opção viável e cosmética para defeitos maiores, mesmo que envolvam o vermelhão. Litani et al. demonstraram que, com o passar do tempo, a pele transplantada para o vermelhão frequentemente se assemelha clínica e histologicamente à mucosa.[21]

Outra alternativa são os retalhos de transposição (Figura 16.14). Eles podem ser combinados com uma ou duas Z-plastias, para aumentar sua mobilidade e minimizar a distorção das estruturas adjacentes ao defeito cirúrgico, e podem ser utilizados de maneira oposta para defeitos combinados na pele e no vermelhão.[22]

Finalmente, para feridas complexas de espessura total, é possível realizar os retalhos de Karapandzic ou de Abbé, os quais, eventualmente, podem ser combinados (Figura 16.15). Uma alternativa para casos selecionados é o uso de dois grandes retalhos em ilha (Figura 8.5).

Lábio cutâneo inferior

Boas opções para o posicionamento das cicatrizes em defeitos do lábio inferior incluem a borda do vermelhão, o sulco mentoniano e as rítides radiais perpendiculares à borda do vermelhão. Opção reconstrutiva simples para defeitos de espessura parcial é o fechamento primário, incluindo o vermelhão caso a ferida esteja próximo a ele ou o envolva.

Além disso, são excelentes opções os retalhos em A-T com incisões ao longo da borda do vermelhão (Figura 16.16) ou do sulco mentoniano. Em geral, para defeitos centrais, os retalhos de avanço bilateral funcionam melhor, enquanto, para os laterais, os retalhos de rotação geram melhores resultados.[23] Os retalhos de transposição nasogeniano com base inferior, conforme descrito anteriormente para grandes defeitos laterais do lábio superior, também podem ser utilizados para defeitos de espessura parcial do lábio inferior, se planejados ainda mais inferiormente. Curiosamente, mesmo se o defeito envolver o vermelhão, os resultados podem ser muito favoráveis.[21] Eles podem ser planejados e executados em um ou dois estágios.[6]

Fechamentos primários para defeitos de espessura total são chamados de excisões em cunha e são considerados viáveis para defeitos de até um terço da largura do lábio inferior.[23-25] Dependendo da largura do defeito, excisões em forma de V podem resultar em grande perda de tecido, inviabilizando o fechamento primário. Para superar essa limitação, existem adaptações com M-plastia ou diferentes formas, como "escudo", "pentágono" ou "W".[26] Retalhos de avanço bilaterais são úteis para defeitos maiores. As incisões horizontais de espessura parcial ou total do retalho são classicamente posicionadas no sulco mentoniano. Caso a extensão vertical do

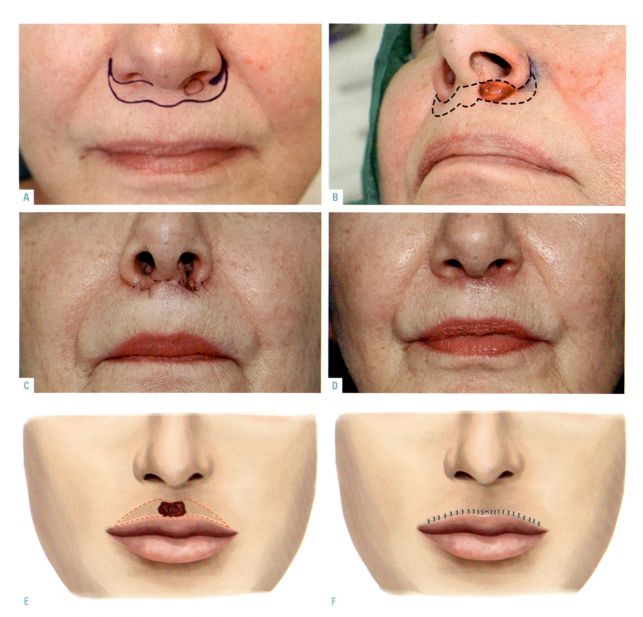

Figura 16.13. Retalho *Bull horn* e asa de gaivota (*Seagull*). (A) Desenho pré-operatório esquemático do retalho. (B) Ferida operatório com desenho do retalho. (C-D) Pós-operatório, 10 dias, antes e depois da remoção dos pontos. Notar incisões escondidas entre as subunidades. (E-F) Desenho esquemático do retalho em asa de gaivota para feridas na região inferior do filtro. Fonte: Bruno Fantini.

defeito não atinja o sulco ou caso seja em forma de V, tecido adicional pode ser removido para permitir o desenho apropriado do retalho.

Vermelhão e mucosa labial

Embora a cicatrização por segunda intenção geralmente seja uma opção com resultados inferiores para áreas cutâneas do lábio, pode proporcionar resultados bons a excelentes para defeitos no vermelhão e na mucosa (Figura 3.3). Para defeitos mais superficiais e menores, essa pode ser a escolha ideal.[27] Alguns autores já demonstraram o uso benéfico da cicatrização por segunda intenção para defeitos maiores, mesmo com envolvimento da camada muscular e do lábio cutâneo.[28,29] Com o aumento do tamanho do defeito cutâneo, aumenta o risco de cicatriz hipertrófica ou eclábio.[30] Conforme descrito previamente, enxertos de pele de espessura total podem levar a bons resultados, se houver paciência para que o enxerto se adapte.[21]

Fechamentos primários são boas opções para feridas menores do vermelhão e da mucosa, tanto de espessura parcial quanto de espessura total (Figuras 16.17 e 16.18). A aproximação deve ser meticulosa, em camadas, conforme já descrito. Feridas maiores podem requerer avanços bilaterais (Figura 16.19).

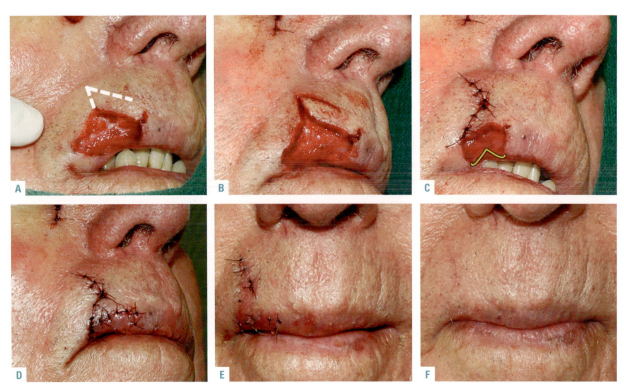

Figura 16.14. Retalho de transposição combinado com V-Y. (A) Ferida operatória acometendo lábio cutâneo superior e vermelhão. Retalho de transposição (pontilhado) para restaurar porção cutânea da ferida. (B) Retalho incisado. (C) Retalho de transposição suturado. Desenho esquemático do retalho V-Y mucoso para restaurar o vermelhão. (D) Pós-operatório imediato. (E) Pós-operatório, 10 dias. (F) Pós-operatório tardio. Fonte: Bruno Fantini.

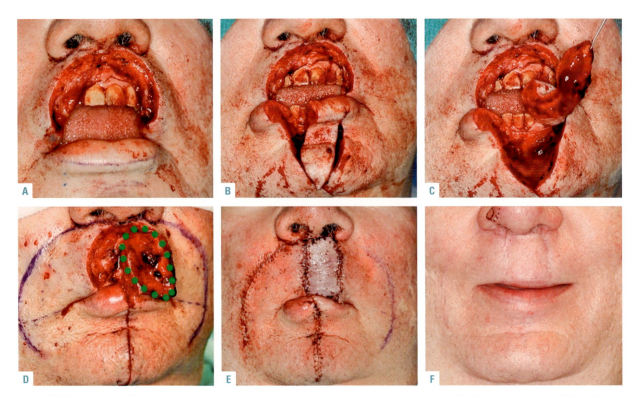

Figura 16.15. Retalho de Karapandzic (*rotação*) combinado com retalho de Abbé (*interpolado*). (A) Ferida operatória. (B) Retalho de Abbé incisado. (C) Retalho descolado, com pedículo do lado esquerdo, contendo a artéria labial inferior. (D) Retalho de Abbé suturado. O triângulo distal do retalho está dobrado sobre si mesmo (*pontilhado verde*) e foi removido em seguida. (E) Pós-operatório imediato, após associação de Karapandzic do lado direito para restaurar o restante do lábio. (F) Pós-operatório tardio. Fonte: Tri Nguyen.

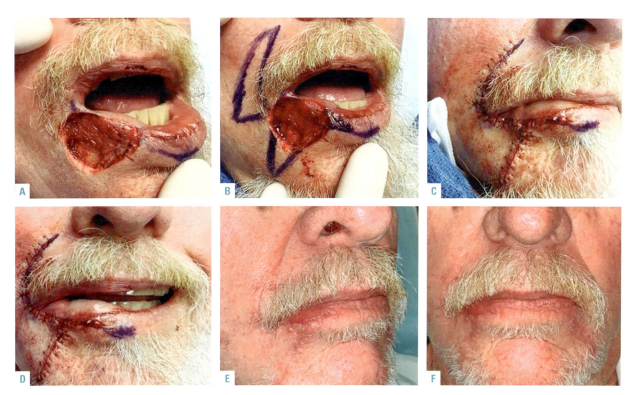

Figura 16.16. Retalho de avanço bilateral. (A) Ferida operatória acometendo lábio cutâneo inferior e vermelhão. (B) Desenho do retalho. Triângulo de Burow posicionado no SNG. Incisão medial entre mucosa e pele. (C-D) Pós-operatório imediato. (E-F) Pós-operatório após remoção dos pontos. Fonte: Stanislav Tolkachjov.

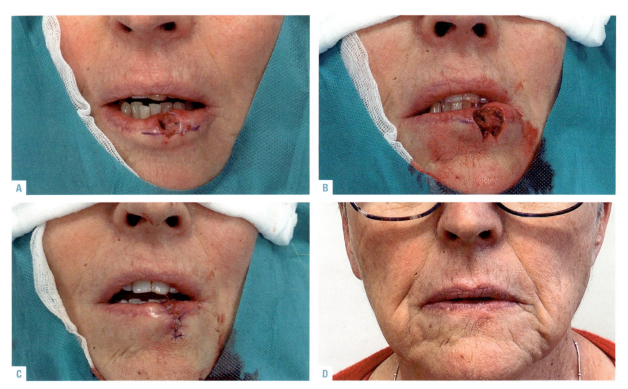

Figura 16.17. Fechamento primário. (A) Ferida operatória de espessura parcial do vermelhão. (B) *Dog ear* inferior excisada com M-plastia. (C) Pós-operatório imediato. (D) Pós-operatório tardio. Fonte: Severin Läuchli.

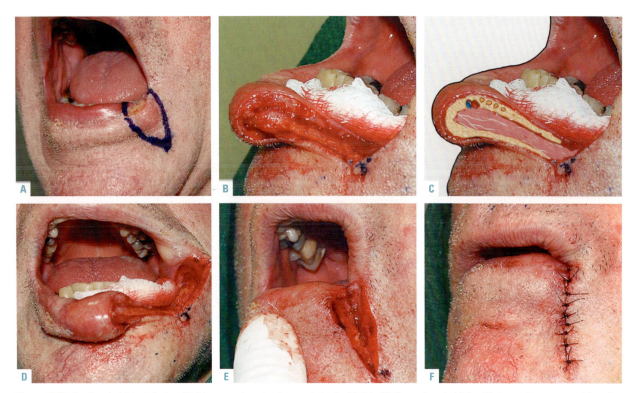

Figura 16.18. Cunha do lábio inferior. (A) Margem do primeiro estágio da CMM. (B) Camadas do lábio. (C) Desenho esquemático. De dentro para fora: mucosa, submucosa, glândulas salivares, músculo orbicular, tecido subcutâneo, derme e epiderme. Artéria labial representada pelo ponto vermelho. (D) Ferida operatória. (E) Ferida após sutura da mucosa e da camada muscular. (F) Pós-operatório imediato. Fonte: Bruno Fantini.

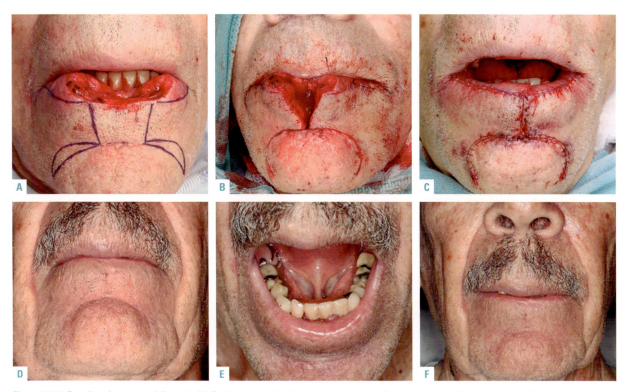

Figura 16.19. Retalho de avanço bilateral. (A) Ferida operatória de espessura total. Desenho do retalho com correções do excesso de pele em crescente no sulco mentual. (B) Sutura parcial do retalho. (C) Pós-operatório imediato. (D-F) Pós-operatório tardio, com preservação funcional e sem microstomia. Fonte: Tri Nguyen.

Os retalhos de avanço da mucosa são excelentes para defeitos do vermelhão, principalmente se sua extensão horizontal for ampla. A vermelhectomia consiste na remoção de todo o vermelhão, seguida de reconstrução com fechamento primário ou com retalho de avanço da mucosa, geralmente com resultado superior quando comparado ao fechamento primário (Figura 16.20).[31] No entanto, a escolha do reparo dependerá de fatores que incluem uso de anticoagulantes, impacto de possível redução do vermelhão e possibilidade de parestesia. Quando os defeitos são combinados, envolvendo a pele e o vermelhão, os retalhos de avanço da mucosa são frequentemente empregados para reconstruir isoladamente o vermelhão. Como alternativa, pode ser confeccionado um retalho em ilha e, para complementar, um retalho cutâneo em ilha oposto para a reconstrução da pele. Isso também é válido para retalhos de transposição romboidal com dupla Z-plastia aplicada em ambos os lados de um defeito de borda do vermelhão.[22]

Para defeitos do vermelhão de tamanho intermediário, o retalho de rotação bilateral do vermelhão com uma longa incisão ao longo de toda a sua borda pode fornecer excelentes resultados funcionais e cosméticos (Figura 16.21).[32,33]

Mento

A cicatrização por segunda intenção e os enxertos de pele devem ser evitados nessa área. Caso o fechamento primário não seja possível, os retalhos de avanço, rotação e transposição podem ser considerados.

Os fechamentos primários devem ser orientados verticalmente para os defeitos centrais e laterais, a fim de evitar a distorção da margem livre do lábio inferior (Figura 2.12). Para retalhos, o posicionamento das incisões no sulco mentoniano pode camuflar as cicatrizes (Figura 6.9). Defeitos adjacentes ao sulco podem ser reconstruídos com um retalho de rotação unilateral ou bilateral ao longo do sulco mentoniano.[23] Se descolados logo acima do músculo mentoniano, podem ser mobilizados a uma distância substancial e o arco de rotação pode ser camuflado ao longo do sulco mentoniano.[34] Retalhos de transposição podem ser úteis para defeitos mentonianos laterais, utilizando pele redundante cervical ou mandibular.[12] O retalho de transposição bilobado foi descrito para reconstrução de defeitos do mento de tamanho moderado a grande.[35] Com sua base inferolateral, a pele submentoniana pode ser usada como reservatório de tecido, com excelente correspondência de textura e coloração. Além disso, as cicatrizes podem ser facilmente ocultadas nessa região.

Complicações

Irregularidades de contorno e degraus são frequentes na reconstrução labial, principalmente no lábio superior, devido à sua configuração anatômica complexa. Muitas complicações podem ser antecipadas e evitadas com abordagem cirúrgica meticulosa.

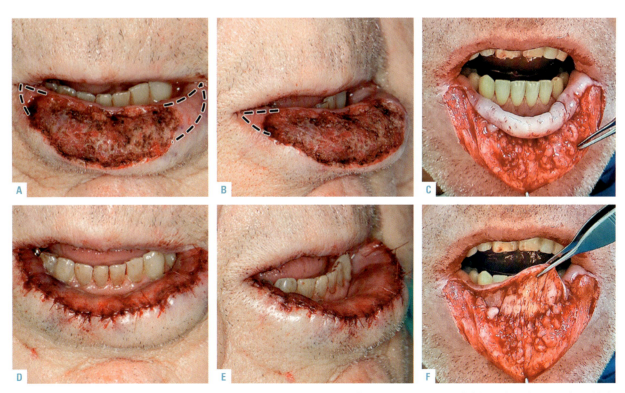

Figura 16.20. Vermelhectomia seguida de retalho de avanço de mucosa. (A-B) Ferida operatória superficial envolvendo cerca de 75% do lábio inferior. Pontilhado representa *dog ears* removidas. (D-E) Pós-operatório imediato. (E-F) Descolamento no plano submucoso, caso de outro paciente. Fonte: Jerry Brewer e Bruno Fantini.

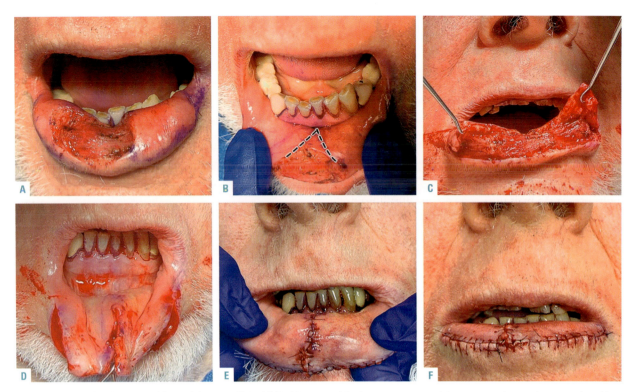

Figura 16.21. Retalho de rotação bilateral do vermelhão. (A) Ferida operatória de espessura parcial, preservando a maior parte do orbicular. (B) Triângulo de compensação (pontilhado) removido na porção interna da mucosa. (C) Retalhos descolados no pano supramuscular. (D) Movimento dos retalhos. (E-F) Pós-operatório imediato. Fonte: Stanislav Tolkachjov.

Cicatrizes atróficas e retrações

Os lábios são dinâmicos e altamente móveis, com intensa atividade muscular e impossibilidade de imobilização após a cirurgia. As consequências são a maior influência da tensão nas bordas da ferida e o risco subsequente de cicatrizes atróficas. Sendo assim, deve-se prestar atenção à colocação de suturas profundas suficientes e à boa eversão das bordas durante a sutura. Isso permitirá a cicatrização da borda superficial da ferida com tensão mínima e sem deiscência, apesar do movimento repetido do músculo orbicular da boca. Após a absorção das suturas profundas em 3 a 6 meses (dependendo do material), atingindo-se 50% a 80% da resistência do tecido cicatricial em comparação com a pele normal, o risco de atrofia é mínimo.

Os lábios são margens livres e estão sob risco de distorção, que pode decorrer de técnica cirúrgica inadequada ou da contratura da cicatriz. A consequência pode ser tração assimétrica na borda do vermelhão, deformidade da linha úmida, arqueamento do sulco mentoniano, apagamento do triângulo apical, tração da asa nasal ou distorção da comissura oral.

Retração

Resulta da tensão vertical que age na borda do vermelhão após um fechamento vertical (por exemplo, após uma excisão em cunha).[36] Ocorre devido a diferentes níveis da borda do vermelhão em ambos os lados da borda da ferida e um vetor de tensão resultante com componente vertical. A consequência é a aparência em formato triangular da cicatriz puxando para cima (lábio superior) ou para baixo (lábio inferior). Pode ser corrigida com uma Z-plastia, seja durante o fechamento do defeito, seja posteriormente, como uma revisão de cicatriz.[37]

Degrau na borda do vermelhão, degrau na linha de transição entre as zonas úmida e seca e *fat lip deformity*

Talvez a complicação estética mais temida após a reconstrução labial seja a deformidade em degrau da borda do vermelhão. Ela decorre do desalinhamento cirúrgico das bordas da ferida. Já o degrau na linha de transição entre as zonas úmida e seca é resultante do desajuste do limite entre a mucosa úmida e o vermelhão.

Tradicionalmente, o ajuste da borda vermelhão-pele é priorizado em relação ao ajuste da linha úmida, uma vez que a consequência cosmética é muito evidente. Isso é verdadeiro para lábios finos, com a mesma quantidade de vermelhão nas porções medial e lateral das bordas da ferida. Quando essa quantidade diverge expressivamente, a borda medial da ferida (geralmente de volume maior) não corresponde à lateral. Assim, o alinhamento inicial da borda do vermelhão resulta no recrutamento da mucosa intraoral e em um rolamento para fora, do lado labial menor (geralmente lateral). A consequência pode ser uma deformidade do lábio conhecida como *fat lip deformity* (Figura 16.22), mais visível se ocorrer no lábio superior, por conta da gravidade.[36] O termo se refere a um degrau entre as porções com maior e menor volume. Isso pode causar prejuízos estético e funcional, amplificados ao comer ou sorrir.

Para evitar a *fat lip deformity*, o alinhamento da linha de transição entre as zonas úmida e seca deve ser priorizado em relação ao alinhamento da borda do vermelhão com a pele. Havendo diferença no volume das bordas da ferida, a consequência será o degrau da borda do vermelhão. Porém, frequentemente, a borda do vermelhão e a linha branca são mais uma zona do que uma linha exata, de modo que diferenças sutis na altura podem se misturar ao contorno e se tornar imperceptíveis com o tempo. De qualquer forma, a correção do degrau na borda vermelhão-pele pode ser realizada no intraoperatório com uma "Z-plastia deslizante" no lábio cutâneo adjacente. Em vez de três linhas de mesmo comprimento como na Z-plastia regular, o ramo central de uma Z-plastia deslizante tem um tamanho diferente. A diferença deve ser igual à altura do degrau do vermelhão. Com o membro central mais curto, a borda do vermelhão mais baixa será elevada para ficar na mesma altura do lado oposto, corrigindo o degrau.[36]

Distorção da comissura oral

Planejamento e execução cirúrgica inadequados ou contração das cicatrizes podem levar a distorções da comissura oral e à perda da competência oral. Quando apagada, uma plastia de comissura pode ser usada para recriá-la.[25] Para sua execução, um triângulo de pele que corresponda ao contorno da comissura no lado oposto deve ser excisado. Em seguida, uma incisão horizontal de espessura total é feita a partir do ápice lateral do triângulo. Por último, a mucosa de ambos os lados, superior e inferior, é descolada, avançada e suturada à pele adjacente.[12]

Conclusão

A mobilidade e a complexidade anatômica dos lábios representam um desafio reconstrutivo para todo cirurgião. O lábio superior, contendo o filtro, é uma das áreas anatômicas tridimensionais mais complexas para se restaurar. O exame minucioso da anatomia local individual e das características da pele é fundamental para a restauração bem-sucedida da função e da cosmética orais. Um grande arsenal de retalhos está disponível para a região perioral, mas as condições individuais podem abrir espaço para soluções reconstrutivas criativas e muito gratificantes, se bem-sucedidas.

Devido à natureza altamente móvel dos lábios, a sutura cuidadosa com eversão das bordas é fundamental. Com bom conhecimento técnico e compreensão espacial, complicações como degrau na borda do vermelhão, degrau na linha úmida e deformidades do lábio podem ser evitadas.

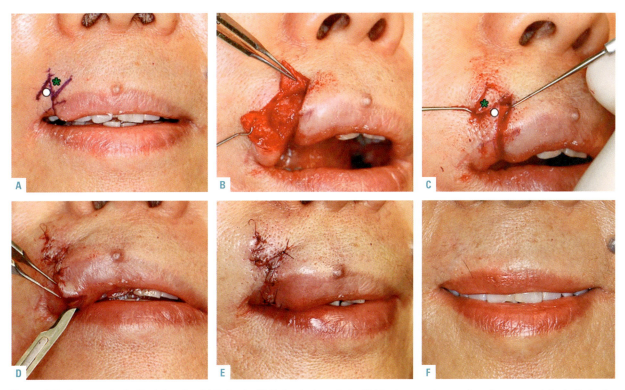

Figura 16.22. Correção de *fat lip deformity*. (A) Z-plastia. (B) Z-plastia descolada. (C) Movimento dos retalhos de transposição da Z-plastia. (D) Excisão de redundância de pele na porção medial. (E) Pós-operatório imediato. (F) Pós-operatório tardio. Fonte: Tri Nguyen.

■ Referências bibliográficas

1. Dingman RO, Grabb WC. Surgical anatomy of the mandibular ramus of the facial nerve based on the dissection of 100 facial halves. Plast Reconstr Surg Transplant Bull. 1962;29:266-72.
2. Rossell-Perry P. The marginal branch triangle: Anatomic reference for its location and preservation during cosmetic surgery. J Plast Reconstr Aesthet Surg. 2016;69(3):387-94.
3. Seckel BR. Facial Danger Zones - Avoiding Nerve Injury in Facial Plastic Surgery. Facial Danger Zones - Avoiding Nerve Injury in Facial Plastic Surgery. Rio de Janeiro: Thieme; 2010.
4. Batra AP, Mahajan A, Gupta K. Marginal mandibular branch of the facial nerve: An anatomical study. Indian J Plast Surg. 2010;43(1):60-4.
5. Sobanko JF. Perioral reconstruction. In: Rohrer TE, Cook JL, Kaufman A, editors. Flaps and Grafts in Dermatologic Surgery. Philadelphia: Elsevier; 2018:258-88.
6. Goldman G, Dzubow L, Yelverton C. Lip. In: Goldman G, Dzubow L, Yelverton C, editors. Facial Flap Surgery. New York: McGraw-Hill; 2012:184-208.
7. Johnson-Jahangir H, Stevenson M, Ratner D. Modified flap design for symmetric reconstruction of the apical triangle of the upper lip. Dermatol Surg. 2012;38(6):905-11.
8. Orangi M, Dyson ME, Goldberg LH, Kimyai-Asadi A. Repair of Apical Triangle Defects Using Melolabial Rotation Flaps. Dermatol Surg. 2019;45(3):358-62.
9. Tomas-Velazquez A, Redondo P. Pursuing symmetry in reconstruction of the upper lip apical triangle with a hatchet flap. J Dtsch Dermatol Ges. 2020;18(5):512-5.
10. Fathi R, Nijhawan RI. Commentary on Repair of Apical Triangle Defects Using Melolabial Rotation Flaps. Dermatol Surg. 2019;45(3):363-4.
11. Oh BH, Oh Y, Nam KA, Roh MR, Chung KY. Application of secondary intention for the restoration of the apical triangle after Mohs micrographic surgery. J Dermatolog Treat. 2021;32(4):418-23.
12. Paver R, Stanford D, Storey L. Perioral. In: Paver R D, Stanford, and L. Storey, ed. Dermatologic Surgery. New York: McGraw-Hill; 2010:140-207.
13. Zitelli JA, Brodland DG. A regional approach to reconstruction of the upper lip. J Dermatol Surg Oncol. 1991; 17(2):143-8.
14. Braun M, Cook J. The island pedicle flap. Dermatol Surg. 2005;31(8Pt2):995-1005.
15. Ray TL, Chow S, Lee PK. Myocutaneous island pedicle "sling" flap for correction of central upper cutaneous (philtral) lip defects. Dermatol Surg. 2010;36(5):671-4.
16. Miller A. Lip reconstruction with combined cutaneous and mucosal pedicle flaps. Dermatol Surg. 2009;35(6):981-4.

17. Tolkachjov SN. Bilateral V-Y advancement flaps with pincer modification for re-creation of large philtrum lip defect. J Am Acad Dermatol. 2021;84(4):e187-e188.
18. Kunz M, Clark D, Somani AK. Repair of Dual Perialar Defects on the Upper Cutaneous Lip. Dermatol Surg. 2020.
19. Spiegel JH. The Modified Bullhorn Approach for the Liplift. JAMA Facial Plast Surg. 2019;21(1):69-70.
20. Paniker PU, Mellette JR. A simple technique for repair of Cupid's bow. Dermatol Surg. 2003;29(6):636-40.
21. Litani C, Maize JC, Cook J. An interesting observation in lip reconstruction. Dermatol Surg. 2010;36(5):704-12.
22. Bickle K, Bennett RG. Three rhombic flaps for repair of an upper lip wound. Dermatol Surg. 2009;35(1):115-9.
23. Sherris DA. Principles of Facial Reconstruction - A Subunit Approach to Cutaneous Rio de Janeiro: Thieme; 2010.
24. Galyon SW, Frodel JL. Lip and perioral defects. Otolaryngol Clin North Am. 2001;34(3):647-66.
25. Knowles WR. Wedge resection of the lower lip. J Dermatol Surg. 1976;2(2):141-4.
26. Calhoun KH. Reconstruction of small- and medium-sized defects of the lower lip. Am J Otolaryngol. 1992;13(1): 16-22.
27. Gloster HM, Jr. The use of second-intention healing for partial-thickness Mohs defects involving the vermilion and/or mucosal surfaces of the lip. J Am Acad Dermatol. 2002;47(6):893-7.
28. Donigan JM, Millican EA. Cosmetic and Functional Outcomes of Second Intention Healing for Mohs Defects of the Lips. Dermatol Surg. 2019;45(1):26-35.
29. Leonard AL, Hanke CW. Second intention healing for intermediate and large postsurgical defects of the lip. J Am Acad Dermatol. 2007;57(5):832-5.
30. Stiegel E, Leach B, Albertini JG. Mohs Micrographic Surgery Pearls for the Nose and Lips. Dermatol Surg. 2019;45(Suppl2):S99-S109.
31. Sand M, Altmeyer P, Bechara FG. Mucosal advancement flap versus primary closure after vermilionectomy of the lower lip. Dermatol Surg. 2010;36(12):1987-92.
32. Kaufman AJ. Bilateral vermilion rotation flap. Dermatol Surg. 2006;32(5):721-725.
33. Tolkachjov SN. Reconstruction for a Large Central Upper Mucosal Lip Defect. Dermatol Surg. 2021;47(11):1499-501.
34. Goldman GD. Rotation flaps. Dermatol Surg. 2005;31(8Pt2): 1006-13.
35. Ricks M, Cook J. Extranasal applications of the bilobed flap. Dermatol Surg. 2005;31(8Pt1):941-8.
36. Wentzell JM, Lund JJ. Z-plasty innovations in vertical lip reconstructions. Dermatol Surg. 2011;37(11):1646-62.
37. Taher M, Bennett R. Revision of upper lip vermilion border elevation. Dermatol Surg. 2007;33(2):225-8.

Reconstrução Auricular

17

| Luiz Roberto Terzian | Selma Schuartz Cernea |

Introdução

A orelha é uma estrutura anatômica complexa, que se projeta externamente à face lateral da cabeça com grande visibilidade e evidente importância estética. Seu formato deriva da cartilagem elástica responsável por sua estrutura característica, com superfícies côncavas e convexas.

Funcionalmente, a orelha externa é responsável por dirigir as ondas sonoras para o meato acústico. Ela também é importante para a sustentação de óculos, fones de ouvido e aparelhos auditivos. Essas funções são cruciais para a interação social, traduzindo-se em qualidade de vida.[1]

Anatomia

A orelha é dividida em subunidades, sendo as principais: hélice, anti-hélice, concha (cimba e cavum), tragus, antitragus, escafa, fossa triangular, lóbulo, conduto auditivo e região posterior. Essa classificação é essencial para uniformizar a comunicação, facilitando as decisões quanto à reconstrução (Figura 17.1).[1,2]

O suprimento arterial é proveniente de dois ramos da artéria carótida externa. O ramo auricular posterior supre a porção medial e parte da porção lateral da orelha, surgindo na concha as perfurantes. O ramo da artéria temporal superficial supre o restante da porção lateral da orelha, criando uma rede arterial (Figura 17.2).[2]

A drenagem venosa ocorre pela veia auricular posterior, que drena para a veia jugular externa. As veias temporal superficial e retromandibular complementam a drenagem venosa. A drenagem linfática é conduzida para os linfonodos pré-auriculares, infra-auriculares e mastoideos.

A inervação da orelha é proveniente de ramos do plexo cervical, incluindo o nervo auricular magno (C2-3), o nervo auriculotemporal (V3) e o nervo occipital menor, além de um ramo do nervo vago denominado nervo de Arnold. Na porção inferior da orelha, o nervo auricular magno se divide em um ramo anterior que inerva a face medial da orelha e em um ramo posterior que inerva a região lateral. A porção superior é inervada em sua face lateral pelo nervo aurículo-temporal e, na porção medial, pelo nervo occipital menor. A concha é inervada pelo nervo de Arnold (Figura 17.2).[2]

No planejamento da reconstrução, devem ser avaliados os planos acometidos: se estão limitados à pele, se houve perda de cartilagem e se o defeito é de espessura total. A cartilagem constitui o arcabouço da orelha e é responsável pela manutenção do seu contorno, sendo ausente apenas no lóbulo.

Vale ressaltar que, na porção lateral da orelha, não há tecido subcutâneo, estando a pele fortemente aderida ao pericôndrio. A porção medial, por conter tecido subcutâneo, mantém a pele frouxa, permitindo maior mobilidade.

Para os defeitos em áreas côncavas, como concha e escafa, a cicatrização por segunda intenção pode ser uma boa opção. Os melhores resultados são obtidos nas áreas onde houve preservação da cartilagem. Se a cartilagem estiver exposta (sem pericôndrio), a área de exposição não deve ser muito extensa. Com cartilagem exposta, o tempo necessário para o fechamento total da ferida cirúrgica é maior, entre 3 e 10 semanas, de acordo com o tamanho do defeito. Para otimizar esse tempo, podem ser realizados *punchs* de 2 mm, que transfixem a cartilagem, permitindo a nutrição da ferida pelo lado oposto. Durante esse período, os cuidados higiênicos devem ser rigorosos, pois são feridas localizadas em áreas potencialmente contaminadas. A utilização de antibióticos tópicos e orais é controversa.[3,4]

O fechamento primário somente é utilizado em defeitos pequenos e localizados em áreas com mobilidade da pele, devendo-se evitar a tensão nas bordas, pois pode resultar em cicatrizes inestéticas, com distorção do contorno da orelha.

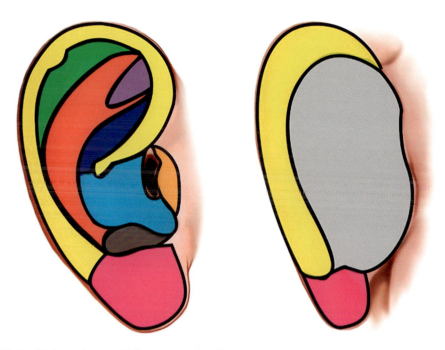

Figura 17.1 Subunidades auriculares. Hélice (■), escafa (■), anti-hélice (■), fossa triangular (■), concha (cimba) (■), concha (cavum) (■), antitragus (■), tragus (■), lóbulo (■), conduto auditivo (□) e região posterior (■) Fonte: Bruno Fantini.

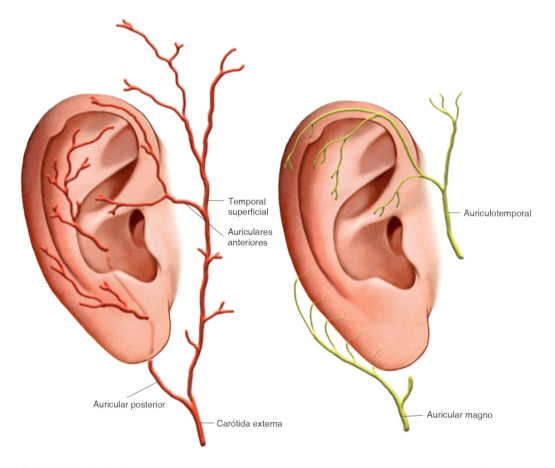

Figura 17.2 Vascularização arterial e inervação sensitiva da orelha (principais artérias e nervos). Fonte: Luiz Gonçalves.

Os enxertos são aplicáveis a várias subunidades, preferencialmente a locais onde o contorno da orelha esteja mantido pela cartilagem. Quando o pericôndrio está preservado, preconiza-se o enxerto de pele de espessura total, por ser de execução mais simples, permitindo fechamento primário da área doadora. As áreas doadoras são geralmente as regiões pré-auricular, retroauricular ou supraclavicular. Na ausência de pericôndrio, perfurações na cartilagem permitem a nutrição do enxerto pelo pericôndrio contralateral. Pode-se, também, fazer enxerto de espessura parcial, com o auxílio de um dermátomo, utilizado para feridas extensas. Nesse caso, a área doadora cicatriza por segunda intenção, o que é mais demorado e desconfortável para o paciente.[5]

Os retalhos são geralmente indicados para feridas de maiores dimensões, que podem se estender por mais de uma subunidade, sendo necessária, muitas vezes, a combinação de técnicas para o fechamento das feridas auriculares.

Hélice

A ausência de mobilidade da pele neste local permite o fechamento primário geralmente para defeitos pequenos (Figura 17.3). Cicatrização por segunda intenção é uma opção (Figura 3.5), mas, em alguns casos, há o risco de perda de contorno da hélice. Enxertos também são opções a serem consideradas, de forma isolada ou como enxerto de Burow.[6] Para a porção proximal da hélice, os retalhos de transposição pré-auriculares ou retroauriculares são boas indicações (Figura 7.7).

Os retalhos de avanço são convenientes para essa localização (Figura 17.4), dentre os quais o retalho O-H é uma boa opção. Ele é feito com incisões na pele da hélice, superior e inferiormente ao defeito, seguidas pelo descolamento e pela sutura das bordas. Se houver mobilidade suficiente, o retalho pode ser unilateral. Outra alternativa, é o retalho em ilha com pedículo lateral (na região posterior), para garantir mobilidade do retalho.[7]

Em defeitos de até 1,5 cm, com perda de cartilagem, a confecção de uma cunha é uma opção (Figura 17.5). Ela deve ser desenhada com a base na hélice e o vértice na anti-hélice ou na concha, em um ângulo que não deve ultrapassar os 30°. Em defeitos com ângulos maiores, é necessária a retirada de dois triângulos de Burow próximo ao vértice da cunha, resultando em um formato de estrela. Essa técnica permite uma perfeita aproximação das bordas, mas pode reduzir as dimensões da orelha. A retirada de um pequeno fragmento de cartilagem com o formato de uma crescente no ápice da cunha evita a presença de irregularidades. Para melhores resultados, devem-se realizar a sutura por planos e a sutura da cartilagem com fios absorvíveis (polidioxanona ou poliglicaprona). No fechamento da pele, os pontos Donati são úteis para a eversão das bordas.[1,8]

Na porção superior da hélice, para os defeitos mais extensos (1,5 cm a 2 cm) com perda da cartilagem, pode ser utilizado o retalho de avanço condrocutâneo, unilateral ou bilateral. A descrição inicial, feita por Antia e Buch, consiste em uma incisão na pele anterior do sulco da hélice, que inclui a cartilagem e se estende inferiormente até o lóbulo, onde deve ser feito um corte transversal (*back cut*). A seguir, faz-se um descolamento da pele da região posterior da orelha, que deve avançar para permitir o fechamento do defeito, podendo ser necessário a retirada de um triângulo de pele na porção posterior da orelha para melhor acomodação do retalho.[9,10]

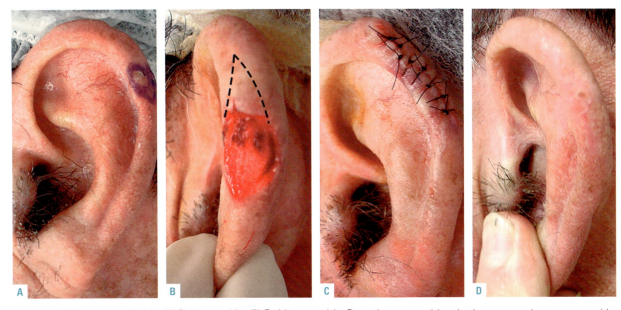

Figura 17.3 Fechamento primário. (A) Pré-operatório. (B) Ferida operatória. Desenho esquemático da *dog ear* superior a ser removida. (C) Pós-operatório imediato, após descolamento e sutura. (D) Pós-operatório tardio. É importante mencionar que essa abordagem nem sempre é uma boa escolha, pois pode gerar resultados inestéticos. Isso dependerá da sobra de pele em cada caso. Fonte: Selma Cernea.

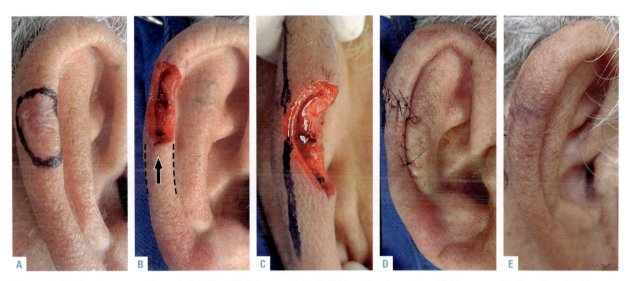

Figura 17.4 Retalho de avanço bilateral da hélice. (A) Pré-operatório. (B-C) Desenho do retalho. (D) Pós-operatório imediato. (E) Pós-operatório tardio. Fonte: Luiz Roberto Terzian.

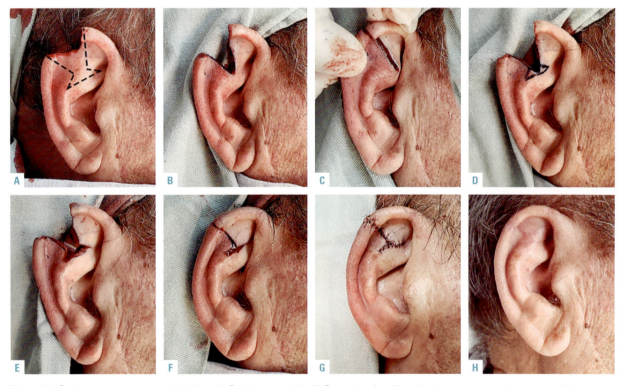

Figura 17.5 Cunha para restauração da hélice. (A) Ferida operatória. (B) Remoção de triângulo de espessura total para permitir a aproximação das bordas. (C) Aproximação ainda sob tensão, causando leve deformidade. (D-E) Remoção de pequenos triângulos adicionais na base da cunha. (G) Pós-operatório imediato. (H) Pós-operatório tardio. Fonte: Bruno Fantini.

Algumas modificações desse retalho incluem a execução de um avanço em V-Y na raiz da hélice, que amplia a mobilidade da porção superior do retalho, e a retirada de um triângulo de Burow na base do retalho, para impedir o surgimento de uma deformidade na pele (Figura 17.6).[2,10,11]

Butler acrescentou a retirada de uma crescente de pele e de cartilagem da escafa para facilitar o avanço do retalho. Além disso, esse filete de cartilagem é enxertado na extremidade superior do retalho na hélice, melhorando o contorno da orelha. Outro detalhe consiste na incisão escalonada das extremidades dos retalhos, permitindo melhor acomodação e evitando imperfeições nas bordas.[12,13] Essa técnica de reconstrução resulta em uma orelha de menores dimensões, podendo ser indicada, eventualmente, a retirada de uma cunha da orelha contralateral para manter a simetria.

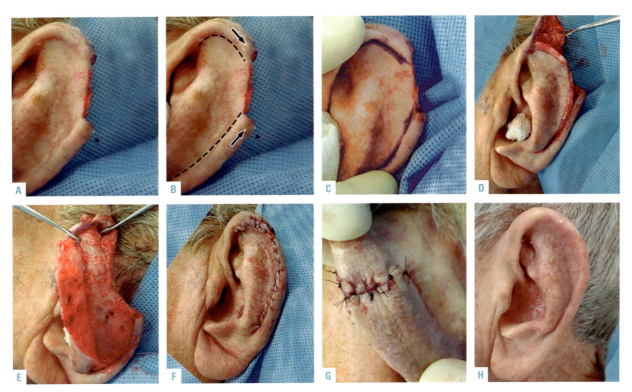

Figura 17.6 Retalho de avanço bilateral. (A) Ferida operatória de espessura total. (B-C) Desenho do retalho com marcação de incisão ao longo do sulco da hélice. (D) Descolamento da pele posterior na extremidade superior. (E) A manutenção da pele posterior como parte do retalho contribui para a sua perfusão. (F-G) Pós-operatório imediato. (H) Pós-operatório tardio. Fonte: Selma Cernea.

A pele da região posterior também pode ser usada para confecção de outros retalhos como transposição, avanço de Burow (Figura 17.7), ou de um retalho interpolado (Figuras 9.15 e 9.16). Além disso, em casos selecionados, pode-se confeccionar um retalho de avanço com duas incisões paralelas, que se iniciam nas porções superior e inferior do defeito e se estendem pela face posterior da orelha até o sulco retroauricular.

Em defeitos mais extensos, com perda total da porção superior da hélice, pode-se utilizar a pele da região mastoide ou da região pré-auricular para a confecção de um retalho de transposição ou interpolação (Figura 9.16). Outra opção para defeitos similares é um retalho "em tubo" com pele da região mastoide, o qual é mais trabalhoso e requer três tempos cirúrgicos. Em um primeiro tempo, faz-se um tubo de pele que fica preso às duas extremidades. No segundo, a extremidade superior é seccionada e ligada à extremidade medial da hélice, permanecendo o retalho inferiormente pediculado. No terceiro tempo, completa-se a transferência do retalho, com secção da porção inferior e sutura na extremidade lateral da orelha.[2]

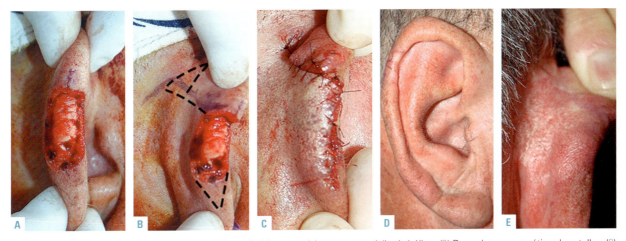

Figura 17.7 Retalho de avanço de Burow posterior. (A) Ferida operatória no terço médio da hélice. (B) Desenho esquemático do retalho. (C) Pós-operatório imediato. (D-E) Pós-operatório tardio. Fonte: Selma Cernea.

Em determinadas reconstruções da hélice, pode-se realizar a sutura em "rocambole", do inglês *helix jelly roll flap*, para auxiliar na recriação do sulco da hélice, conforme descrito por Wentzell.[14]

Anti-hélice

Nessa localização, os defeitos pequenos podem ser deixados cicatrizar por segunda intenção ou reparados com enxertos. Quando em sua porção inferior, retalhos de rotação, com um arco que se estende até o lóbulo, podem ser uma opção.[15]

Para a reconstrução de defeitos que se estendem para a hélice, o retalho de Dieffenbach é uma boa opção. Trata-se de um retalho interpolado que utiliza a pele da porção retroauricular e requer dois tempos cirúrgicos. Inicialmente, o retalho desenhado na região da mastoide até a raiz do couro cabeludo é incisado e, após descolado, avança para cobrir o defeito na porção anterior, onde será suturado. Seu pedículo é mantido na região retroauricular por 3 a 4 semanas. Passado esse período, o pedículo é seccionado e fixado na porção posterior da orelha. A área doadora é geralmente deixada cicatrizar por segunda intenção (Figuras 17.8, 9.14 a 9.17 e 11.6).[16-18]

Concha

Os defeitos nesse local também cicatrizam bem quando deixados por segunda intenção, por se tratar de uma área côncava (Figuras 17.9 e 3.8), mas podem ser restaurados com enxertos (Figura 10.5).

Outra opção é o retalho em ilha tipo *pull through* (Figura 8.12), que também é indicado para feridas maiores, que se estendem ou que acometem a anti-hélice (Figura 17.10).[19] Ele é desenhado na região retroauricular/mastoide e incisado em ilha, mantendo um pedículo subcutâneo no sulco retroauricular em forma de "porta de *saloon*". Em seguida, faz-se uma incisão através da cartilagem, na porção proximal do defeito, de dimensão suficiente para permitir a passagem do retalho, podendo ser necessária a retirada de uma tira de 1 mm a 2 mm de largura da cartilagem, para reduzir o risco de congestão venosa. O retalho é trazido por essa abertura e suturado sobre o defeito. A área doadora é fechada primariamente, resolvendo-se tudo em um único tempo.[20] Uma modificação descrita por Carrol é o movimento de transposição realizado pelo retalho, que permite que alcance porções superiores da anti-hélice e da escafa mais facilmente (Figura 17.11).[21]

Para feridas que acometem concha e antitragus, o retalho tunelizado pré-auricular é uma elegante opção de reconstrução.[22]

Escafa

À semelhança de outras áreas côncavas, a cicatrização por segunda intenção ou o uso de enxertos geram bons resultados (Figuras 17.12 e 3.4). Outra opção, para casos extensos ou com significativa perda de cartilagem, são retalhos interpolados (Figura 9.14), *pull through* (Figura 17.11) ou pré-auriculares tunelizados.[23]

Porção posterior da orelha

A maior mobilidade da pele nesse local permite o fechamento primário das feridas pequenas. Quando isso não é possível, a cicatrização por segunda intenção pode ser interessante (Figura 3.6), mas implica em maior tempo de recuperação. Enxertos também oferecem bons resultados, sendo boa opção nos tumores muito agressivos e/ou recidivados, nos quais uma reconstrução mais complexa deve ser postergada.

Há dois tipos de retalhos convenientes para defeitos maiores nessa área. Um é o retalho de rotação, com incisão seguida do descolamento da pele da região posterior da orelha.[2] O outro é o retalho de transposição (unilobado

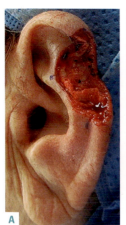
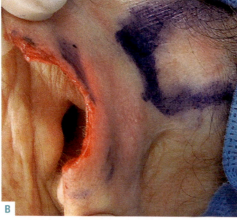
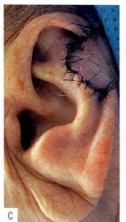
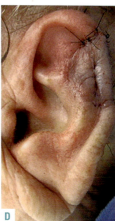

Figura 17.8 Retalho interpolado da mastoide. (A) Ferida operatória de espessura total. (B) Desenho do retalho. (C) Pós-operatório imediato, primeiro estágio. (D) Pós-operatório imediato, segundo estágio, após divisão do pedículo. Notar sutura de ancoragem para ajudar a refazer o sulco da hélice. Fonte: Selma Cernea.

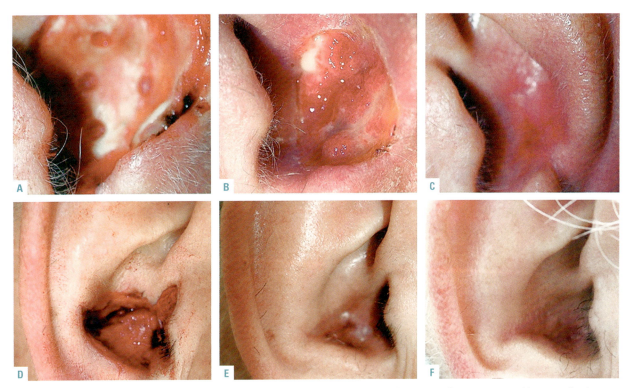

Figura 17.9 Cicatrização por segunda intenção da concha auricular. (A) Ferida operatória com cartilagem exposta. Foram realizadas perfurações com *punches* de 2 mm para auxiliar na cicatrização. (B) Tecido de granulação. (C) Pós-operatório. (D-F) Caso com pericôndrio preservado, sem necessidade de perfurações. Fonte: Luiz Roberto Terzian.

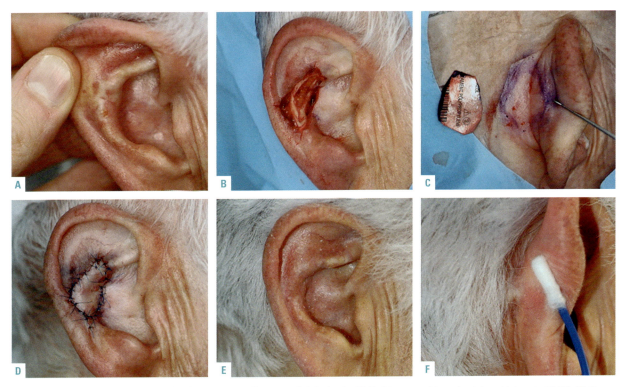

Figura 17.10 Retalho *pull through*. (A) CBC esclerodermiforme mal delimitado. (B) Ferida operatória após dois estágios de CMM. (C) Desenho do retalho na região retroauricular. (D) Pós-operatório imediato, após criação de abertura na cartilagem, para permitir que o retalho "atravesse" a orelha. Recomenda-se remover um pequeno fragmento de cartilagem para evitar isquemia e/ou congestão do pedículo. (E-F) Pós-operatório, 5 meses. Fonte: Felipe Cerci.

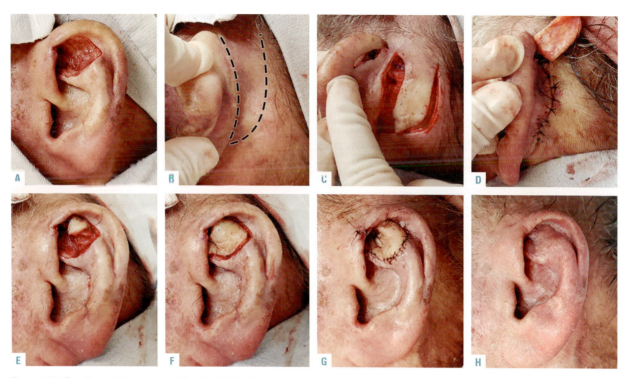

Figura 17.11 Retalho *pull through* modificado. (A) Ferida operatória com remoção de cartilagem envolvendo a escafa. (B) Desenho do retalho na região retroauricular, com pedículo cutâneo (na região superior), em vez do tradicional pedículo em ilha. (C) Retalho incisado. Notar criação de abertura na orelha para permitir que o retalho a "atravesse". (D) Fechamento primário da área doadora. (E-F) Movimento do retalho "atravessando" a orelha. (G) Pós-operatório imediato. (H) Pós-operatório, 40 dias. Fonte: Bruno Fantini.

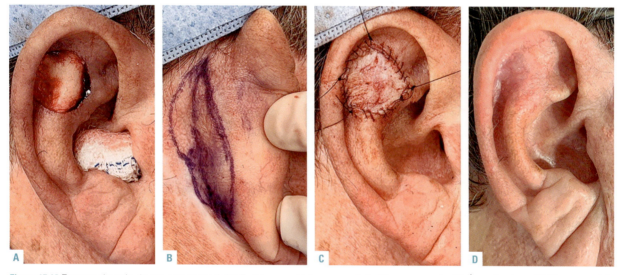

Figura 17.12 Enxerto de pele de espessura total. (A) Ferida operatória com pericôndrio preservado. (B) Área doadora. (C) Pós-operatório imediato. (D) Pós-operatório, 4 meses. Fonte: Luiz Roberto Terzian.

ou bilobado) (Figura 17.13), em que a área doadora são as porções superior ou inferior da orelha e a região mastoide, em casos de bilobado.[1]

Tragus

Feridas pequenas no tragus podem ser restauradas com sutura primária ou pequeno retalho de avanço. Feridas maiores podem necessitar de retalho de avanço em ilha ou retalho de transposição, com pele proveniente da região pré-auricular (Figura 17.14).

Antitragus

O reservatório de pele para o antitragus é geralmente a região pré-auricular. Retalhos de transposição ou tunelizados são alternativas para essa região, além da cicatrização por segunda intenção.[22]

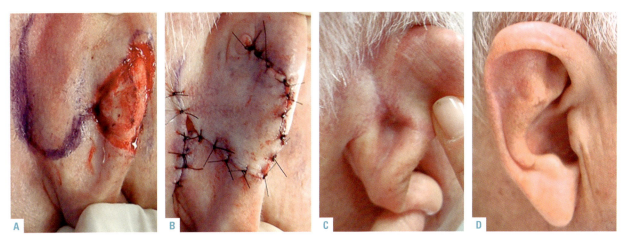

Figura 17.13 Retalho de transposição da região posterior. (A) Desenho do retalho. (B) Pós-operatório imediato. (C-D) Pós-operatório tardio. Fonte: Luiz Roberto Terzian e Selma Cernea.

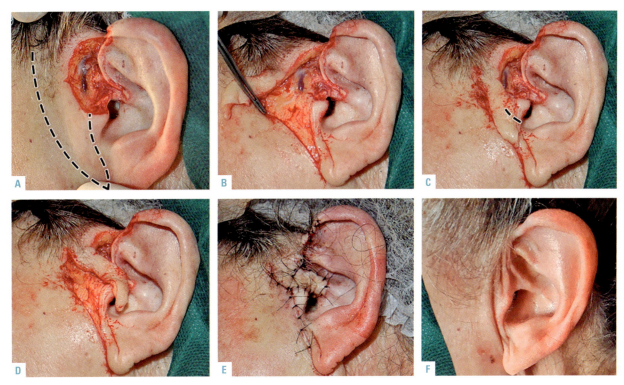

Figura 17.14 Retalho de transposição para o tragus. (A) Ferida operatória envolvendo tragus, raiz da hélice e região pré-auricular. Desenho do retalho de transposição pré-auricular. (B) Retalho descolado. (C-D) Movimento do retalho. (E) Pós-operatório imediato. (F) Pós-operatório, 3 anos. Fonte: Bruno Fantini.

Lóbulo

Para a reconstrução de defeitos no lóbulo, é comum a sutura direta das bordas, devido à boa mobilidade local. Em defeitos maiores, as opções de fechamento incluem os retalhos de avanço e rotação com pele posterior, transposição da pele infra-auricular ou retalhos interpolados (Figura 17.15).[24]

Para as feridas complexas, pode ser necessária a associação de técnicas, com enxertos e retalhos cutâneos, cartilaginosos ou condrocutâneos. Na Figura 17.16, a ferida final apresentava perda de espessura total de anti-hélice, concha e escafa, com preservação da hélice. A reconstrução da porção posterior desse defeito foi realizada com avanço e fixação posterior da hélice no periósteo e na pele retroauricular. A porção anterior da orelha, após o reparo das irregularidades de cartilagem, recebeu um enxerto de pele total da região clavicular. A manutenção dos sulcos superior e posterior da orelha conserva sua funcionalidade para o apoio de óculos e proporciona um bom resultado estético.

O uso de prótese de silicone está indicado após a remoção de grande parte do pavilhão auricular externo. Essa situação ocorre após a retirada de tumores muito agressivos e recidivados, nas quais seria indicado um período de observação para detecção precoce de eventual recidiva,

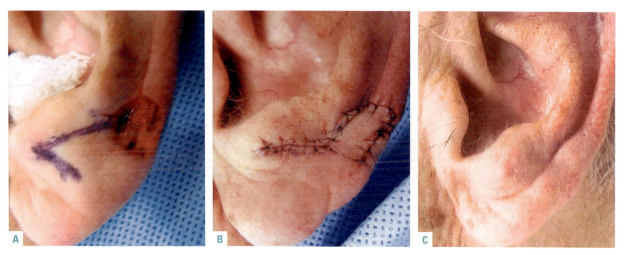

Figura 17.15 Retalho de transposição do lóbulo. (A) Ferida operatória na transição do lóbulo para a hélice, com retalho desenhado. (B) Pós-operatório imediato. (C) Pós-operatório, 2 meses. Fonte: Luiz Roberto Terzian.

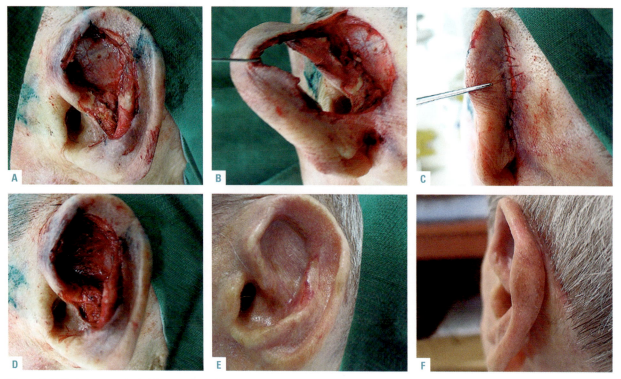

Figura 17.16 Fechamento de ferida complexa de espessura total, com perda até do periósteo (retalho de avanço + enxerto de pele total). (A-B) Ferida operatória com preservação da hélice e perda de espessura total de anti-hélice, concha e escafa. (C-D) Avanço e fixação posterior da hélice no periósteo e na pele retroauricular. Em seguida, foi colocado enxerto de pele de espessura total, não demonstrado na foto. (E-F) Pós-operatório, 2 meses. Fonte: Luiz Roberto Terzian.

postergando-se, assim, a reconstrução. Sua utilização também se justifica em pacientes que não apresentam condições clínicas para serem submetidos a vários estágios cirúrgicos ou em pacientes que recusam a cirurgia restauradora.[2]

Complicações

Os retalhos para reconstrução da hélice devem levar em consideração que a vascularização nessa área é terminal, aumentando o risco de necrose/deiscência (Figura 22.6).

O risco de perda dos enxertos na orelha deve-se à contaminação potencial dessa região, com risco maior de infecção (Figura 22.4), somada ao fato de que a cartilagem é um tecido isquêmico, cuja nutrição vem do pericôndrio (Figura 22.5). Dessa forma, quando ocorre a necrose, devem-se manter os curativos com cuidados de higiene rigorosos, até que a cicatrização por segunda intenção se complete.

Podem surgir queloides (Figura 21.1) ou deformidades secundárias a procedimentos prévios, as quais podem causar prejuízo funcional, conforme demonstrado na Figura 21.6, em que o reparo com uma cunha reduziu significativamente o pavilhão auricular, distorcendo-o e causando obstrução do conduto auditivo.

Conclusão

Existem inúmeras técnicas disponíveis para a reconstrução dos defeitos resultantes da remoção dos tumores de orelha. A escolha da melhor opção deve se pautar na qualidade do resultado estético final, por se tratar de uma área muito visível, aliada à manutenção de sua funcionalidade.

■ Referências bibliográficas

1. Smith RM, Byrne PJ. Reconstruction of the Ear. Facial Plast Surg Clin North Am. 2019;27(1):95-104.
2. Cheney ML, Hadlock TA, Quatela VC. Reconstruction of the auricle. In: Baker SR, editor. Local Flaps in Facial Reconstruction. Philadelphia: Elsevier Saunders; 2014:588-629.
3. Levin BC, Adams LA, Becker GD. Healing by secondary intention of auricular defects after Mohs surgery. Arch Otolaryngol Head Neck Surg. 1996;122(1):59-66.
4. Zitelli JA. Secondary intention healing: an alternative to surgical repair. Clin Dermatol. 1984;2(3):92-106.
5. Trufant JW, Marzolf S, Leach BC, Cook J. The utility of full-thickness skin grafts (FTSGs) for auricular reconstruction. J Am Acad Dermatol. 2016;75(1):169-76.
6. Ash MM, Blake AK, Varma R. Helical rim Burow's graft: efficient, effective, and patient-centric. Int J Dermatol. 2022.
7. Alniemi DT, DeWitt C, Goldman GD, Holmes TE. Single-Sling Island Pedicle Flap With Bilevel Undermining for Repair of Superior Helical Rim Defects. Dermatol Surg. 2020;46(12):1764-17.
8. Perim N, Ribeiro NG, Gontijo G. Cirurgia Micrográfica de Mohs na Região Auricular e Periauricular. In: Sanchez FH, Marques HS, editors. Cirurgia micrográfica de Mohs: Manual Prático e Atlas. Rio de Janeiro: Di Livros; 2019:387-400.
9. Antia NH, Buch VI. Chondrocutaneous advancement flap for the marginal defect of the ear. Plast Reconstr Surg. 1967; 39(5):472-7.
10. Joshi R, Sclafani AP. The Antia-Buch chondrocutaneous advancement flap for auricular reconstruction. Ear Nose Throat J. 2016;95(6):216-7.
11. Al-Shaham A. Helical advancement: Pearls and pitfalls. Can J Plast Surg. 2012;20(2):e28-31.
12. Butler CE. Reconstruction of marginal ear defects with modified chondrocutaneous helical rim advancement flaps. Plast Reconstr Surg. 2003;111(6):2009-13.
13. Butler CE. Single-stage reconstruction of middle and lower third helical rim defects using chondrocutaneous helical rim and lobular advancement flaps and a scaphal reduction cartilage graft. Plast Reconstr Surg. 2008;122(2):463-467.
14. Wentzell JM, Wisco OJ. The helix jelly roll flap. Dermatol Surg. 2010;36(7):1183-90.
15. Dyson ME, Griffith JL, Mitkov M, Goldberg LH, Kimyai-Asadi A. Antihelical Rotation Flaps for the Repair of Surgical Defects of the Auricular Antihelix. Dermatol Surg. 2021;47(3):416-7.
16. Sanniec K, Harirah M, Thornton JF. Ear Reconstruction after Mohs Cancer Excision: Lessons Learned from 327 Consecutive Cases. Plast Reconstr Surg. 2019;144(3):719-29.
17. Cerci FB. Staged retroauricular flap for helical reconstruction after Mohs micrographic surgery. An Bras Dermatol. 2016;91(5Suppl1):144-7.
18. Nguyen TH. Staged cheek-to-nose and auricular interpolation flaps. Dermatol Surg. 2005;31(8Pt2):1034-45.
19. Masson JK. A simple island flap for reconstruction of concha-helix defects. Br J Plast Surg. 1972;25(4):399-403.
20. Nguyen DH, Bordeaux JS. Pull-through subcutaneous pedicle flap for an anterior auricular defect. Dermatol Surg. 2010;36(6):945-9.
21. Carroll BT, Gillen WS, Maher IA. Transpositional modification of the posterior auricular pull-through flap: a new twist. Dermatol Surg. 2014;40(1):79-82.
22. Braga AR, Pereira LC, Grave M, et al. Tunnelised inferiorly based preauricular flap repair of antitragus and concha after basal cell carcinoma excision: case report. J Plast Reconstr Aesthet Surg. 2011;64(3):e73-75.
23. Norris, II, Cook J. The Cheek Interpolation Flap for Reconstruction of Auricular Mohs Defects. Dermatol Surg. 2020;46(8):1039-44.
24. Bittner GC, Kubo EM, Fantini BC, Cerci FB. Auricular reconstruction after Mohs micrographic surgery: analysis of 101 cases. An Bras Dermatol. 2021;96(4):408-15.

Reconstrução Periorbital

18

| Luiz Fernando Froes Fleury Junior | Bruno de Carvalho Fantini |
| Alessandro Ferreira Silva Guedes de Amorim | Frederico Hassin Sanchez |

Introdução

A região periocular é frequentemente acometida por câncer de pele, sendo importante o cirurgião conhecer as peculiaridades da delicada anatomia local, bem como o comportamento biológico dos tumores que acometem essa região. A anatomia de superfície da órbita é classicamente dividida em quatro subunidades anatômicas: região cantal medial, pálpebra superior, região cantal lateral e pálpebra inferior.[1]

Tumores na região periorbital têm maiores índices de recidiva e de mortalidade quando comparada a outros locais, o que decorre, principalmente, da invasão tumoral intracraniana, que normalmente ocorre pelo acometimento dos nervos que adentram o crânio pela fissura orbitária superior. A região cantal medial é relacionada a maior risco de invasão tumoral intraorbitária e intracraniana.[2,3]

Por combinar as maiores taxas de cura com preservação de tecido sadio, a cirurgia de Mohs é o tratamento de escolha para essa região.[4-9]

Anatomia

A anatomia periocular é complexa. Na região cantal medial, inseridos no tarso, estão os pontos lacrimais superior e inferior, responsáveis pela drenagem da lágrima para os canalículos lacrimais e para o saco lacrimal (Figura 18.1). A lesão das vias lacrimais pode causar epífora. Por esse motivo, a sondagem dos canalículos lacrimais é recomendada durante cirurgias nessa região, visando minimizar o risco de lesão das vias lacrimais.[3]

As pálpebras superior e inferior são estruturas bilamelares. A pálpebra superior tem sua lamela anterior formada pela pele e pelo músculo orbicular, enquanto a lamela posterior é formada pela placa tarsal e pela conjuntiva palpebral. O músculo orbicular, disposto de forma concêntrica ao redor da fissura palpebral, é composto por três partes: o componente pré-septal, que recobre o septo orbital e se origina do tendão cantal medial; o componente pré-tarsal, que cobre a placa tarsal, origina-se no tendão cantal medial e se insere no tendão cantal lateral na rafe mediana; e o componente orbital, logo abaixo da pele. Funcionalmente, o músculo orbicular está envolvido no piscar e no fechamento voluntário das pálpebras, bem como na facilitação do fluxo lacrimal para os canalículos lacrimais. A placa tarsal fornece suporte estrutural para a pálpebra superior e serve como fixação para a aponeurose do músculo elevador da pálpebra superior. Ela contém as glândulas de Meibomius, que secretam o componente lipídico do filme lacrimal que hidrata e lubrifica o globo. O septo orbital é composto de delicado tecido conjuntivo e se situa entre as lamelas anterior e posterior, contendo as bolsas adiposas. Mais profundamente, situa-se o músculo levantador da pálpebra, juntamente com o músculo de Muller, responsáveis pela elevação da pálpebra superior.[1,10]

A pálpebra inferior é constituída pela lamela anterior, composta por pele e músculo orbicular, e pela lamela posterior, constituída pela placa tarsal, formada pela união do músculo orbicular ao músculo retrator da pálpebra inferior, e pela conjuntiva palpebral (Figura 18.1). Da mesma forma que na pálpebra superior, o septo orbitário com os coxins gordurosos se situa entre as lamelas anterior e posterior. Vale ressaltar que o músculo oblíquo inferior passa entre as bolsas de gordura medial e média, sendo importante relembrar essa importante relação anatômica.[1,10]

O tendão cantal lateral fixa o músculo orbicular e o tarso ao periósteo da órbita lateral, sendo responsável pela sustentação lateral da pálpebra. A reconstrução dos defeitos da pálpebra inferior representa, muitas vezes, um desafio para o cirurgião, especialmente se a margem palpebral estiver acometida.

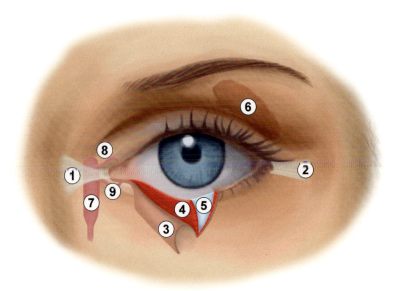

Figura 18.1 Anatomia periorbital. (1) Tendão cantal medial. (2) Tendão cantal lateral. (3) Lamela anterior, composta por pele e músculo orbicular. (4) Músculo orbicular do olho. (5) Tarso. (6) Glândula lacrimal. (7) Saco lacrimal. (8) Canalículo lacrimal superior. (9) Canalículo lacrimal inferior. Fonte: os autores.

Avaliação da ferida e planejamento cirúrgico

O método de reconstrução cirúrgica a ser adotado depende de fatores como (1) localização, tamanho e profundidade do defeito; (2) comprometimento de espessura parcial ou total das pálpebras; (3) condição da pele adjacente ao defeito principal; e (4) familiaridade do cirurgião com a técnica escolhida.[11,12] Com relação à espessura do defeito, os parciais acometem apenas a lamela anterior (pele e musculatura orbicular), sem afetar tarso e conjuntiva.

A cirurgia deve seguir os preceitos da cirurgia oncológica, tendo como objetivo principal a extirpação completa do tumor. No entanto, quando se planeja uma intervenção na região periocular, é fundamental que se pense na preservação da funcionalidade das estruturas envolvidas (Figura 1.7), já que incapacidades permanentes podem ser ocasionadas. A disfunção palpebral pode, por exemplo, ocasionar ectrópio e exposição crônica da córnea, levando à ulceração e até mesmo à amaurose. É fundamental que, em cirurgias mais complexas dessa região, o cirurgião de Mohs possa contar com o auxílio de um oftalmologista especialista em plástica ocular (oculoplástica). No presente capítulo, os casos das Figuras 18.5, 18.14 e 18.16 foram reconstruídos por cirurgiãs oculoplásticas, enquanto os casos das Figuras 18.9, 18.10, 18.15, 18.21, 18.23 e 18.24 foram reconstruídos em conjunto com a cirurgiã oculoplástica.

Reconstrução

Pálpebra inferior

Os defeitos cirúrgicos da pálpebra inferior podem ser divididos em espessura parcial ou total.

■ **Espessura parcial**

• Cicatrização por segunda intenção

Defeitos pequenos, envolvendo, na maioria das vezes, apenas a lamela anterior, podem ser deixados cicatrizar por segunda intenção. Os melhores resultados para essa opção são no canto medial, já que o osso nasal resiste à contração cicatricial, havendo menor risco de ectrópio. Quando a ferida está distribuída simetricamente, acima e abaixo, do tendão medial o risco de formação de tenda (*webbing*) é menor. Defeitos que acometem a porção mais central ou mais lateral da pálpebra têm maior risco de ectrópio. Além disso, como a contração da cicatriz é diretamente proporcional à profundidade da ferida, casos mais profundos têm maior risco de ectrópio.

Quando o tarso estiver acometido, a cicatrização por segunda intenção pode ser indicada em casos cuidadosamente selecionados.[13]

• Fechamento primário

É útil para defeitos pequenos e deve ser realizado seguindo as linhas de tensão da pele relaxada (LTPR), desde que não gere distorções e retrações palpebrais, com consequente formação de ectrópio. Preferencialmente, o vetor deve ser horizontal. Entretanto, em alguns pacientes, é possível o fechamento com vetor vertical ou oblíquo (Figuras 18.2 e 4.2) sem distorção. Para averiguar se houve alguma distorção, recomenda-se realizar o teste do bocejo (*yawn test*) (Figura 18.2), que exerce a máxima tensão na pálpebra inferior. O paciente deve abrir os olhos e a boca, direcionando o olhar para cima. Caso a margem palpebral "descole" do globo ocular, é um sinal de que há tensão na pálpebra.

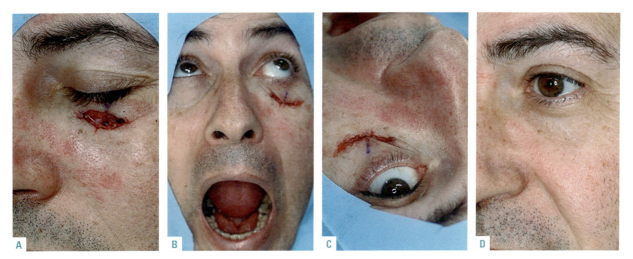

Figura 18.2 Fechamento primário com vetor vertical. (A) Ferida operatória. (B-C) Teste do "bocejo". Observar que a margem palpebral não descolou do globo ocular, o que indica baixo risco de ectrópio. (D) Pós-operatório, 3 anos. Fonte: Felipe Cerci.

• Retalhos

Os retalhos locais incluem transposição (Figura 18.3), rotação (Figura 18.4) e avanço. Uma forma particular de retalho de transposição para essa localização são os retalhos monopediculados ou bipediculados, originados da pálpebra superior ipsilateral (retalhos de Tripier).[14] Quando bem indicados, são excelentes opções e proporcionam resultados estéticos e funcionais satisfatórios (Figura 18.5).[1] Uma alternativa para casos selecionados são os retalhos V-Y (Figura 18.6).

Nas reconstruções da pálpebra inferior, os retalhos de rotação são tradicionalmente eficientes. Isso se deve ao seu vetor horizontal, que diminui a possibilidade de ectrópio e distopia cantal no pós-operatório.[15]

Esses retalhos dispõem da vasta pele da região malar/temporal e são uma excelente escolha para a restauração de grandes defeitos abaixo da margem palpebral. Idealmente, são projetados com incisões ao longo da pele subciliar, estendendo-se lateralmente. Quando a incisão ultrapassa o canto lateral, ela deve ser arqueada superiormente, para que, à medida que o retalho se move, haja pele suficiente para cobrir o arco da rotação, evitando o ectrópio. Isso é necessário pois o retalho de rotação "perde alcance" à medida que se movimenta, conforme discutido no capítulo 6 (Figura 6.3).

Em 1978, Tenzel descreveu um retalho miocutâneo semicircular de avanço lateral, combinado com cantotomia lateral e cantólise inferolateral, para defeitos de até 50% da extensão palpebral. O tendão cantal inferior é seccionado e, em seguida, uma incisão desde a região cantal lateral com conformação curvilínea, arqueada temporal e superiormente, é realizada. A pele e o tecido subcutâneo são descolados e o retalho, avançado medialmente e suturado, alinhando-se à pálpebra. O tendão cantal lateral deve ser reconstruído, mantendo a estabilidade da margem palpebral.[16] Levine e Buckman modificaram o procedimento (Tenzel modificado) ao incluir a separação do septo orbitário de sua inserção no arco orbitário

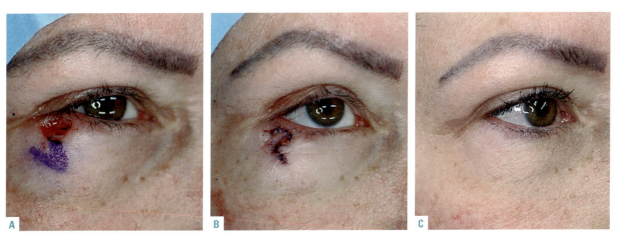

Figura 18.3 Retalho de transposição. (A) Ferida operatória e desenho do retalho. (B) Pós-operatório imediato. (C) Pós-operatório, 8 meses. Fonte: Felipe Cerci.

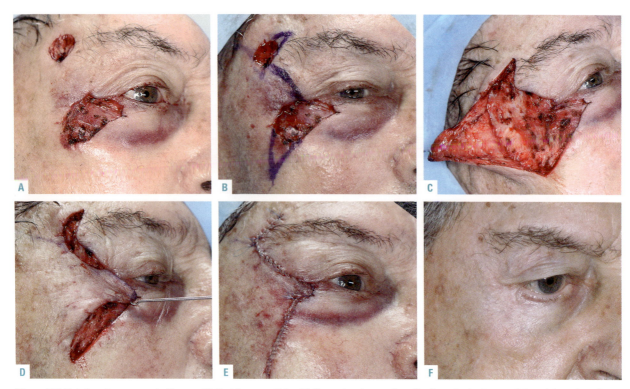

Figura 18.4 Retalho de avanço de Burow. (A) Ferida operatória. (B) Desenho do retalho. O triângulo de Burow foi posicionado sobre a outra ferida operatória. (C) Retalho descolado no subcutâneo. (D) Movimento do retalho. (E) Pós-operatório imediato. (F) Pós-operatório, 1 ano. Fonte: Felipe Cerci.

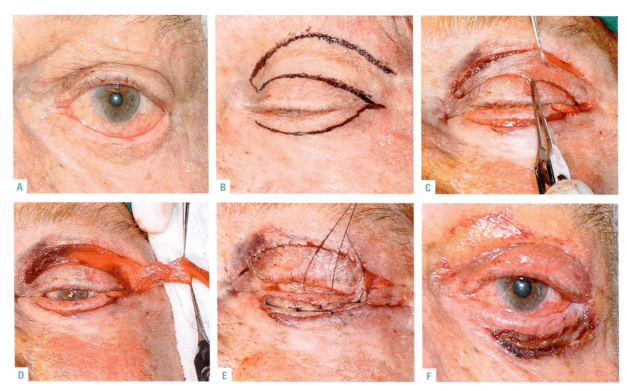

Figura 18.5 Retalho de Tripier para correção de ectrópio em pálpebra inferior esquerda. (A) Pré-operatório. (B) Desenho do retalho. A linha na pálpebra inferior corresponde ao local da incisão e do posicionamento do retalho. (C) Retalho incisado. (D) Retalho descolado. (E) Pós-operatório imediato. Notar sutura de Frost. (F) Pós-operatório, 1 semana, com áreas de epidermólise. Fonte: Patrícia Akaishi.

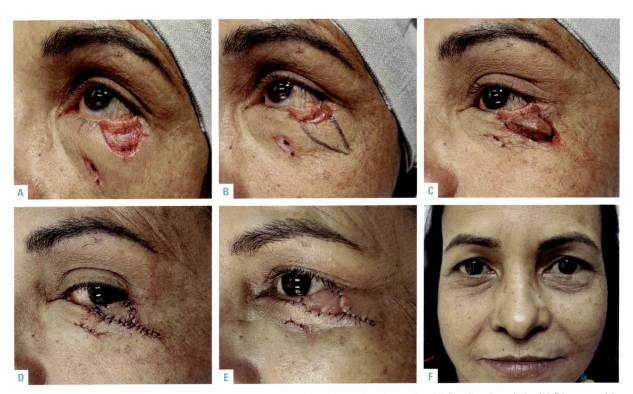

Figura 18.6 Retalho V-Y. (A) Ferida operatória de espessura parcial. (B) Desenho do retalho. (C) Retalho descolado. (D) Pós-operatório imediato. (E-F) Pós-operatório, 5 meses. Fonte: Bruno Fantini.

marginal inferolateral e a libertação do limite inferior do tarso palpebral. Dessa forma, é possível realizar o reparo de defeitos da pálpebra inferior com extensão entre 60% e 80%, alcançando-se excelentes resultados.[17]

O retalho de Mustardé é um retalho cutâneo de rotação lateral da região malar. Pode ser considerado uma progressão do retalho de Tenzel. É o método de escolha para reparo de grandes defeitos da pálpebra inferior. A ferida deve ser convertida a um formato em V, para permitir o correto alinhamento das bordas. O desenho parte do canto lateral e dirige-se à região temporal, curvando-se em direção posterior, anteriormente ao pavilhão auricular e inferiormente em direção à mandíbula. Após seu descolamento no plano subcutâneo, o retalho é mobilizado medialmente. Alguns cuidados, como desenhar o retalho de forma que o tecido seja recrutado súpero-lateralmente ao defeito e fixado com sutura não absorvível ao periósteo da borda orbital lateral, diminuem as complicações.[18]

É importante relatar que esse retalho se presta apenas à reconstrução de defeitos de espessura parcial. Para casos de espessura total, deve ser associado a reconstruções de lamela posterior, como retalho de Hughes, enxerto tarso-conjuntival da pálpebra superior, enxerto de palato duro ou de cartilagem auricular.[3,10]

O retalho de rotação inferior pode ser uma alternativa ao retalho de rotação lateral para defeitos da pálpebra inferior e da malar medial (Figura 15.7).[19] Nesses casos, é imperativa a fixação do retalho no periósteo da maxila, para não haver tensão na pálpebra inferior.

Os retalhos em ilha são outra opção, geralmente para feridas menores, devido ao risco de ectrópio. Normalmente, requerem menores descolamentos e geram menos espaço morto, reduzindo o risco de necrose ou seroma. Além disso, oferecem pele com características semelhantes, principalmente quando executados no sentido horizontal para casos pequenos.[20] Tração vertical e consequentes ectrópio e possibilidade de *trapdoor* são algumas complicações, principalmente quando o retalho não é adequadamente planejado e executado.

Os retalhos de transposição também podem ser utilizados. Têm como característica a capacidade de empurrar o tecido em direção à margem palpebral, diminuindo o risco de ectrópio (Figura 18.3). Apesar de usualmente cruzarem as LTPR, quando bem executados, implicam pouca tensão na superfície, resultando em cicatrizes pouco perceptíveis.

O retalho de Tripier modificado é um retalho de transposição a partir da pálpebra superior ipsilateral. Inclui uma parte do músculo orbicular para ter vascularização e espessura suficientes, mas sem afetar a função da área doadora. Na forma tradicional, descrita por Tripier em 1989, o retalho é bipediculado, sendo necessário um segundo tempo cirúrgico.[14] A modificação é com pedículo unilateral, sem necessidade de uma segunda intervenção. A porção a ser transposta da pálpebra superior para a inferior segue, sempre que possível, a proporção de 1:3 (largura:altura), assegurando um suporte vascular adequado.[21,22]

Esse retalho não deve ser confundido com o retalho de Fricke, que consiste em transposição da região supraorbital, para defeitos das pálpebras superior ou inferior.

• Enxertos

Os enxertos de pele total são uma opção para feridas que acometem apenas a lamela anterior, podendo proporcionar ótimos resultados estéticos e funcionais (Figura 18.7). A principal área doadora é a pálpebra superior.

Espessura total

Defeitos de espessura total envolvendo até 1/3 da pálpebra podem ser reconstruídos com ótimos resultados por fechamento primário com ou sem cantólise (Figuras 18.8 a 18.12).

Defeitos que acometem até cerca de 50% de extensão da pálpebra inferior podem ser reconstruídos pelo retalho semicircular de Tenzel, detalhado anteriormente no capítulo (Figura 18.13).[16]

Para defeitos que afetam mais da metade da pálpebra inferior, o retalho pediculado tarso-conjuntival de Hughes está indicado (Figura 18.14). Baseia-se no compartilhamento do tarso da pálpebra superior com a inferior, sendo realizado em duas etapas. Na primeira, o retalho tarso-conjuntival é incisado, mantendo uma faixa de 3 mm a 4 mm de tarso na pálpebra superior, para não a desestabilizar. A parte livre do retalho é, então, suturada na ferida, para recompor a lamela posterior da pálpebra inferior. Em seguida, restaura-se a lamela anterior com enxerto de pele ou retalhos locais. O primeiro tempo do procedimento resulta em retalho com um pedículo de conjuntiva, conectando as pálpebras superior e inferior. Após 3 a 4 semanas, realiza-se a segunda etapa, caracterizada pela liberação do pedículo de conjuntiva.[3,23,24]

Outra opção para recriar a lamela posterior consiste no enxerto livre tarso-conjuntival (Figura 18.15) ou retalho em dobradiça do periósteo da parede lateral da órbita.[25] Em determinadas situações, ambos podem ser combinados (Figura 18.16). Após a recriação da lamela posterior, procede-se à reconstrução da lamela anterior.

Há outros procedimentos para reparo de lesões extensas de espessura total da pálpebra inferior, como duplo retalho de conjuntiva e miocutâneo em V-Y, mas fogem ao escopo deste livro.

Pálpebra superior

A pálpebra superior tem menor incidência de câncer de pele, devido à menor exposição à radiação ultravioleta. É uma estrutura muito dinâmica, sendo a maior responsável pela abertura e pelo fechamento dos olhos. Suas lamelas deslizam entre si durante os movimentos de contração e relaxamento muscular. A anatomia delicada e a escassez de pele adjacente tornam sua reconstrução extremamente desafiadora.

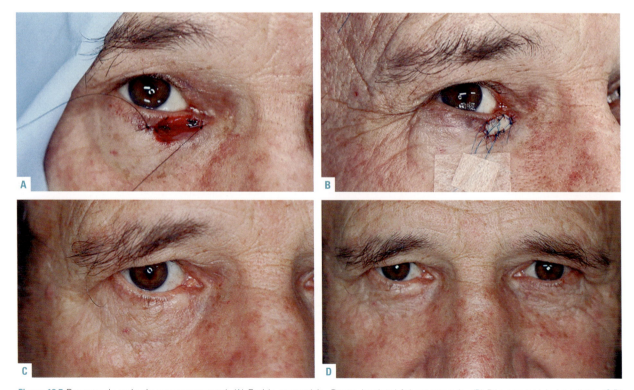

Figura 18.7 Enxerto de pele de espessura total. (A) Ferida operatória. Ducto lacrimal foi preservado. (B) Pós-operatório imediato. (C-D) Pós-operatório, 3 meses. Fonte: Felipe Cerci.

Capítulo 18 Reconstrução Periorbital **185**

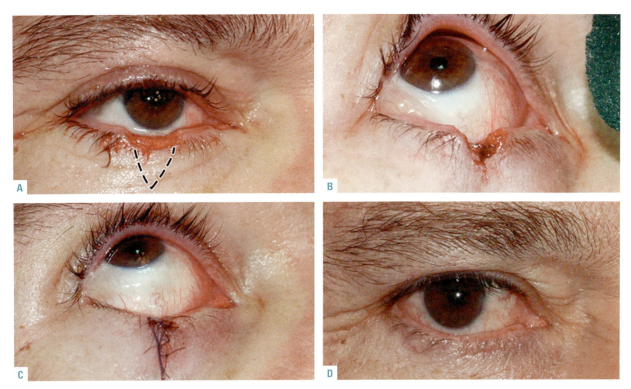

Figura 18.8 Fechamento primário (cunha) para ferida de espessura total. (A) Ferida operatória. (B) Remoção da cunha. (C) Pós-operatório imediato. (D) Pós-operatório, 7 anos. Fonte: Bruno Fantini.

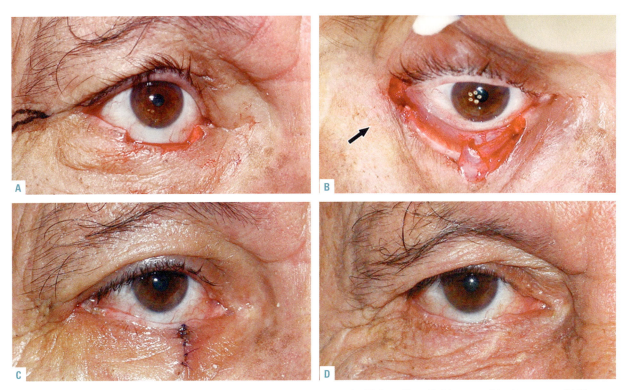

Figura 18.9 Fechamento primário (cunha) com cantólise. (A) Ferida operatória. (B) Cantólise. (C) Pós-operatório, 1 semana. (D) Pós-operatório, 1 mês. Fonte: Bruno Fantini e Flavia Attie.

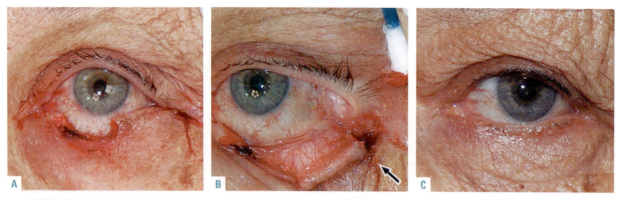

Figura 18.10 Fechamento primário (cunha) com cantólise. (A) Ferida operatória. (B) Cantólise. (C) Pós-operatório, 3 meses. Fonte: Bruno Fantini e Flavia Attie.

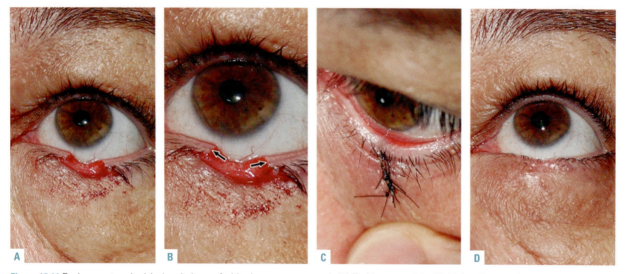

Figura 18.11 Fechamento primário (cunha) para ferida de espessura total. (A) Ferida operatória. (B) Linha cinzenta (*setas*). (C) Pós-operatório imediato. (D) Pós-operatório, 20 dias. Fonte: Bruno Fantini.

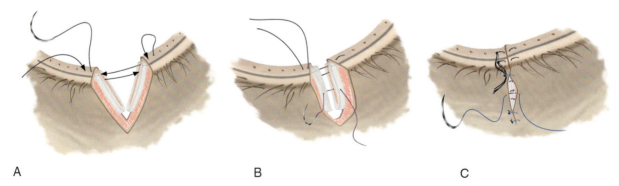

Figura 18.12 Fechamento primário de ferida palpebral – espessura total. (A) Alinhar a margem palpebral. Sutura com fio absorvível 6.0 ou 7.0 ou seda deve alinhar a margem palpebral. A agulha deve ser introduzida idealmente pelo orifício da glândula de Meibomius, com o cuidado de deixar as alturas no tarso correspondentes em ambos os lados. Deixar fios longos para que possam apresentar a ferida para o fechamento e para que sejam posteriormente amarrados, evitando assim contato com o globo ocular. Os pontos em U vertical, tipo Donati auxiliam na eversão das bordas. (B) Suturar o tarso. Com pontos interrompidos com fio 6.0 absorvível deve-se aproximar o tarso, com 2 a 3 pontos, evitando-se incluir a conjuntiva. *O músculo orbicular pode ser suturado com fios absorvíveis. Este passo é opcional, uma vez que o músculo pode ser incluído quando efetuada a sutura da pele. *Sutura adicional em U vertical, realizada anteriormente à linha cinzenta, garante o alinhamento perfeito da margem palpebral. (C) O fechamento da pele pode ser realizado com nylon 6.0. Fonte: Bruno Fantini.

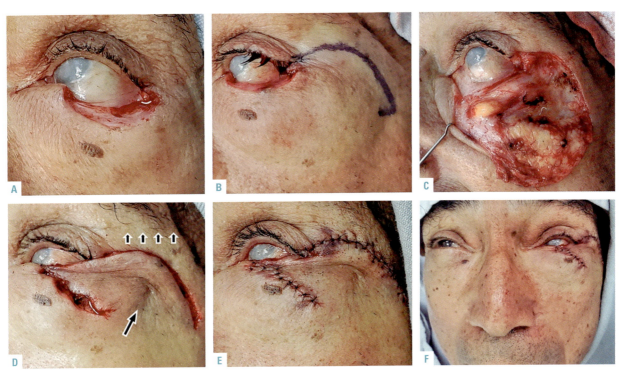

Figura 18.13 Retalho de Tenzel. (A) Ferida operatória. (B) Desenho do retalho. (C) Retalho descolado. (D) Movimento do retalho. A seta inferior indica a sutura de ancoragem no periósteo. (E-F) Pós-operatório imediato. Fonte: Bruno Fantini.

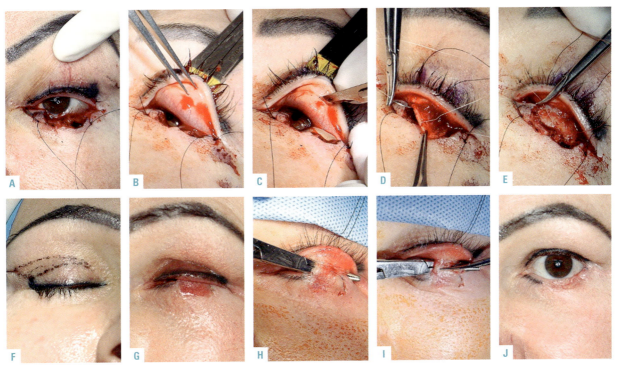

Figura 18.14 Retalho tarso-conjuntival (Hughes). (A) Ferida operatória acometendo 80% da pálpebra inferior. A paciente já havia sido submetida a três cirurgias convencionais e a retalho de Tenzel em outro serviço. (B) Eversão da pálpebra superior para medir a quantidade de tarso necessária para recriação da lamela posterior. (C) Incisão da conjuntiva e do tarso. Notar eversão contínua da pálpebra, para tornar possível a incisão. (D-E) Sutura do tarso, após movimento de 180° do retalho, que fica pediculado na porção superior. (F) Demarcação do enxerto de pele na pálpebra superior, utilizado para restaurar a lamela anterior. (G) Pré-operatório, segundo estágio, divisão do pedículo do retalho tarso-conjuntival. (H) Pedículo, antes da divisão. (I) Divisão do pedículo. (J) Pós-operatório, 6 semanas, segundo estágio e revisão cirúrgica. Após o segundo estágio, a paciente ficou com um pouco de frouxidão na porção lateral da pálpebra, devido à ausência de suporte, decorrente do retalho de Tenzel realizado anos antes. Para melhorar a frouxidão, foi submetida à revisão cirúrgica, com retalho em dobradiça do periósteo. Fonte: Manuela Benites.

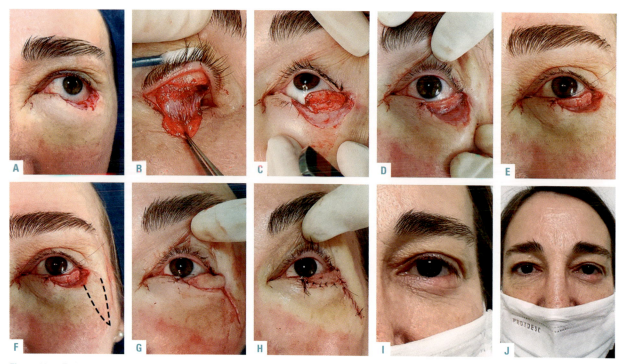

Figura 18.15 Enxerto tarso-conjuntival associado a retalho de transposição. (A) Ferida operatória. (B) Remoção do enxerto tarso-conjuntival da pálpebra superior contralateral. (C-E) Sutura do enxerto para recriação da lamela posterior. (F) Desenho do retalho de transposição para recriação da lamela anterior. (G) Movimento do retalho. (H) Pós-operatório imediato. (I-J) Pós-operatório, 5 meses. Fonte: Bruno Fantini e Flavia Attie.

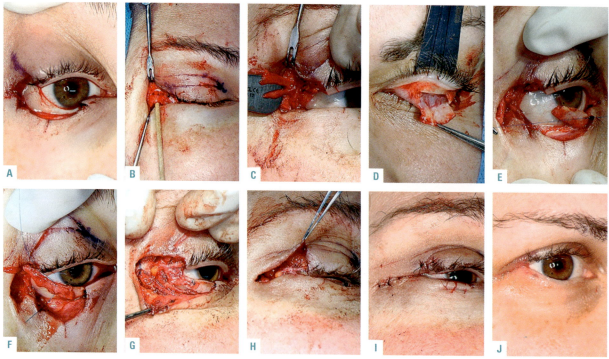

Figura 18.16 Enxerto tarso-conjuntival associado a retalho em dobradiça do periósteo. (A) Ferida operatória de espessura total envolvendo 70% da pálpebra inferior e 20% da pálpebra superior. (B) Periósteo sendo descolado para ser utilizado como retalho em dobradiça. (C) Periósteo descolado e dividido. Ao serem dobrados, os retalhos de periósteo serão cruzados, para darem maior sustentação. (D) Remoção do enxerto tarso-conjuntival da pálpebra superior contralateral. (E) Sutura (parcial na foto) do enxerto para recriação de parte da lamela posterior. (F) Retalho de periósteo superior foi suturado no enxerto tarso-conjuntival. (G) Lamela posterior recriada após sutura do enxerto e do retalho na conjuntiva e no músculo orbicular. Notar retalho de periósteo inferior utilizado para recriação da lamela posterior da pálpebra superior. Músculo orbicular e tecido celular subcutâneo ancorados no periósteo lateral à área doadora do retalho. (H) Pequeno retalho de avanço para fechamento da lamela anterior da pálpebra superior. (I) Pós-operatório imediato. (J) Pós-operatório 6 semanas. Fonte: Manuela Benites.

Feridas pequenas, que comprometem somente a lamela anterior, são mais fáceis de restaurar, mas feridas de comprometimento extenso e profundas são complexas e podem necessitar de mais de um tempo cirúrgico.[26]

Extensos defeitos da lamela anterior podem comprometer parcialmente ou completamente a porção palpebral superior do músculo orbicular, dificultando o fechamento palpebral. A impossibilidade de fechar parcialmente os olhos pode causar desde desconforto e irritação leves da conjuntiva ocular até ulceração da córnea e, eventualmente, amaurose. Por outro lado, lesões profundas que acometem também a lamela posterior podem comprometer extensamente o músculo levantador da pálpebra, implicando dificuldade para elevação da pálpebra ou ptose palpebral completa.[26]

Via de regra, feridas de espessura total, que acometem até 1/4 da pálpebra superior, podem ser reparadas como uma cunha. No entanto, feridas mais extensas podem necessitar de retalhos ou enxertos.[3]

■ Fechamento primário

O fechamento primário horizontal pode ser utilizado para feridas de espessura parcial quando há excesso de pele, com desenho semelhante a uma blefaroplastia superior. No entanto, se a ferida é extensa ou não há pele suficiente para fechamento primário sem tensão, retalhos ou enxertos devem ser utilizados.

■ Retalhos de espessura parcial

Os retalhos utilizados na pálpebra superior visam mobilizar mais tecido e minimizar a tração da pálpebra, para evitar ectrópio e permitir a oclusão palpebral fisiológica. Os retalhos de espessura parcial da pálpebra envolvem somente pele e músculo orbicular, sendo mais comumente utilizados o avanço simples (Figura 18.17), o duplo avanço O-H e o duplo avanço O-T (Figuras 18.18 e 18.19).[10] Outra opção para casos específicos é o V-Y (Figura 18.20).

Retalho miocutâneo bipediculado a partir da pálpebra inferior, conhecido como retalho de Tripier invertido, também é uma opção para restaurar feridas que envolvem a lamela anterior da pálpebra superior.

■ Exérese em cunha

Defeitos de espessura total, que acometem até 1/4 da pálpebra superior, podem ser removidos em cunha de espessura total e fechados primariamente. A sutura deve ser realizada por planos, fechando inicialmente as camadas musculares com fio absorvível. Atenção especial deve ser dada ao alinhamento do tarso. Pode ser interessante a realização de sutura de ancoragem vertical, que impõe certa tendência à eversão das bordas, para que haja um alinhamento correto da linha cinzenta, favorecendo um alinhamento perfeito do tarso. O fechamento da pele

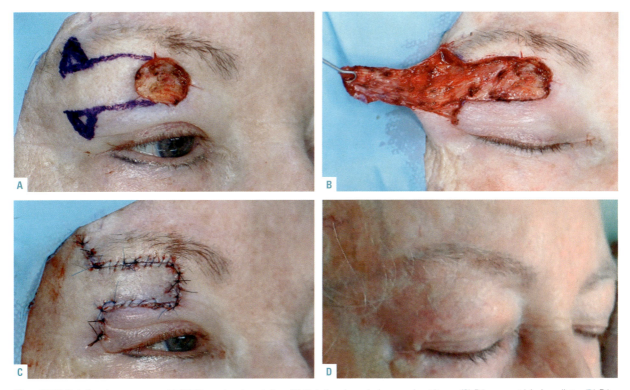

Figura 18.17 Retalho de avanço em U. (A) Desenho do retalho. (B) Retalho descolado no subcutâneo. (C) Pós-operatório imediato. (D) Pós-operatório, 9 meses. Fonte: Felipe Cerci.

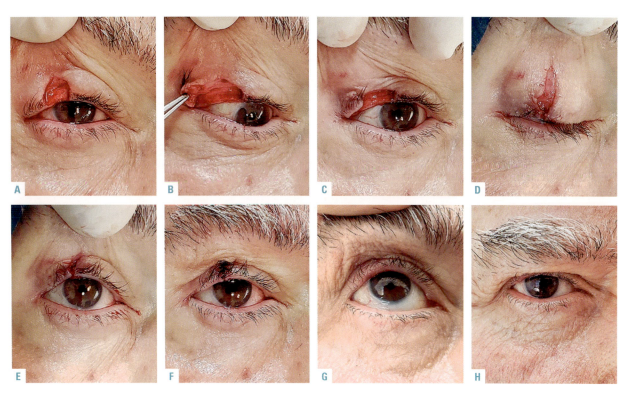

Figura 18.18 Retalho de avanço bilateral O-T. (A) Ferida operatória de espessura parcial. (B-C) Retalho descolado. (D-E) Alinhamento e sutura do retalho. (F) Pós-operatório imediato. (G-H) Pós-operatório, 1 mês. Fonte: Bruno Fantini.

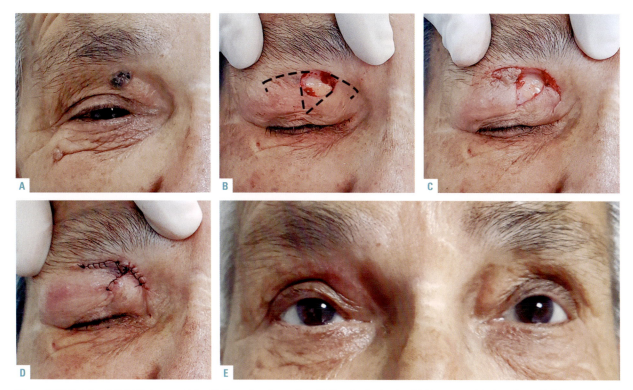

Figura 18.19 Retalho O-T. (A) Pré-operatório. (B) Desenho do retalho. (C) Retalho incisado. (D) Pós-operatório imediato. (E) Pós-operatório, 3 semanas. Fonte: Bruno Fantini.

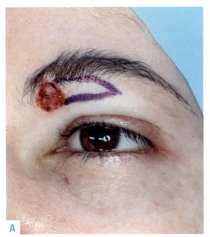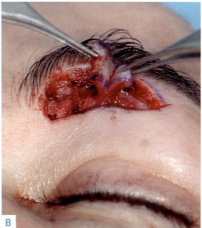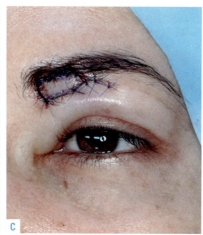

Figura 18.20 Retalho V-Y. (A) Ferida operatória e desenho do retalho. (B) Pedículo em ilha. (C) Pós-operatório imediato. Fonte: Felipe Cerci.

pode ser realizado com fio mononylon e pontos simples. Alguns autores recomendam o fechamento em forma de pentágono, para reduzir o risco de inversão da cicatriz.[27]

Cantotomia e cantólise associadas à cunha

Feridas que impossibilitam o fechamento direto da cunha requerem cantotomia e, se necessário, cantólise, para permitir completa mobilização da porção externa da pálpebra. A cantotomia pode liberar poucos milímetros da pálpebra superior e ser suficiente para o avanço do tecido. No entanto, se necessário, completa-se a incisão com a cantólise, tracionando a pálpebra superior em tenda, afastando-a do globo ocular e seccionando o ramo superior do tendão cantal externo. Para uma boa mobilização, é necessária a secção completa do tendão, que se confirma com facilidade quando é realizada. Essa manobra pode permitir o fechamento direto, sem tensão do defeito palpebral. No final, o fechamento da cantotomia começa com a sutura do tendão cantal externo inferiormente aos tecidos subcutâneos e ao músculo orbicular, que vão formar o novo canto externo, e termina com a sutura da pele.[28]

Retalhos para defeitos de espessura total

Quando o tamanho do defeito de espessura total é superior a 1/4 da pálpebra superior, algumas alternativas tornam-se interessantes:

- **Retalho de avanço/rotação lateral, também conhecido como Tenzel invertido, associado à cantólise do tendão tarsal:** torna-se uma boa opção quando o defeito se encontra na região lateral da pálpebra superior ou quando os defeitos menores ocorrem em sua região central. Quando situados medialmente, mais perto do canto interno da órbita, não é uma boa opção.

Para defeitos mais complexos de espessura total da pálpebra superior, deve-se pensar na reconstrução da lamela posterior e da lamela anterior separadamente.[10]

- **Abbé-Mustardé:** é um retalho de rotação de espessura total da pálpebra inferior, realizado em dois tempos. Tem como vantagem a possibilidade de reconstruir a linha ciliar da pálpebra superior, com resultado estético mais natural. Suas desvantagens incluem reconstrução da zona doadora na pálpebra inferior e oclusão ocular durante, pelo menos, três semanas. Realiza-se um corte horizontal de espessura total na pálpebra inferior, a cerca de 5 mm do bordo livre, que permita altura suficiente para fechar o defeito da pálpebra superior. De forma semelhante ao retalho de Abbé utilizado para restaurar o lábio superior, o retalho de Abbé-Mustardé palpebral também fica com um pedículo vascular por cerca de três semanas, até ser autonomizado.[29]
- **Cutler-Beard:** é útil para defeitos extensos, de espessura total da pálpebra superior, especialmente os centrais. É uma técnica de dois tempos cirúrgicos, que compartilha a pálpebra inferior, sem alteração de sua borda livre. Uma porção da pálpebra inferior abaixo do tarso é avançada para preencher o defeito da pálpebra superior. A vantagem em relação ao de Abbé-Mustardé é que não requer reconstrução significativa da pálpebra inferior, mas também exige oclusão ocular durante, pelo menos, três semanas.[29]

Enxerto cutâneo

O enxerto de pele total pode ser utilizado para o fechamento de defeitos exclusivos de lamela anterior (Figura 18.21). Quando o defeito cirúrgico se estende além da lamela anterior, os enxertos devem ser evitados já que eventuais aderências ao leito da ferida podem prejudicar a mobilidade palpebral.[30]

Opções de reconstrução da região cantal lateral

A região cantal lateral pode ser restaurada de diversas formas, incluindo os retalhos de rotação, transposição e

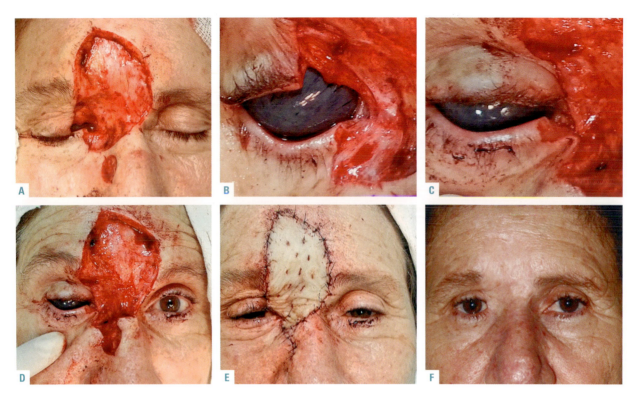

Figura 18.21 Avanço com enxerto de pele. (A) Ferida operatória. (B) Notar acometimento de pálpebra superior, com secção dos tendões cantais mediais. (C-D) Avanço da pálpebra superior e fixação do tarso no periósteo. (E) Pós-operatório imediato, após enxerto de pele de espessura total para restante da ferida. (F) Pós-operatório tardio. Apesar da perda do formato do canto medial, a paciente manteve função ocular normal e negou revisões cirúrgicas para correção. Fonte: Bruno Fantini e Flavia Attie.

avanço. É uma região com reconstrução de menor dificuldade técnica. A maior complexidade ocorre quando o tumor invade parte da pálpebra superior e/ou da pálpebra inferior. Nesses casos, técnicas complementares podem ser utilizadas para reconstrução da lamela posterior, conforme descrito previamente, associando retalho de avanço ou, simplesmente, descolando os tecidos e aproximando-os para o fechamento da lamela anterior.

Defeitos do canto medial

Defeitos do canto interno que não envolvem a margem palpebral podem ser reconstruídos com retalhos locais, como transposição, rotação glabelar, retalho da pálpebra superior, ou enxerto. Em alguns casos, podem ser deixados cicatrizar por segunda intenção com bons resultados estético e funcional (Figuras 18.22 e 12.4). É recomendado optar pela cicatrização por segunda intenção se o defeito tiver uma distribuição relativamente simétrica acima e abaixo do tendão cantal medial. Se o defeito tiver uma distribuição assimétrica, pode evoluir com retração e ectrópio. Em casos que acometem o tendão cantal, o primeiro desafio da reconstrução é sua refixação, que pode ser realizada por sutura periosteal ou por técnicas mais complexas, como placas de titânio ou suturas transnasais. Retalhos de rotação ou transposição da porção malar inferior são outras opções para essa região (Figuras 18.23 e 18.24).

Complicações

Assim como em outras áreas, as complicações mais comuns incluem sangramento, hematoma (Figura 22.1), deiscência, infecção e necrose. Além disso, podem ocorrer formação de tenda no canto interno (*webbing*) (Figuras 3.9 e 21.3) e ectrópio (Figuras 2.14, 22.7 a 22.9). O planejamento meticuloso das reconstruções é essencial para reduzir o risco de complicações, assim como a abordagem multidisciplinar em casos complexos.

Conclusão

A cirurgia micrográfica de Mohs tem como característica preservar ao máximo o tecido sadio. Portanto, é a técnica de escolha para o tratamento da maioria dos tumores palpebrais.

O conhecimento adequado da complexa anatomia palpebral e a familiaridade com as inúmeras técnicas reconstrutivas disponíveis são fundamentais para a restauração funcional e estética dessa região tão delicada.

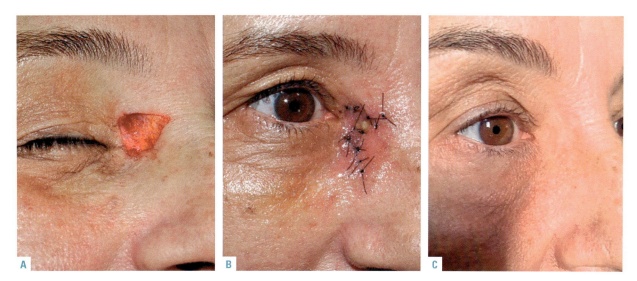

Figura 18.22 Cicatrização por segunda intenção do canto interno. (A) Ferida operatória. (B) Redução da ferida com fechamento primário parcial de pequenos triângulos. (C) Pós-operatório, 4 anos. Fonte: Bruno Fantini.

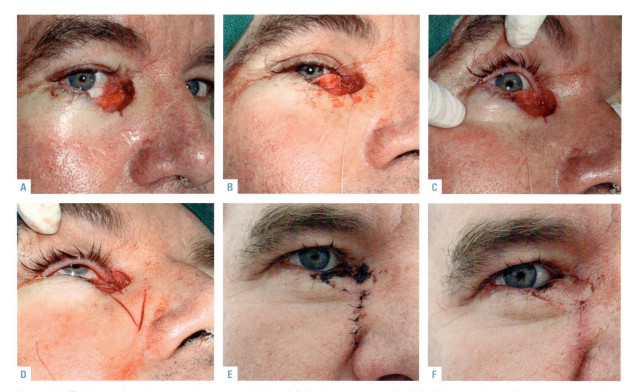

Figura 18.23 Ferida envolvendo o canto interno e a pálpebra inferior (espessura total). (A) Ferida operatória. (B-C) Enxerto tarso-conjuntival da pálpebra superior contralateral para reconstrução da lamela posterior. (D) Retalho de transposição para lamela anterior. (E-F) Pós-operatório, 1 semana. Fonte: Bruno Fantini e Flavia Attie.

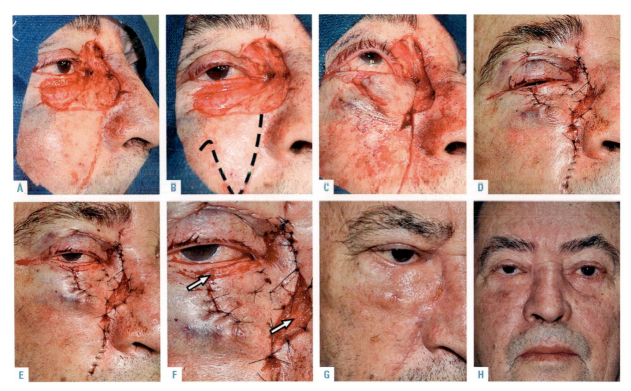

Figura 18.24 Retalho de transposição associado à segunda intenção. (A) Ferida operatória com acometimento de múltiplas subunidades anatômicas. (B) Notar preservação da lamela posterior da pálpebra inferior. Desenho do retalho. (C) Movimento do retalho de transposição. Ferida secundária já suturada no SNG. (D-E) Pós-operatório imediato. (F) Parede nasal inferior e borda ciliar (setas) deixadas cicatrizar por segunda intenção. (G) Pós-operatório, 17 dias. H) Pós-operatório, 3 meses. Fonte: Bruno Fantini.

Referências bibliográficas

1. Patel BCK. Surgical Eyelid and Periorbital Anatomy. Seminars in Ophthalmology. 1996;11(2):118-37.
2. Monheit G, Hrynewycz K. Mohs Surgery for Periocular Tumors. Dermatol Surg. 2019;45(Suppl2):S70-S78.
3. Sanchez F LE. Manejo dos tumores perioculares com cirurgia micrográfica de Mohs. Surg Cosmet Dermatol. 2014;6(4):226-32.
4. Malhotra R, Huilgol SC, Huynh NT, Selva D. The Australian Mohs database: periocular squamous cell carcinoma. Ophthalmology. 2004;111(4):617-23.
5. Malhotra R, James CL, Selva D, Huynh N, Huilgol SC. The Australian Mohs database: periocular squamous intraepidermal carcinoma. Ophthalmology. 2004;111(10):1925-9.
6. Narayanan K, Hadid OH, Barnes EA. Mohs micrographic surgery versus surgical excision for periocular basal cell carcinoma. Cochrane Database Syst Rev. 2014(12): CD007041.
7. Treacy MP, Wynne NC, Gale JL, et al. Mohs micrographic surgery for periocular skin tumours in Ireland. Ir J Med Sci. 2016;185(4):779-783.
8. Weesie F, Naus NC, Vasilic D, Hollestein LM, van den Bos RR, Wakkee M. Recurrence of periocular basal cell carcinoma and squamous cell carcinoma after Mohs micrographic surgery: a retrospective cohort study. Br J Dermatol. 2019;180(5):1176-82.
9. Zhou C, Wu F, Chai P, et al. Mohs micrographic surgery for eyelid sebaceous carcinoma: A multicenter cohort of 360 patients. J Am Acad Dermatol. 2019;80(6):1608-17.
10. Chang EI, Esmaeli B, Butler CE. Eyelid Reconstruction. Plast Reconstr Surg. 2017;140(5):724e-735e.
11. Sanchez F LE. Reconstrução palpebral com enxerto condro-pericondral de hélice de orelha. Experiência de um centro de referência em cirurgia micrográfica de Mohs. Surg Cosmet Dermatol 2013;5(4):324-8.
12. Yuce S, Demir Z, Selcuk CT, Celebioglu S. Reconstruction of periorbital region defects: A retrospective study. Ann Maxillofac Surg. 2014;4(1):45-50.
13. Trieu DN, Drosou A, White LE, Goldberg LH. Outcomes of Second Intention Healing of the Lower Eyelid Margin After Mohs Micrographic Surgery. Dermatol Surg. 2019;45(7):884-9.
14. Tripier L. Lambeau musculo-cutané en forme de pont. Appliqué à la restauration des paupières. Gazette Hôpitaux Paris. 1889;62:1124-5.
15. Harris GJ, Perez N. Anchored flaps in post-Mohs reconstruction of the lower eyelid, cheek, and lateral canthus: avoiding eyelid distortion. Ophthalmic Plast Reconstr Surg. 2003;19(1):5-13.
16. Tenzel RR. Reconstruction of the central one half of an eyelid. Arch Ophthalmol. 1975;93(2):125-6.
17. Levine MR, Buckman G. Semicircular flap revisited. Arch Ophthalmol. 1986;104(6):915-7.
18. Callahan MA, Callahan A. Mustarde flap lower lid reconstruction after malignancy. Ophthalmology. 1980;87(4): 279-86.
19. Lewin JM, Sclafani AP, Carucci JA. An Inferiorly Based Rotation Flap for Defects Involving the Lower Eyelid and Medial Cheek. Facial Plast Surg. 2015;31(4):411-6.

20. Marchac D, de Lange A, Bine-Bine H. A horizontal V-Y advancement lower eyelid flap. Plast Reconstr Surg. 2009;124(4):1133-41.

21. Nelson AA, Cohen JL. Modified Tripier flap for lateral eyelid reconstructions. J Drugs Dermatol. 2011;10(2):199-201.

22. Machado WL, Gurfinkel PC, Gualberto GV, Sampaio FM, Melo ML, Treu CM. Modified Tripier flap in reconstruction of the lower eyelid. An Bras Dermatol. 2015;90(1):108-10.

23. McClellan WT, Rawson AE. Wendell L. Hughes' life and contributions to plastic surgery. Plast Reconstr Surg. 2011;128(6):765e-772e.

24. Harvey DT, Taylor RS, Itani KM, Loewinger RJ. Mohs micrographic surgery of the eyelid: an overview of anatomy, pathophysiology, and reconstruction options. Dermatol Surg. 2013;39(5):673-97.

25. Scott JF, Bordeaux JS, Redenius RA. How We Do It: Periosteal Flaps for Full-Thickness Eyelid Defects. Dermatol Surg. 2020;46(4):564-66.

26. Sanchez FH. Cirurgia de Mohs em tumores perioculares. Sanchez FH, Marques HS, editores. Cirurgia micrográfica de Mohs: manual prático e atlas. 1ª edição. Rio de Janeiro: Dilivros. 2019: 299-328.

27. Wessman LL, Demer A, Behshad R, Maher IA. Preparing for and Executing a Pentagonal Wedge Mohs Layer for Tumors of the Marginal Eyelid. Dermatol Surg. 2021;47(7):992-4.

28. Mori WS, Behshad R, Shahwan KT, Fiessinger LA, Farah RS, Maher IA. Periocular Mohs Reconstruction by Lateral Canthotomy With Inferior Cantholysis: A Retrospective Study. Dermatol Surg. 2021;47(3):319-32.

29. Loze S, Rousseau P, Cariou G, Darsonval V. Abbe-Mustarde's flap with lower lid transposition: three clinical cases. Ann Chir Plast Esthet. 2007;52(1):62-7.

30. Patel SY, Itani K. Review of Eyelid Reconstruction Techniques after Mohs Surgery. Semin Plast Surg. 2018;32(2): 95-102.

Reconstrução Nasal

19

| Felipe B. Cerci | Bruno de Carvalho Fantini |

Introdução

O nariz é uma das regiões mais acometidas por carcinomas cutâneos.[1-3] Por isso, o domínio da anatomia e de métodos reconstrutivos para essa área é fundamental para o cirurgião de Mohs. Por ocupar a posição mais proeminente entre todas as estruturas da face, o nariz exige uma aparência estética final praticamente perfeita, representando um desafio ao cirurgião.

Seu relevo e sua tridimensionalidade são únicos, tornando sua anatomia extremamente complexa. A multiplicidade de estruturas e curvas dessa região faz com que os limites das suas subunidades não sejam tão nítidos quanto os das outras unidades da face. A textura, a densidade das glândulas sebáceas, a cor e a aparência da pele variam consideravelmente entre suas regiões. Além disso, a combinação de áreas côncavas e convexas faz com que um jogo de sombreamento e reflexão da luz exija restauração simétrica de seus contornos, para que as cicatrizes sejam menos perceptíveis.

As feridas cirúrgicas são extremamente heterogêneas em tamanho, profundidade e localização. Para o seu reparo, deve-se considerar não apenas o diâmetro, mas também a profundidade, a disponibilidade de pele adjacente e as expectativas do paciente. Inúmeras opções estão disponíveis para as reconstruções, incluindo cicatrização por segunda intenção, fechamento primário, enxertos cutâneos e de cartilagem, retalhos ou associação de métodos. Além disso, tendo em vista a individualidade de cada paciente, é impossível ter uma "receita de bolo" para a reconstrução nasal. Uma ferida de 1 cm de diâmetro na ponta nasal pode exigir distintos métodos de reconstrução, de acordo com o tamanho e a forma do nariz. Por isso, o domínio da anatomia local e da biomecânica dos reparos é muito mais importante do que uma "simples receita de bolo".

A característica da pele adjacente é outro fator a ser considerado. Em pacientes com intenso fotodano, as cicatrizes se camuflam e se tornam menos aparentes. Em jovens com pouco fotodano, por sua vez, discromias, linhas de incisão e alterações de volume são mais perceptíveis.

O nariz é tridimensional e um reparo bem-sucedido deve levar em conta esse aspecto. Não adianta a cicatriz ter boa aparência, se houver colabamento interno e prejuízo da função respiratória. Por isso, toda restauração deve levar em conta não apenas os vetores verticais/horizontais, como na região malar, mas também os vetores tridimensionais que podem "empurrar" o nariz para dentro.

Assim como em outras áreas da face, a reconstrução nasal deve priorizar o aspecto funcional. Uma vez mantida a função, todos os esforços devem ser realizados para a restauração da estética, já que deformidades pós-operatórias podem gerar impacto psicológico significativo.[4]

Respeitados esses princípios, a restauração adequada da aparência delicada do nariz pode ser uma das mais gratificantes intervenções reconstrutivas que o cirurgião de Mohs pode realizar.

Anatomia

O nariz é formado por três camadas: uma cobertura de tecido mole, um componente estrutural e um forro interno. Cada camada tem propriedades únicas e, consequentemente, diferentes desafios reconstrutivos. O nariz pode ser dividido em nove subunidades estéticas: dorso nasal, paredes laterais, ponta, asas, triângulos moles e columela (Figura 19.1). Em geral, a forma da ponta é determinada pelo tamanho e pelo contorno das cartilagens alares, especificamente pela porção apical. É coberta por pele relativamente espessa, contendo muitas glândulas sebáceas. Acima da ponta, pode haver uma leve depressão, que a separa do dorso nasal. A pele do dorso tende a ser menos espessa e sebácea, tornando-se progressivamente mais fina à medida que sobe para a transição entre a cartilagem e o osso nasal, mas mais espessa à medida que se

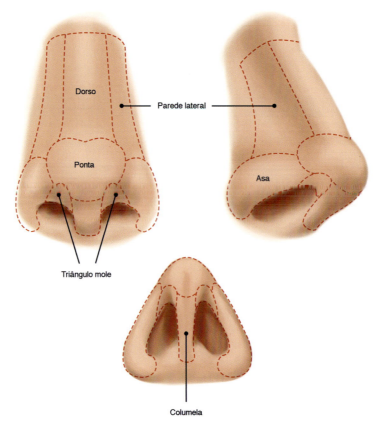

Figura 19.1 Subunidades anatômicas nasais. Fonte: os autores.

aproxima da glabela. A pele das paredes laterais é fina e contém menos glândulas sebáceas do que o dorso e ponta, sendo separada da asa pelo sulco alar. A asa nasal é uma protuberância composta por pele espessa, semelhante à ponta em textura e em porosidade. A columela é uma subunidade não pareada, que se estende da face caudal da ponta nasal ao lábio cutâneo superior. É composta pela mais fina pele nasal. Estruturalmente, é suportada pela cruz medial da cartilagem alar.[5,6]

Além de ser mais espessa na ponta, a pele é também mais aderente ao tecido subjacente. Torna-se mais fina, conforme a ponta faz a transição para asas, columela e triângulos moles.[6]

Quando estratificado, o nariz é coberto por pele, por uma fina camada de tecido subcutâneo e pelo sistema músculo-aponeurótico superficial (SMAS), que é contínuo ao SMAS do restante da face, e por pericôndrio ou periósteo.[5,7] Acima do periósteo e do pericôndrio, há um tecido areolar frouxo relativamente avascular, que é o plano correto para o descolamento durante as reconstruções nasais.[5]

A camada intermediária é composta pelos ossos nasais pareados, pelas cartilagens laterais superiores e pelas cartilagens alares. A cartilagem septal da linha média e o osso separam as cavidades nasais e sustentam o dorso e o ângulo septal. O revestimento interno é formado por epitélio escamoso estratificado dentro dos vestíbulos, e membrana mucosa internamente.[8]

A cobertura superficial é irrigada por uma rica rede de anastomoses entre os ramos distais das carótidas interna e externa, característica que proporciona uma liberdade reconstrutiva singular para essa região. As artérias de maior relevância são a artéria dorsal do nariz, ramo da artéria oftálmica (carótida interna), e a artéria angular, ramo da artéria facial (carótida externa). Essa camada também contém uma intrincada rede de nervos, responsáveis pelas sensações tanto da superfície, quanto da mucosa nasal (divisões oftálmica (V2) e maxilar (V1) do trigêmeo – V nervo craniano) (Figura 19.2).[5]

O arcabouço ósseo é composto pelos ossos nasais, emparelhados, e pelo processo ascendente da maxila, bilateralmente. O terço superior do nariz é sustentado pelos ossos nasais. No entanto, os dois terços inferiores são suportados pelo esqueleto cartilaginoso (Figura 19.3). As cartilagens nasais laterais (laterais superiores ou triangulares) se fundem aos ossos nasais e ao septo por uma densa adesão fibrosa. Essa união é conhecida como área Keystone. O distúrbio nessa região pode levar à obstrução da válvula interna. As alares (laterais inferiores) dão suporte ao terço inferior do nariz. São compostas de uma cruz medial, uma cruz intermediária (em alguns indivíduos) e uma cruz lateral. As asas nasais são sustentadas pelas alares. Lateralmente, porém, a asa mantém sua estrutura devido às cartilagens acessórias e, principalmente, ao tecido conjuntivo fibrogorduroso denso. Reconstruções da asa nasal são desafiadoras, pois é difícil replicar essa característica fibrogordurosa.[5]

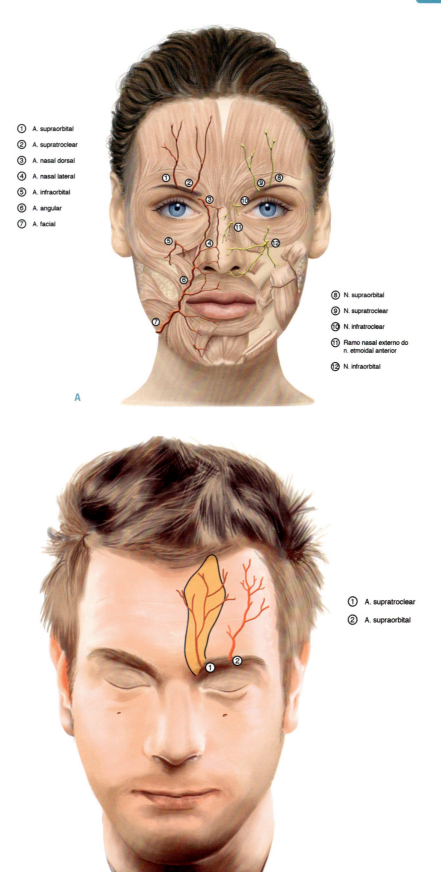

Figura 19.2 (A) Vascularização e inervação sensitiva do nariz e unidades anatômicas adjacentes. (B) Desenho esquemático do retalho paramediano frontal. Fonte: os autores.

Embora o nariz seja um marco importante para a estética facial, sua principal função reside na fisiologia respiratória. Sua porção mais estreita é a válvula nasal interna, região de máxima resistência ao fluxo de ar.[9,10] Ela é delimitada pelo septo, pela cartilagem lateral superior, pela cabeça do corneto inferior e pelo assoalho nasal.[11,12]

A válvula nasal externa está localizada no rebordo das narinas e é delimitada pelas seguintes estruturas anatômicas (Figura 19.3): (1) ramo lateral da cartilagem lateral inferior e tecido fibroadiposo da asa nasal; (2) septo membranoso e ramo medial da cartilagem lateral inferior; e (3) assoalho nasal.

Burget e Menick descreveram um conceito importante para reconstrução nasal: o princípio das subunidades anatômicas.[13] De acordo com esse princípio, quando a ferida acomete mais do que metade da subunidade, remover o restante e restaurá-la por inteiro pode ser mais apropriado do que reparar o defeito isoladamente. A reposição completa da subunidade permite camuflar as cicatrizes nas junções entre as subunidades. Nessas junções, as cicatrizes se misturam com as linhas de contorno naturais do nariz e distraem os olhos dos observadores. Além disso, ao repor a subunidade inteira com um retalho interpolado, por exemplo, o leve *trapdoor* decorrente da contração cicatricial faz com que toda a subunidade fique ligeiramente saliente, podendo simular a convexidade normal, principalmente da asa nasal. Vale lembrar que mais importante do que restaurar toda a subunidade é preservar o contorno do retalho, de forma que se mantenha a topografia normal da unidade construída.[13] Na prática, o princípio das subunidades em reconstrução nasal é mais válido para feridas na ponta ou na asa que são restauradas com retalhos interpolados.[14]

Opções de reconstrução

A escolha da técnica apropriada para a reconstrução nasal começa com a avaliação das características da ferida operatória. A localização é fundamental. Áreas côncavas, como sulco alar e canto medial, cicatrizam bem por segunda intenção, principalmente quando as feridas são pequenas e superficiais, localizadas a uma distância significativa (5 mm ou mais) da borda alar. Já para outras localizações, principalmente as convexas, como a ponta nasal, a cicatrização por segunda intenção pode resultar em distorções significativas e resultados estéticos desfavoráveis.

Para fins didáticos, os reparos serão divididos por subunidades nasais. Entretanto, na prática, sabemos que é comum o acometimento concomitante de mais de uma subunidade.[15]

Ponta

Há uma infinidade de opções de reconstrução para os defeitos da ponta nasal, com o objetivo de restaurar sua convexidade sem distorcer as subunidades adjacentes. Quando houver perda de cartilagem, deve-se considerar sua reposição por meio de enxerto de cartilagem auricular, reestabelecendo a projeção da ponta.[16]

■ Segunda intenção

Raramente é a primeira opção nesse local, mas pode ser útil em casos muito superficiais. Deve-se considerar associar dermoabrasão nas bordas da ferida, para melhores resultados.[17] O uso de matriz dérmica pode melhorar a restauração do volume.[18]

■ Fechamento primário

Devido ao risco de distorção e perda da convexidade, costuma ser reservado para pequenos defeitos e para pacientes com ponta nasal larga e móvel. Nesses casos, geralmente é realizado removendo-se as redundâncias de pele, superior e inferiormente à ferida, já que, no sentido horizontal, há grande risco de elevação da ponta nasal.

■ Retalhos

Há inúmeros retalhos para restaurar a ponta nasal. A escolha dependerá dos fatores mencionados no início do capítulo, assim como da preferência do cirurgião. O planejamento cauteloso e a antecipação do movimento secundário são imperativos para evitar "surpresas" e distorções anatômicas nessa região.

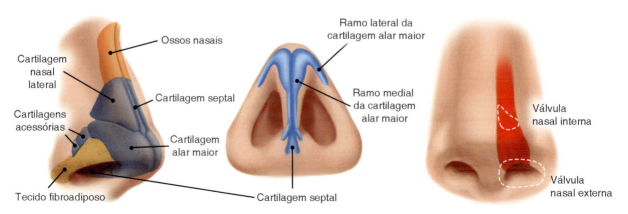

Figura 19.3 Estrutura óssea, cartilaginosa e válvulas nasais. Fonte: os autores.

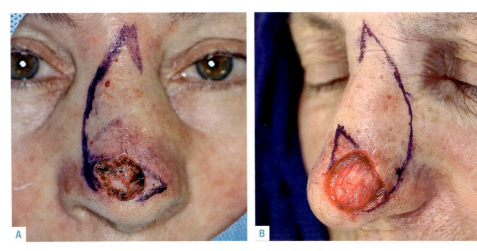

Figura 19.4 Diferentes orientações do retalho de rotação e da *dog ear*. Fonte: Felipe Cerci.

• Rotação

Opção consagrada para a ponta nasal, o retalho de rotação de Rieger e suas variantes permitem restaurar feridas de variados tamanhos ao recrutar pele do dorso nasal, da parede nasal e da glabela.[19] Apesar das longas incisões frequentemente necessárias para a adequada mobilidade do retalho, é possível camuflá-las entre as subunidades nasais ou entre a região malar e o nariz. Para aumentar a mobilidade, pode-se realizar um *back cut*, de preferência nas rítides glabelares (Figuras 6.11 e 6.12). O posicionamento do arco de rotação e a correção da *dog ear* variam conforme a orientação da ferida, a sobra de pele adjacente e as dimensões do nariz (Figura 19.4).

Para feridas menores, localizadas na lateral inferior da ponta nasal, outra opção é o retalho de rotação que recruta pele da própria subunidade. Nesse caso, o arco geralmente é desenhado na transição entre a ponta e o dorso nasal ou na transição entre a ponta nasal e a columela.[20,21]

Para feridas pequenas nas porções central e inferior da ponta, o retalho de rotação bilateral (Peng) e suas variantes são uma alternativa, pois permitem camuflar as incisões dos arcos entre as subunidades (Figura 19.5).[22,23]

• Avanço

As principais opções são o retalho de avanço de Burow, também descrito no nariz como *East-West*, e o retalho de Rintala.[24,25]

O *East-West* é utilizado para feridas pequenas e médias, preferencialmente em pacientes com a ponta nasal larga, já que o tecido recrutado é proveniente dela e do dorso nasal inferior (Figura 5.9).

O retalho de Rintala é uma "U-plastia" que recruta pele do dorso nasal e da glabela (Figura 19.6). Como não altera o vetor de fechamento, deve ser planejado com cautela, para evitar elevação da ponta nasal. Outro cuidado a ser tomado é tentar evitar a perda da concavidade da porção superior do dorso nasal. Para isso, pode-se realizar um ponto de ancoragem do retalho nessa região, quando

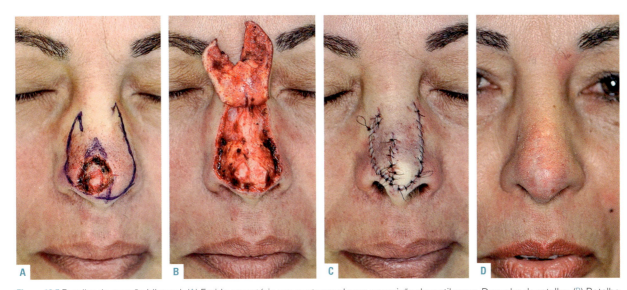

Figura 19.5 Retalho de rotação bilateral. (A) Ferida operatória em ponta nasal com exposição de cartilagem. Desenho do retalho. (B) Retalho descolado. (C) Pós-operatório imediato. (D) Pós-operatório, 5 meses. Fonte: Felipe Cerci.

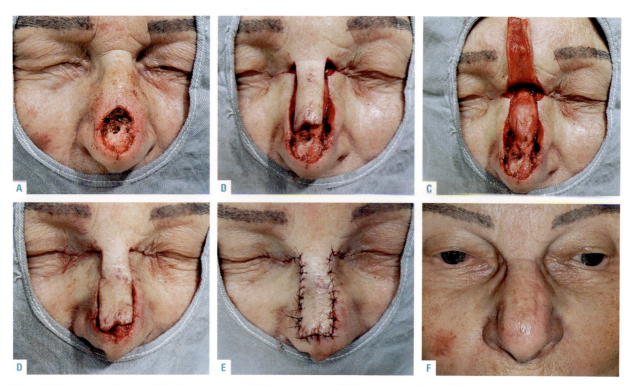

Figura 19.6 Retalho de Rintala. (A) Ferida operatória. (B) Retalho incisado. (C) Retalho descolado. (D) Movimento do retalho. (E) Pós-operatório imediato. (F) Pós-operatório, 2 meses. Fonte: Bruno Fantini.

necessário. Esse ponto deve ser no sentido longitudinal, para minimizar o prejuízo na vascularização do retalho.

• Transposição

É uma excelente opção para a ponta nasal, pois permite redirecionar o vetor de fechamento, reduzindo o risco de distorção anatômica. Pode ser unilobado, bilobado ou trilobado (Figuras 2.16, 7.11 a 7.13 e 19.7). Tem como desvantagem as múltiplas incisões. Contudo, se forem bem suturadas, geralmente tornam-se pouco perceptíveis. Além disso, como qualquer retalho de transposição ou ilha, tem maior risco de *trapdoor*. De modo geral, o planejamento e o desenho do retalho vão se basear em dois questionamentos: *Há risco de distorcer a área doadora? Quantos lóbulos serão necessários para alcançar a área doadora ideal?*

• Ilha

Devido ao escasso tecido subcutâneo no nariz, o pedículo do retalho em ilha é baseado lateralmente no músculo nasal, conforme descrito no capítulo 8 (Figura 19.8).[26] Para feridas na porção distal do nariz, a modificação em crescente/rotação aumenta o alcance do retalho.[27]

• Interpolados

O retalho paramediano frontal é uma opção singular para reconstrução de feridas profundas e extensas da ponta nasal (Figuras 19.9, 9.1 a 9.3), sendo capaz de restaurar a anatomia de maneira única.[28] A discussão pormenorizada está no Capítulo 9.

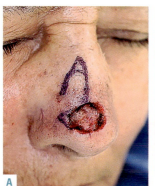
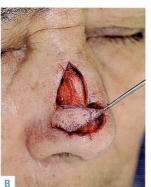
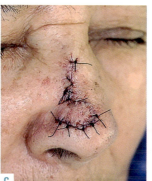
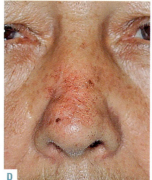

Figura 19.7 Retalho de transposição para ponta nasal. (A) Ferida operatória e retalho desenhado. (B) Movimento do retalho. (C) Pós-operatório imediato. (D) Pós-operatório, 3 meses. Fonte: Felipe Cerci.

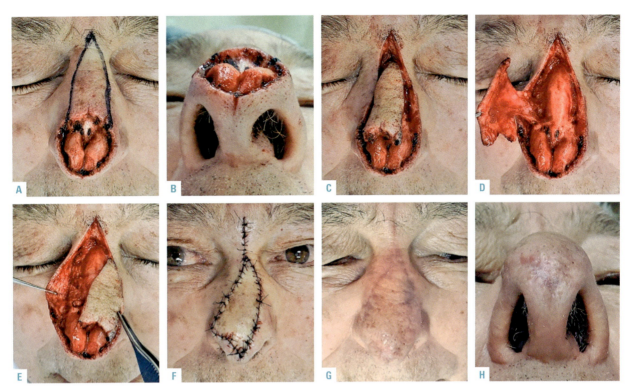

Figura 19.8 Retalho V-Y baseado no músculo nasal. (A) Ferida operatória com exposição de cartilagem e desenho do retalho. (B) Visão inferior. (C) Retalho incisado. (D-E) Pedículo muscular lateral. (F) Pós-operatório imediato. (G-H) Pós-operatório, 1 mês. Fonte: Bruno Fantini.

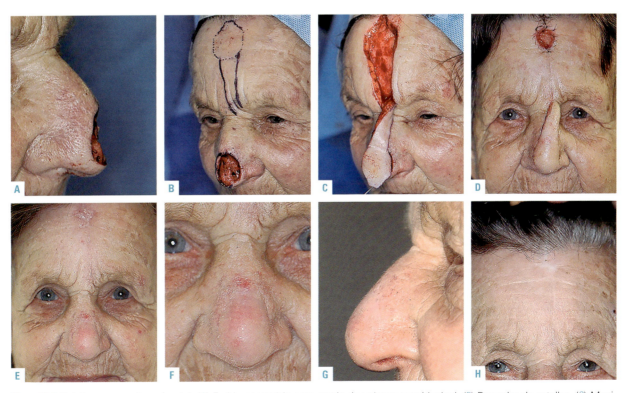

Figura 19.9 Retalho paramediano frontal. (A) Ferida operatória com perda de volume considerável. (B) Desenho do retalho. (C) Movimento do retalho. (D) Segundo estágio, antes da divisão do pedículo. (E-F) Pós-operatório, 2 meses. (G-H) Pós-operatório, 4 anos. Fonte: Felipe Cerci.

O retalho interpolado do sulco nasogeniano (SNG), classicamente usado para reconstruir a asa nasal, é uma opção para feridas menores da ponta nasal.[29,30] Entretanto, tem como desvantagem o suprimento sanguíneo menos robusto, quando comparado ao paramediano frontal.

■ Enxertos de pele

Os enxertos de pele de espessura total (EPET) podem ser boas opções em algumas situações (Figura 10.9), particularmente o enxerto de Burow, por oferecer cor e textura correspondentes às da ferida (Figura 19.10).[31] Caso a ferida seja muito profunda ou com exposição da cartilagem, pode-se realizar um retalho em dobradiça, com a porção profunda do triângulo de Burow, em vez de descartá-la. Essa técnica permite restaurar o volume, além de melhorar o leito para o enxerto (Figura 12.9).[32] Para casos selecionados, a aproximação das cartilagens previamente à colocação do enxerto pode auxiliar na restauração do contorno da ponta nasal, desde que essa aproximação não prejudique a parte funcional.[33]

Quando os enxertos são recrutados de outras áreas, as mais recomendadas são concha auricular e região pré-auricular, pela relativa semelhança histológica e por serem menos visíveis.[34] As técnicas para realização do enxerto estão descritas no capítulo 10.

Asa nasal

A asa nasal tem menos opções de reconstrução quando comparada à ponta. O reparo tem como principal objetivo manter a função. Para isso, deve-se considerar o uso de enxerto de cartilagem e/ou suturas de suspensão modificadas para restaurar a patência da válvula nasal interna.[35]

■ Segunda intenção

É uma excelente opção para feridas adjacentes ao sulco alar. Também deve ser considerada para casos superficiais na lateral da asa nasal (Figuras 3.1 e 3.4). Casos próximos à borda alar podem evoluir com distorção.

■ Fechamento primário

Raramente é utilizado, devido ao risco de colabamento das válvulas nasais.

■ Enxertos de pele

Opção interessante para feridas superficiais pequenas e médias (Figuras 19.11 e 10.4). Entretanto, há certa imprevisibilidade na aparência final do enxerto. As principais áreas doadoras são pré-auricular e concha. Em áreas localizadas próximo à borda livre da asa, com o intuito de reduzir o risco de retração no pós-operatório, pode-se inserir um enxerto de cartilagem, seguido de enxerto de pele.[36,37] Caso a ferida seja pequena e envolva a borda livre da asa, o enxerto composto é uma alternativa.

Para melhorar a aderência do curativo compressivo ao enxerto de pele e à ferida, pode-se realizá-lo interna e externamente, técnica descrita como *Drumhead graft*.[38]

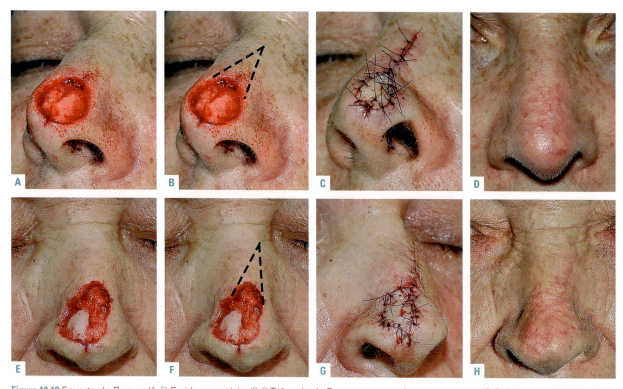

Figura 19.10 Enxerto de Burow. (A, E) Ferida operatória. (B, F) Triângulo de Burow a ser usado como enxerto. (C, G) Pós-operatório imediato. (D) Pós-operatório, 3 meses. (H) Pós-operatório, 1 mês. Fonte: Bruno Fantini.

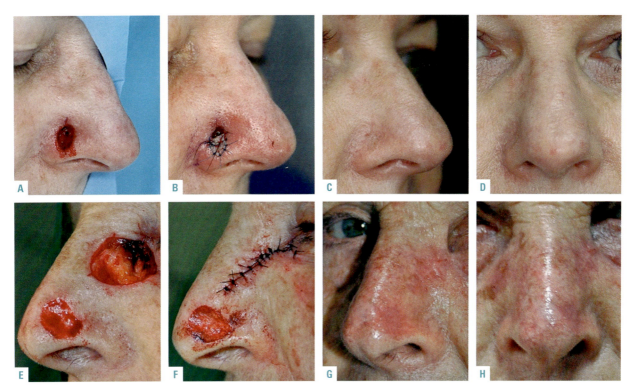

Figura 19.11 Enxerto de pele de espessura total para asa nasal. (A) Ferida operatória. (B) Pós-operatório imediato. A porção da ferida que acometeu a parede nasal foi deixada cicatrizar por segunda intenção. (C-D) Pós-operatório, 2 meses. (E-H) Ferida superficial em transição de asa e ponta deixada cicatrizar por segunda intenção. A ferida da parede nasal foi restaurada de maneira primária. Fonte: (A-D) Felipe Cerci e (E-H) Bruno Fantini.

■ Retalhos

Devem ser cuidadosamente planejados, pois qualquer erro pode levar à distorção e ao comprometimento da estética e da função. Retalhos intra-alares são úteis para feridas pequenas, tendo em vista o escasso reservatório de pele dessa subunidade. Opções incluem rotação e V-Y.[39,40]

Retalhos provenientes de outras subunidades são mais comumente utilizados e incluem, principalmente, os de transposição e os de interpolação.[41] No caso da transposição, as principais áreas doadoras consistem no SNG (Figuras 7.8 a 7.10) ou na junção da parede com o dorso nasal. Transposições provenientes do SNG têm como penalidade o apagamento do sulco alar. Por isso, devem ser realizadas, preferencialmente, para feridas localizadas entre as porções central e medial da asa, onde o sulco é menos proeminente. Mesmo assim, medidas para recriação/preservação do sulco alar devem ser adotadas, conforme descrito no capítulo 7.[42] Caso ocorra o apagamento, uma Z-plastia pode ser empregada posteriormente para correção.[43] Transposições em ilha ajudam a preservar o sulco alar, mas têm a desvantagem do maior risco de *trapdoor* (Figura 8.8). Retalhos de avanço provenientes da região malar, como o *jigsaw puzzle*, devem ser cuidadosamente indicados e realizados, para não obliterar o sulco alar (Figura 19.12). Feridas de tamanho reduzido, adjacentes à ponta, têm como opção o retalho de rotação tradicional (Figura 19.13) ou o de rotação em espiral (Figura 6.13).[44,45]

Retalhos interpolados provenientes do SNG e da região frontal são excelentes opções para casos profundos, que acometem mais do que 50% da subunidade alar (Figura 19.14). Nesses casos, recomenda-se remover o restante da subunidade e restaurá-la por inteiro. Porém, também podem ser realizados para reposição parcial da subunidade (Figuras 9.8 e 12.2).[46] Frequentemente, necessitam de enxertos de cartilagem auricular para suporte estrutural.[47] O passo a passo para realização dos retalhos interpolados e do enxerto de cartilagem está descrito nos capítulos 9 e 11, respectivamente (Figuras 9.11 e 9.12). Quando a ferida acomete subunidades além da asa (parede nasal, por exemplo), deve-se restaurá-las de forma independente (Figuras 9.9, 9.10 e 12.2).[48] Para casos menores, pode ser realizada interpolação do sulco nasofacial.[49] Feridas que acometem asa e ponta também podem ser restauradas com o retalho interpolado do SNG, mas a contração do retalho o torna mais visível nessa região, além de obliterar o sulco alar medial (Figura 19.15).

Em casos selecionados, uma alternativa aos retalhos interpolados são os de transposição provenientes da junção entre parede e dorso nasais (Figuras 19.16 e 19.17). Também preservam o sulco alar e têm a vantagem de serem em único estágio. Para fechamento da área doadora, deve-se ter cautela para não gerar um vetor "interno" na porção inferior da parede nasal, evitando o colapso da válvula nasal interna. Se necessário, é preferível enxertar essa área inferior, conforme demonstrado na Figura 19.16.

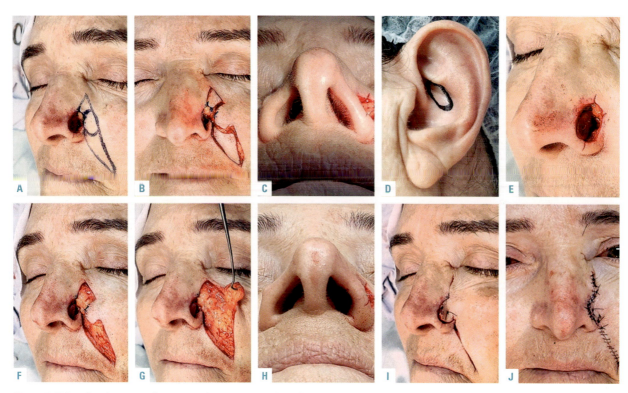

Figura 19.12 Retalho de avanço *jigsaw puzzle* para asa nasal. (A) Ferida operatória profunda e desenho do retalho. (B) Retalho incisado. (C) Asa nasal colabada. (D) Área doadora do enxerto de cartilagem demarcada. (E) Enxerto de cartilagem fixado na ferida. (F-G) Retalho descolado. (H) Reestruturação da asa nasal, após enxerto de cartilagem. (I) Sutura de ancoragem no sulco alar. (J) Pós-operatório imediato. Fonte: Bruno Fantini.

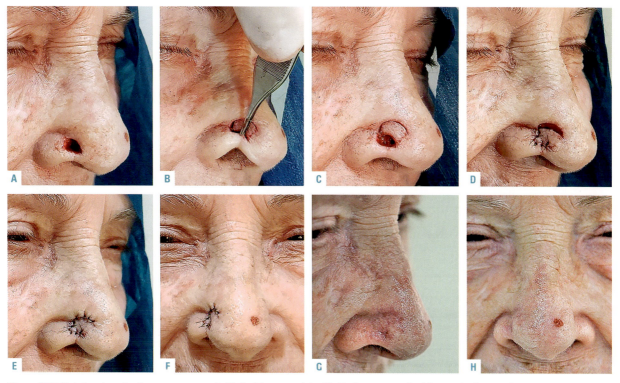

Figura 19.13 Retalho de rotação para asa nasal. (A) Ferida operatória. (B) Fechamento primário resultaria em elevação da borda alar. (C) Retalho incisado. (D) Ferida operatória decorrente do movimento do retalho. (E-F) Pós-operatório imediato. Retalho com discreta elevação da borda alar. (G-H) Pós-operatório, 8 dias, com retorno da borda alar ao lugar de origem. Fonte: Bruno Fantini.

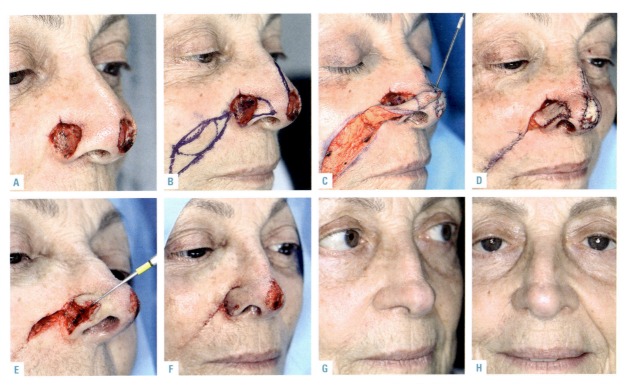

Figura 19.14 Retalho interpolado do SNG. (A) Feridas operatórias. (B) Desenho do retalho. (C) Movimento do retalho. (D) Pós-operatório imediato, primeiro estágio. A porção da ferida que acometia a parede nasal foi deixada cicatrizar por segunda intenção. (E) Segundo estágio. Retalho elevado, para afinamento. (F) Pós-operatório imediato, segundo estágio. (G-H) Pós-operatório, 16 meses. Em certos pacientes, retalhos provenientes desta região podem gerar assimetrias entre os sulcos nasogenianos. Isso pode ser corrigido conforme demonstrado na Figura 4.5. Tal procedimento deve ser ponderado com cautela, uma vez que essa área é um reservatório importante de pele para futuras reconstruções. A ferida da ponta nasal foi restaurada com enxerto de Burow. Outra opção de enxerto teria sido do triângulo de compensação do sulco nasogeniano. Fonte: Felipe Cerci.

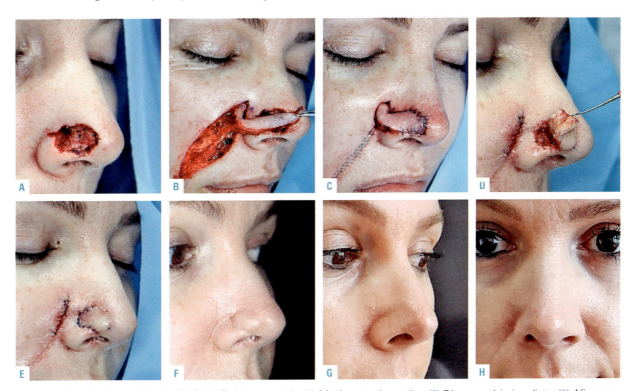

Figura 19.15 Retalho interpolado do SNG. (A) Ferida operatória. (B) Movimento do retalho. (C) Pós-operatório imediato. (D) Afinamento do retalho durante o segundo estágio. (E) Pós-operatório imediato. (F) Pós-operatório, 3 meses, com surgimento de *trapdoor*. (G-H) Pós-operatório, 7 meses, com melhora do *trapdoor* após duas infiltrações de corticoide (terceiro e quinto meses). Fonte: Felipe Cerci.

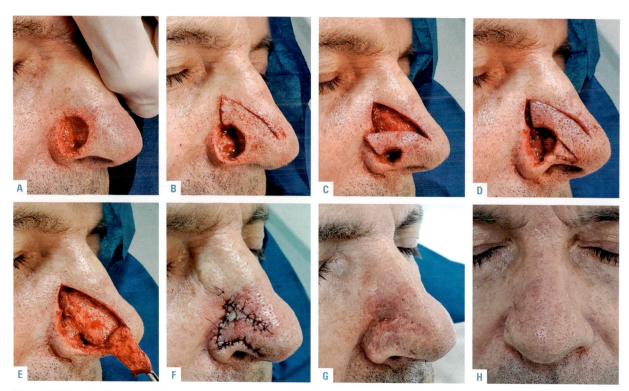

Figura 19.16 Retalho de transposição para asa nasal. (A) Ferida operatória. (B) Retalho incisado. (C) Movimento do retalho. (D) Remoção do triângulo de compensação do ponto pivô para permitir adequado movimento do retalho. (E) Retalho descolado. (F) Pós-operatório imediato. Parte do defeito secundário foi reparado com enxerto de Burow. (G-H) Pós-operatório, 2 semanas. Fonte: Bruno Fantini.

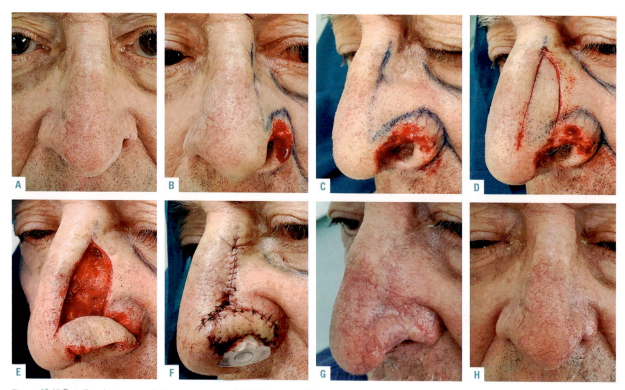

Figura 19.17 Retalho de transposição para asa nasal. (A) Pré-operatório com assimetria da asa. (B-C) Ferida operatória de espessura total. (D) Retalho incisado. (E) Movimento do retalho. (F) Pós-operatório imediato. (G-H) Pós-operatório, 1 mês. Fonte: Bruno Fantini.

■ Combinação

Enxerto de cartilagem com segunda intenção é uma opção para feridas profundas localizadas próximo à borda alar (Figura 11.5).⁵⁰⁻⁵³

Triângulos moles

Raramente são acometidos de forma isolada, devido ao seu pequeno tamanho. Têm como opções de reparo EPET e retalho, principalmente rotação, avanço ou transposição (Figura 19.18). Fechamento primário é praticamente inviável, devido à escassez de pele local e à proximidade com o vestíbulo. Cicatrização por segunda intenção é uma alternativa, mas, em feridas profundas, têm risco de distorção anatômica.

Parede nasal

Subunidade com mobilidade maior quando comparada à ponta e à asa, permitindo, ocasionalmente, fechamento primário. Dois cuidados ao restaurar feridas na parede nasal são: 1) evitar vetores que "empurrem" a asa nasal inferiormente e 2) não distorcer o epicanto medial/pálpebra inferior.

■ Segunda intenção

Boa opção para feridas adjacentes ao sulco alar (Figura 1.6) e na porção superior da parede nasal, adjacente ao canto interno do olho (Figura 18.22). Porém, pode evoluir com retração e formação de tenda (*webbing*) (Figura 3.9).

■ Fechamento primário

É uma ótima opção, desde que não distorça estruturas adjacentes, como mencionado. Sua aplicabilidade varia muito, de acordo com as características de cada caso (Figura 19.19). É importante lembrar que o nariz é tridimensional e que reparos em sua superfície podem gerar vetor interno, o qual pode comprimir a válvula nasal interna.

■ Enxertos

Devido à maior elasticidade local e ao grande reservatório de pele malar, enxertos são menos utilizados nessa subunidade. Entretanto, são uma possibilidade (Figura 10.8), já que tendem a recriar bem a pele delgada da parede nasal.

São boas opções para feridas que acometem a região malar e a parede, utilizados, nesses casos, como enxertos de Burow provenientes de fechamento primário ou de retalhos de avanço da região malar (Figuras 19.20 e 12.3). Caso haja exposição de cartilagem, pode-se realizar um retalho em dobradiça da região malar, para prover um leito adequado para o EPET.⁵⁴

■ Retalhos

• Avanço

Excelente opção, que permite recrutar quantidade significativa de tecido da região malar.⁵⁵ O triângulo de compensação inferior deve, sempre que possível, ser posicionado no SNG. Em casos menores, pode ser corrigido como uma crescente, adjacentemente ao sulco alar (Figuras 19.21, 5.10 e 7.10).

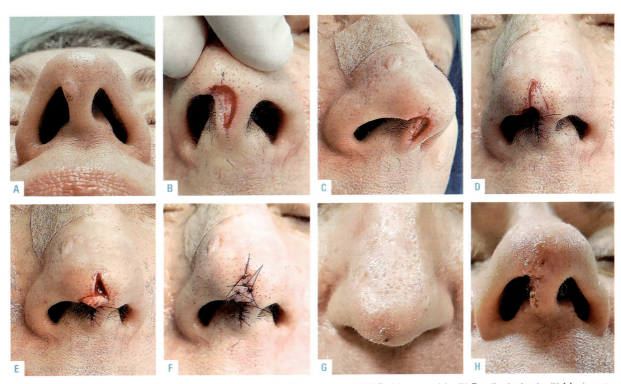

Figura 19.18 Retalho de transposição para o triângulo mole. (A) Pré-operatório. (B-C) Ferida operatória. (D) Retalho incisado. (E) Movimento do retalho. (F) Pós-operatório imediato. (G-H) Pós-operatório, 8 dias. A porção inferior da ferida, na columela, foi restaurada com fechamento primário. Fonte: Bruno Fantini.

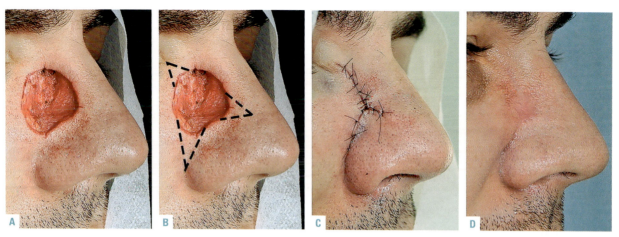

Figura 19.19 Fechamento primário com M-plastia em parede nasal. (A) Ferida operatória. (B) Desenho do reparo. (C) Pós-operatório imediato. (D) Pós-operatório, 4 meses. Fonte: Bruno Fantini.

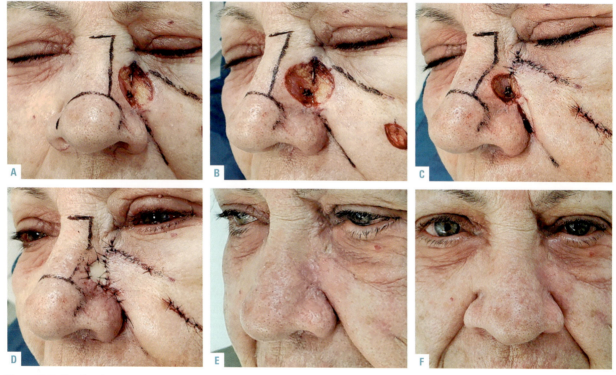

Figura 19.20. Retalho de avanço e enxerto de pele. (A) Ferida operatória envolvendo região malar e parede nasal. (B) Desenho do retalho de avanço. (C) Retalho parcialmente suturado. (D) Pós-operatório imediato. A porção da ferida que acometeu a parede nasal foi restaurada com um enxerto de Burow. (E-F) Pós-operatório, 40 dias. Fonte: Bruno Fantini.

Dois detalhes importantes são a correção adequada do triângulo inferior, para evitar que o retalho "empurre" a asa nasal causando assimetria, e o uso de suturas de ancoragem, para recriar a concavidade do sulco nasofacial.[56,57] Se necessário, o avanço pode ser bilateral (Figura 12.5).

• Rotação

Recruta tecido da própria parede nasal (Figuras 6.4 e 6.7) ou da glabela, para casos localizados em sua porção superior. Sempre que possível, posicionar as incisões entre as subunidades (malar/parede nasal ou parede/dorso nasal).[58]

• Transposição

Permite recrutar pele da própria parede nasal ou da região malar medial (Figura 19.22).

• Ilha

Dois diferentes retalhos em ilha podem ser usados para restaurar a parede nasal: o V-Y baseado no músculo nasal e o V-Y tradicional. O V-Y baseado no músculo nasal recruta tecido da porção superior da parede nasal, sendo ótima opção para feridas localizadas em seu terço distal (Figura 19.23).[59] Detalhes do retalho estão

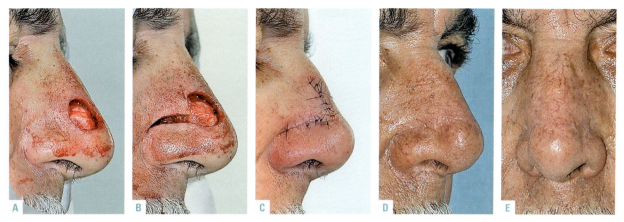

Figura 19.21 Retalho de avanço para parede nasal. (A) Ferida operatória. (B) Retalho incisado. (C) Pós-operatório imediato. (D-E) Pós-operatório, 2 meses. Fonte: Bruno Fantini.

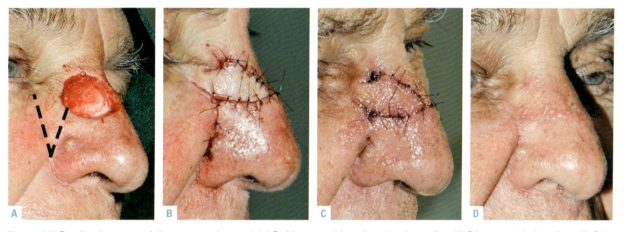

Figura 19.22 Retalho de transposição para parede nasal. (A) Ferida operatória e desenho do retalho. (B) Pós-operatório imediato. (C) Pós-operatório, 1 semana. (D) Pós-operatório, 3 semanas. Fonte: Bruno Fantini.

descritos no capítulo 8. O V-Y tradicional, por sua vez, recruta tecido da região malar. Quando necessário, deve-se afinar de forma adequada a parte do retalho que "sobe" na parede nasal, já que a região malar contém mais subcutâneo que a parede nasal. Feridas pequenas na porção distal da parede podem ser restauradas com o V-Y tradicional, recrutando pele da própria subunidade (Figura 19.23).

• Interpolados

Para feridas profundas e em narizes com pouca mobilidade, retalhos interpolados são possibilidades de reparo (Figuras 19.24 e 19.25).

Dorso nasal
Segunda intenção

Raramente é a primeira opção no dorso nasal, tendo em vista sua convexidade e a mobilidade adjacente das paredes nasais e da glabela. O uso de matriz dérmica pode melhorar a restauração do volume.[18]

Fechamento primário

Muito útil para boa parcela das feridas nessa subunidade (Figura 19.26). Entretanto, em certos casos, requer remoção de *dog ears* maiores do que em outros locais, para evitar uma área deprimida no centro da cicatriz.[60]

Enxertos

São uma boa alternativa devido à pele delgada dessa subunidade. Porém, têm risco de discromias (Figura 10.2).

Retalhos

Podem recrutar tecido superiormente, do restante do dorso e da glabela, ou lateralmente, das paredes nasais e da região malar. Feridas extensas e profundas em pacientes

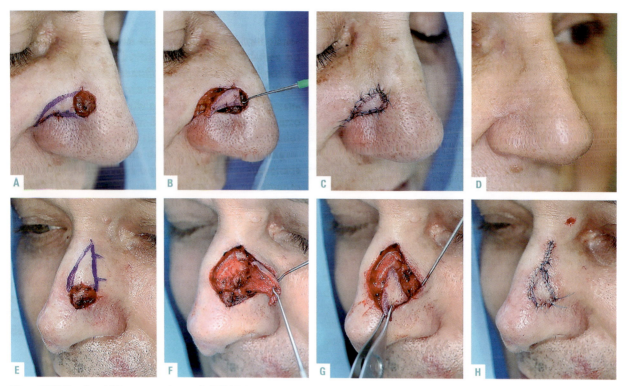

Figura 19.23 Retalhos V-Y para parede nasal. (A-D) V-Y tradicional. (E-H) V-Y com pedículo muscular lateral. Fonte: Felipe Cerci.

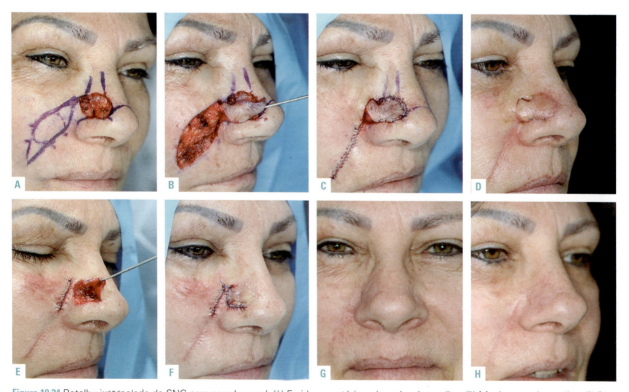

Figura 19.24 Retalho interpolado do SNG para parede nasal. (A) Ferida operatória e desenho do retalho. (B) Movimento do retalho. (C) Pós--operatório imediato, primeiro estágio. (D) Segundo estágio, antes da divisão do pedículo. (E) Afinamento da parte proximal do retalho. (F) Pós-operatório imediato, segundo estágio. (G-H) Pós-operatório, 3 meses. Fonte: Felipe Cerci.

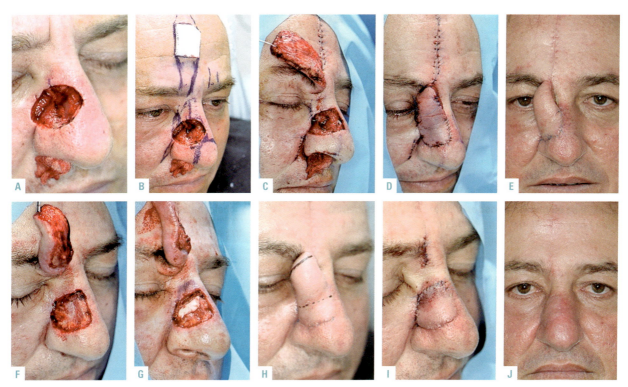

Figura 19.25 Retalho paramediano frontal para parede nasal. (A) Ferida operatória de espessura total. (B) Desenho do retalho. (C) A porção da ferida que envolvia a região malar foi restaurada com fechamento primário. (D) Pós-operatório imediato, primeiro estágio. (E) Segundo estágio. (F) Elevação do retalho, deixando a porção profunda como novo forro nasal. (G) Fixação do enxerto de cartilagem proveniente da concha ipsilateral. O retalho foi afinado e novamente reinserido na ferida. (H) Terceiro estágio, antes divisão do pedículo. (I) Pós-operatório imediato. (J) Pós-operatório, 10 semanas. Fonte: Felipe Cerci.

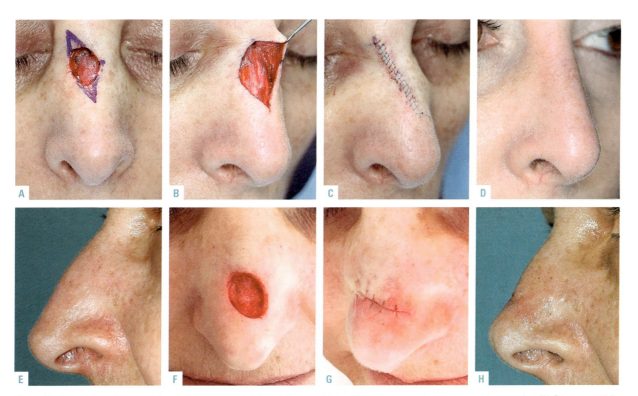

Figura 19.26 Fechamento primário para dorso nasal. (A) Ferida operatória. (B) Descolamento no plano submuscular. (C) Pós-operatório imediato. (D) Pós-operatório, 7 meses. (E) Perfil no pré-operatório. (F) Ferida operatória. (G) Pós-operatório imediato. (H) Pós-operatório, 14 dias. O fechamento horizontal implica maiores chances de distorções da ponta e da asa nasais, mas pode ser oportuno em algumas situações. Fonte: (A-D) Felipe Cerci e (E-H) Bruno Fantini.

com dorso nasal largo têm como alternativa o retalho paramediano frontal.

• Avanço

Podem ser superiores, como uma U-plastia (retalho de Rintala), ou laterais, com diferentes desenhos, dependendo da ferida e do paciente (Figura 19.27), além do tradicional avanço de Burow com modificação em crescente (Figura 5.10). Se necessário, o retalho de avanço pode ser bilateral (Figura 10.20).⁵⁵

• Rotação

Boa opção, que recruta pele do dorso nasal superior e da glabela, se necessário. Sempre que possível, posicionar as incisões entre a parede e o dorso nasal e nas rítides glabelares (Figuras 19.29, 6.11 e 6.12).

• Transposição

Recrutam pele do dorso ou da parede nasal (Figura 19.30), podendo ser realizados bilateralmente.⁶¹ Retalhos bilobados também podem ser utilizados.

• Ilha

Pouco utilizado no dorso nasal, exceto na forma de V-Y baseado no músculo nasal (Figura 8.9).

Columela

Feridas pequenas têm como opção a cicatrização por segunda intenção, enquanto as maiores têm como opção os enxertos de pele. Retalhos de transposição provenientes do lábio cutâneo superior ou da porção inferior do vestíbulo são uma alternativa para casos maiores e mais profundos.⁶² Retalhos interpolados do SNG são uma alternativa para casos mais extensos e com perda da estrutura.

Múltiplas subunidades envolvidas pela mesma ferida

Frequentemente, as feridas operatórias envolvem mais do que uma subunidade anatômica. Na maioria das vezes, reparos únicos podem ser utilizados para restaurar as múltiplas subunidades. Exceção importante à regra são feridas que acometem a asa e a parede nasais. Nesses casos,

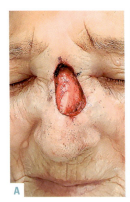 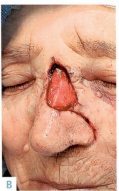 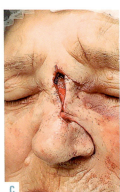 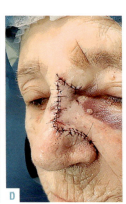 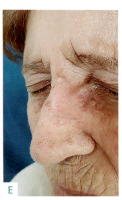

Figura 19.27 Retalho de avanço para dorso/parede nasal. (A) Ferida operatória. (B) Retalho incisado. (C) Retalho parcialmente fixado. (D) Pós-operatório imediato. (E) Pós-operatório, 2 meses. Fonte: Bruno Fantini.

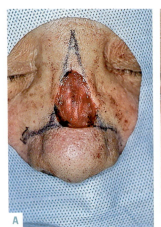 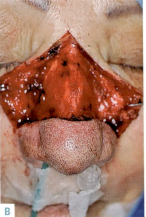 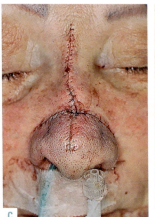 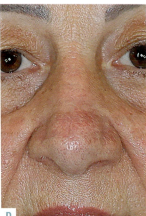

Figura 19.28 Retalho de avanço bilateral para dorso nasal. (A) Ferida operatória e desenho do retalho. (B) Retalho descolado. (C) Pós-operatório imediato. (D) Pós-operatório, 17 meses. Fonte: Felipe Cerci.

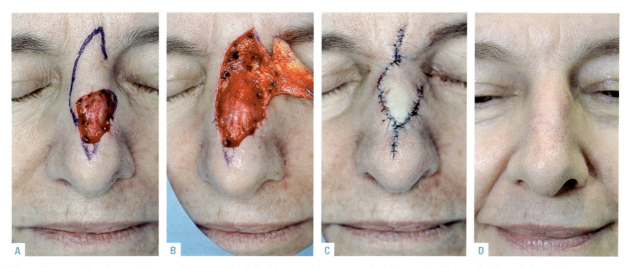

Figura 19.29 Retalho de rotação para dorso nasal. (A) Ferida operatória e desenho do retalho. (B) Retalho descolado. (C) Pós-operatório imediato. A porção inferior da ferida foi reparada de forma primária, para reduzir o tamanho do retalho necessário. (D) Pós-operatório, 7 meses. Fonte: Felipe Cerci.

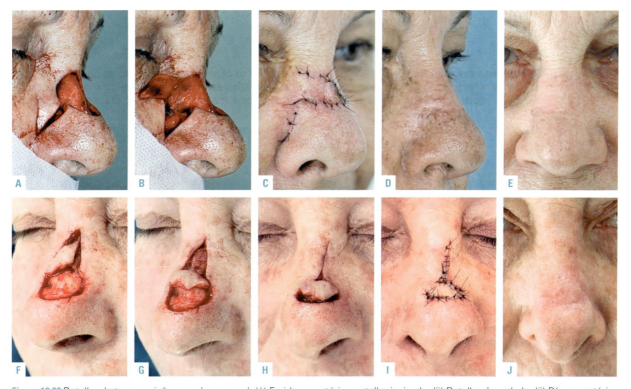

Figura 19.30 Retalho de transposição para dorso nasal. (A) Ferida operatória e retalho incisado. (B) Retalho descolado. (C) Pós-operatório, 1 semana. (D-E) Pós-operatório, 3 anos. (F-J) Pós-operatório, 1 mês (outro caso). Fonte: Bruno Fantini.

é preferível restaurá-las de forma independente, para preservar o sulco alar e manter a simetria facial (Figuras 19.11, 9.1 e 9.9), principalmente quando a lateral da asa estiver envolvida (local onde o sulco alar é mais proeminente).[14,15] Alternativas de reparo isolado para esses casos são o retalho em ilha de tubarão (Figura 8.7) ou o retalho em espiral.

As Figuras 19.31 a 19.33 ilustram exemplos de acometimentos de múltiplas subunidades.

Feridas concomitantes

Não raramente, o mesmo paciente apresenta, simultaneamente, mais de um carcinoma no nariz. Nesses casos, além dos fatores mencionados, a escolha da reconstrução deverá levar em conta a proximidade das feridas e a possibilidade de utilizar a "sobra de pele" de uma para o fechamento da outra. Não há regra nesses casos e a criatividade, aliada ao domínio dos métodos de reparo, é essencial para bons resultados (Figuras 19.34, 19.35 e 19.36).

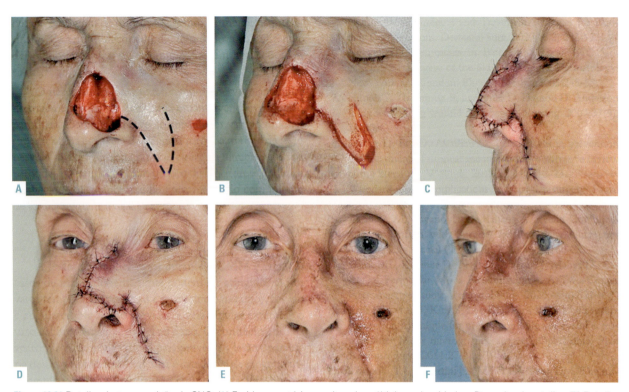

Figura 19.31 Retalho de transposição do SNG. (A) Ferida operatória envolvendo múltiplas subunidades. Desenho do retalho. (B) Retalho incisado. (C-D) Pós-operatório imediato. (E-F) Pós-operatório, 10 dias. Notar que a maior parte da ferida foi restaurada com o movimento de avanço da região malar decorrente do fechamento da ferida secundária do retalho de transposição. Apenas a porção inferior da ferida foi reparada com a pele do retalho de transposição. Fonte: Bruno Fantini.

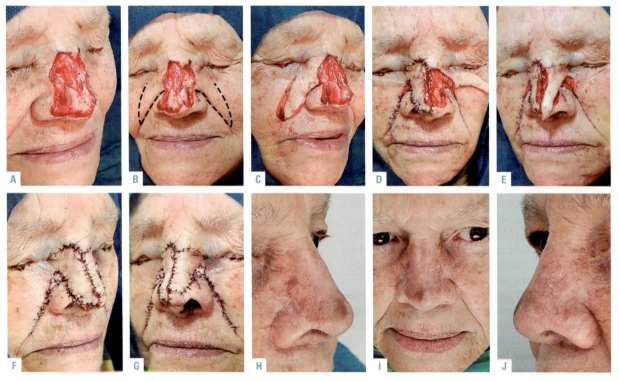

Figura 19.32 Retalho de transposição bilateral. (A) Ferida operatória. (B) Desenho dos retalhos. (C) Retalho incisado. (D-E) Retalhos posicionados. (F-G) Pós-operatório imediato. (H-J) Pós-operatório, 8 meses. Fonte: Bruno Fantini.

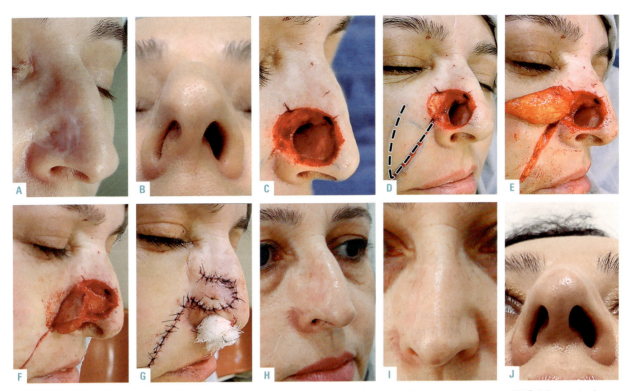

Figura 19.33 (A) Tumor recidivado em enxerto, operado previamente com cirurgia convencional por outro colega. (B) Colabamento de asa nasal. (C) Ferida operatória de espessura total. (D) Desenho do retalho. (E) Retalho descolado. (F) Foi utilizada a ponta da transposição como enxerto de pele para o forro nasal. Nesse caso, não foi associado enxerto de cartilagem, apenas suturas de sustentação, com o intuito de evitar o colabamento da válvula nasal. (G) Pós-operatório imediato. (H-J) Pós-operatório, 9 anos. Paciente não quis realizar cirurgia de revisão para recriação do sulco alar. Fonte: Bruno Fantini.

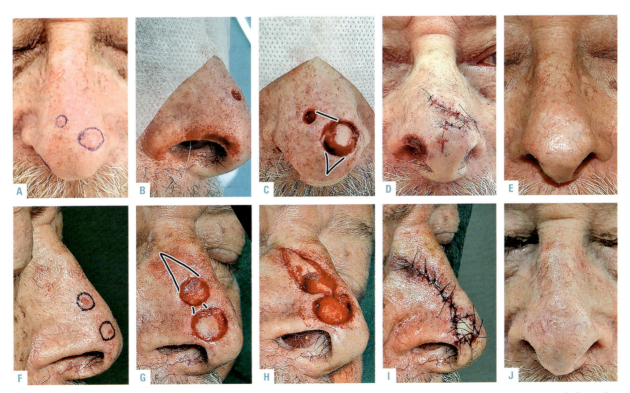

Figura 19.34 (A-D) Retalho de transposição e fechamento primário combinados. Cicatrização da margem alar por segunda intenção. (E) Pós-operatório, 1 ano. (F-I) Enxerto de Burow. (J) Pós-operatório, 2 anos. Todas as imagens são do mesmo paciente. O intervalo entre as cirurgias foi de 2 anos. Fonte: Bruno Fantini.

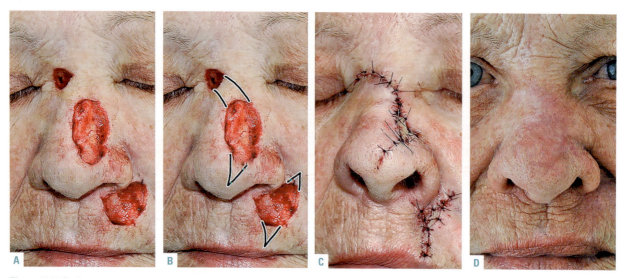

Figura 19.35 Fechamento primário com enxerto de Burow. (A) Ferida operatória. (B) Desenho do reparo. (C) Pós-operatório imediato. (D-E) Pós-operatório, 2 meses. Fonte: Bruno Fantini.

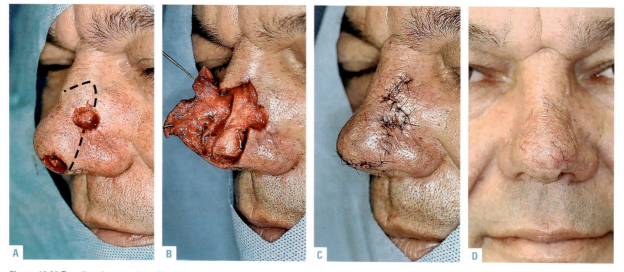

Figura 19.36 Retalho de rotação utilizando a pele do back cut como retalho de transposição. (A) Feridas operatórias e desenho do retalho. (B) Retalho descolado. (C) Pós-operatório imediato. (D) Pós-operatório, 3 anos. Fonte: Felipe Cerci.

Vestíbulo nasal

Apesar de o vestíbulo ser raramente acometido por câncer de pele, quando isso ocorre, é um desafio restaurá-lo. Opções incluem retalho de transposição (Figura 19.37) ou retalhos tunelizados provenientes do SNG.[63]

Nariz sebáceo

Um dos maiores desafios na reconstrução cutânea nasal é o de lidar com narizes "sebáceos". Deiscência, inversão (Figura 21.7) e alargamento das cicatrizes são frequentes na pele sebácea.[64] No caso de pacientes com rinofima, a inflamação crônica e o tecido fibrótico aumentam ainda mais esse risco.[65] Descolamento adequado, reparos sem tensão e eversão da cicatriz com suturas internas e externas são fundamentais nesse cenário. Apesar dos esforços, no pós-operatório, pode ser necessária a utilização de dermoabrasão (Figura 21.2), *peelings* ou *laser* para minimizar as linhas de incisão. É importante mencionar essas possibilidades no pré-operatório.

Uma alternativa interessante para reconstrução é o "enxerto de rinofima", com pele proveniente do próprio nariz (Figura 19.38). Essa estratégia mantém as características da pele local, ao contrário da cicatrização por segunda intenção, em que a fibrose tende a se destacar do rinofima ao redor.[66]

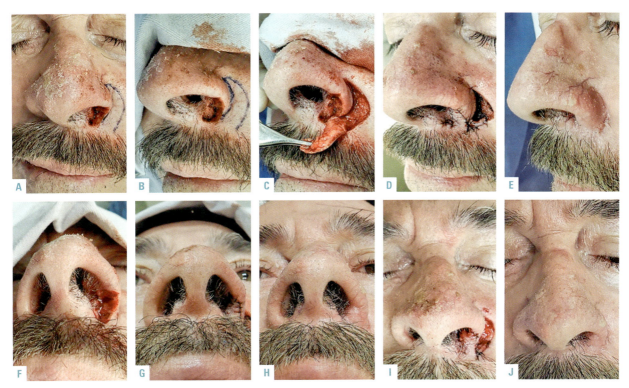

Figura 19.37 Retalho de transposição para o vestíbulo nasal. (A-B) Ferida operatória e desenho do retalho. (C) Retalho descolado. (D) Pós--operatório imediato. Retalho suturado. A área doadora foi deixada cicatrizar por segunda intenção. (E) Pós-operatório, 40 dias. Visão lateral. (F-H) Visão inferior. (I) Pós-operatório, 1 semana. (J) Pós-operatório, 40 dias. Fonte: Bruno Fantini.

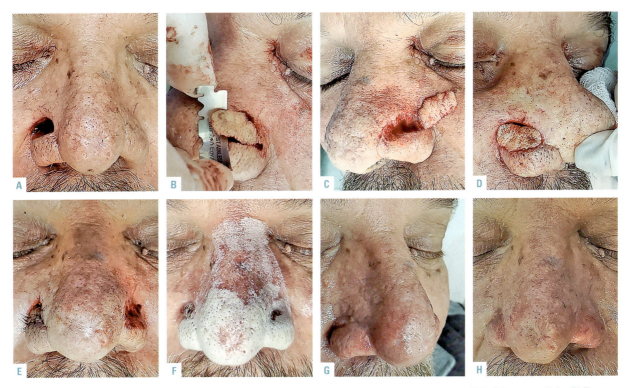

Figura 19.38 Enxerto de rinofima. (A) Ferida operatória. (B) Retirada do enxerto da asa nasal contralateral. (C) Defeito secundário. (D) Enxerto posicionado. (E) Pós-operatório imediato. (F) *Peeling* de ATA, 90%. (G-H) Pós-operatório, 2 meses. Fonte: Bruno Fantini.

Complicações e resultados desfavoráveis (Figura 19.39)

Assim como em outras áreas, eventuais complicações incluem sangramento, deiscência, infecção e necrose (Figuras 22.4 e 22.6), além de formação de tenda no canto interno (*webbing*) (Figuras 3.9 e 21.3), distorção e/ou colabamento da asa nasal, com ou sem prejuízo funcional (Figura 22.10), *trapdoor* e "retalho espesso" (Figuras 21.9 e 21.10). O adequado planejamento das reconstruções é essencial para reduzir o risco de complicações.

Complicações provenientes de reconstruções devem ser antecipadas e evitadas, sempre que possível. De acordo com as características de cada nariz, retalhos podem gerar assimetrias decorrentes de "falta de tecido" da área doadora. Por exemplo, retalhos de transposição provenientes da parede e/ou do dorso nasal podem gerar assimetria em narizes finos. Desníveis significativos na área operada podem ocorrer após fechamentos primários do dorso, especialmente se não forem removidas longas "*dog ears*".[60] Restaurações de feridas profundas com EPET têm risco significativo de ficarem deprimidas. A observação cuidadosa do nariz, contemplando os ângulos frontal, oblíquo e lateral, é fundamental para o reparo nasal bem-sucedido.

Correção do sulco alar (Figura 19.40)

O sulco alar é uma região topográfica importante, porque separa a asa da parede nasal/região malar medial inferior e a asa do triângulo apical/lábio cutâneo superior. Sua preservação é fundamental para a simetria da face. Determinadas reconstruções, como retalhos de transposição do SNG de único estágio, têm maior chance de obliterá-lo. Quando isso ocorre, a recriação do sulco alar pode ser um desafio.

A escolha do método de correção do sulco alar dependerá de cada caso e inclui incisão (no local "original" do sulco), elevação do retalho antigo, afinamento e nova sutura (invertida). Pode ser associada à cicatrização por segunda intenção para recriar a concavidade (Figura 19.40). Outra opção é a Z-plastia.

Sempre que possível, deve-se tentar preservar o sulco alar desde a primeira cirurgia, já que pode ser difícil restaurar uma aparência completamente natural. Uma opção para evitar sua obliteração é a realização de retalhos em dois estágios em vez de transposição do SNG, principalmente quando a ferida acometer a porção lateral da asa, onde o sulco alar é mais proeminente.

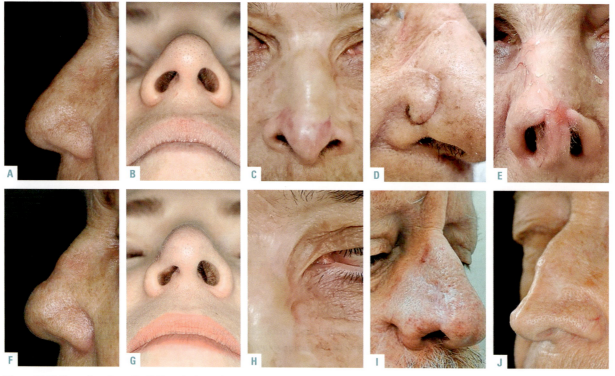

Figura 19.39 Complicações. (A, F) Desnível no dorso nasal após fechamento primário vertical e remoção de pequenas *dog ears*. (B, G) Distorção da asa nasal após retalho V-Y muscular para ferida localizada próximo à borda alar. Felizmente, sem prejuízo funcional. (C, H) *Wobbing* decorrente de contração de enxerto extenso em nariz. Notar assimetria das bordas alares, também decorrente da contração. (D) Retalho espesso devido a mau planejamento e execução inadequada. (E) Distorção significativa após cicatrização por segunda intenção de ferida extensa. (I) Apagamento do sulco alar por retalho de transposição. (J) Falha na reposição do volume nasal após enxerto de pele, cirurgia realizada em outro serviço. Fonte: (A, B, F, G, J) Felipe Cerci e (C, D, E, H, I) Bruno Fantini.

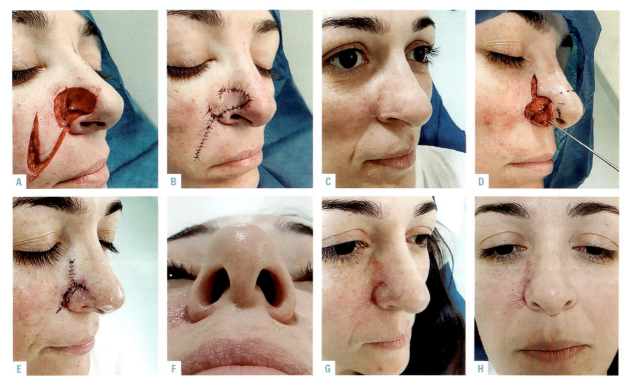

Figura 19.40 Correção de sulco alar obliterado. (A) Retalho de transposição do SNG, para ferida profunda em asa nasal, parede nasal e região malar medial inferior. (B) Pós-operatório imediato. (C) Pós-operatório tardio. (D) Correção do sulco alar. Incisão realizada no local do sulco, seguida por descolamento e afinamento da asa. Incisão vertical para facilitar o afinamento e melhorar a definição do sulco nasofacial. (E) Pós-operatório imediato. Notar pequena área lateral deixada cicatrizar por segunda intenção. (F-H) Pós-operatório, 10 dias. Fonte: Bruno Fantini.

Conclusão

A reconstrução de feridas nasais após cirurgia de Mohs é extremamente desafiadora, tendo em vista a complexidade da anatomia local e a infinitude de defeitos possíveis. Os principais objetivos são manter a função e o contorno nasal. Deformidades são mais visíveis do que linhas de incisão. Ou seja, são preferíveis incisões de um retalho a distorções ou perdas de volume. Além disso, as linhas de incisão são mais facilmente manejadas no pós-operatório.

Em muitas ocasiões, a associação de técnicas visando ao reparo separado das subunidades traz melhores resultados do que um único retalho. Por fim, não existe "receita de bolo" para reconstrução nasal e cada caso deve ser avaliado individualmente. A criatividade e o conhecimento do cirurgião são fundamentais para alcançar excelentes resultados.

Referências bibliográficas

1. Andrade P, Brites MM, Vieira R, et al. Epidemiology of basal cell carcinomas and squamous cell carcinomas in a Department of Dermatology: a 5 year review. An Bras Dermatol. 2012;87(2):212-9.
2. Scrivener Y, Grosshans E, Cribier B. Variations of basal cell carcinomas according to gender, age, location and histopathological subtype. Br J Dermatol. 2002;147(1):41-7.
3. Chinem VP, Miot HA. Epidemiology of basal cell carcinoma. An Bras Dermatol. 2011;86(2):292-305.
4. Sobanko JF, Sarwer DB, Zvargulis Z, Miller CJ. Importance of physical appearance in patients with skin cancer. Dermatol Surg. 2015;41(2):183-8.
5. Patel RG. Nasal Anatomy and Function. Facial Plast Surg. 2017;33(1):3-8.
6. Oneal RM, Beil RJ, Jr., Schlesinger J. Surgical anatomy of the nose. Clin Plast Surg. 1996;23(2):195-222.
7. Bloom JD, Antunes MB, Becker DG. Anatomy, physiology, and general concepts in nasal reconstruction. Facial Plast Surg Clin North Am. 2011;19(1):1-11.
8. Menick FJ. Nasal reconstruction. Plast Reconstr Surg. 2010;125(4):138e-150e.
9. Wexler DB, Davidson TM. The nasal valve: a review of the anatomy, imaging, and physiology. Am J Rhinol. 2004;18(3):143-50.
10. Barbosa NS, Baum CL, Arpey CJ. Nasal Valve Insufficiency in Dermatologic Surgery. Dermatol Surg. 2020;46(7):904-11.
11. Bloching MB. Disorders of the nasal valve area. GMS Curr Top Otorhinolaryngol Head Neck Surg. 2007;6:7.
12. Barrett DM, Casanueva FJ, Cook TA. Management of the Nasal Valve. Facial Plast Surg Clin North Am. 2016;24(3):219-34.
13. Burget GC, Menick FJ. The subunit principle in nasal reconstruction. Plast Reconstr Surg. 1985;76(2):239-47.
14. Cerci FB. Usefulness of the subunit principle in nasal reconstruction. An Bras Dermatol. 2017;92(5Suppl1):159-62.
15. Cerci FB, Kubo E. Nasal reconstruction after Mohs micrographic surgery: analysis of 208 cases. Surg Cosmet Dermatol. 2020;12(1):42-50.

16. Cerci FB, Nguyen TH. Paramedian forehead flap for complex nasal defects following Mohs micrographic surgery. Surg Cosmet Dermatol. 2014;6(1):17-24.

17. Tolkachjov SN, Harmon CB. How We Do It: Dermabrasion as a Primary Reconstruction Option for Nasal Defects. Dermatol Surg. 2019;45(4):627-30.

18. Kolenik SA, 3rd, McGovern TW, Leffell DJ. Use of a lyophilized bovine collagen matrix in postoperative wound healing. Dermatol Surg. 1999;25(4):303-7.

19. Rieger RA. A local flap for repair of the nasal tip. Plast Reconstr Surg. 1967;40(2):147-9.

20. Tolkachjov SN. Nasal tip rotation flap to avoid paramedian forehead flap for large nasal tip and alar defects. J Am Acad Dermatol. 2021;85(4):e243-e244.

21. Skaria AM. Rotation flap reconstruction for nasal tip defect after mohs surgery. Dermatology. 2006;213(2):118-22.

22. Peng VT, Sturm RL, Marsh TW. "Pinch modification" of the linear advancement flap. J Dermatol Surg Oncol. 1987;13(3):251-3.

23. Ahern RW, Lawrence N. The Peng flap: reviewed and refined. Dermatol Surg. 2008;34(2):232-7.

24. Goldberg LH, Alam M. Horizontal advancement flap for symmetric reconstruction of small to medium-sized cutaneous defects of the lateral nasal supratip. J Am Acad Dermatol. 2003;49(4):685-9.

25. Rintala AE, Asko-Seljavaara S. Reconstruction of midline skin defects of the nose. Scand J Plast Reconstr Surg. 1969;3(2):105-8.

26. Papadopoulos DJ, Pharis DB, Munavalli GS, Trinei F, Hantzakos AG. Nasalis myocutaneous island pedicle flap with bilevel undermining for repair of lateral nasal defects. Dermatol Surg. 2002;28(2):190-4.

27. Howe NM, Chen DL, Holmes TE. Crescentic Modification to Island Pedicle Rotation Flaps for Defects of the Distal Nose. Dermatol Surg. 2019;45(9):1163-70.

28. Cerci FB. Comparison of paramedian forehead flap with nasolabial interpolation flap for nasal reconstruction after Mohs micrographic surgery. Surg Cosmet Dermatol. 2018;10(3):216-24.

29. Pharis DB, Papadopoulos DJ. Superiorly based nasolabial interpolation flap for repair of complex nasal tip defects. Dermatol Surg. 2000;26(1):19-24.

30. Smith H, Elliot T, Vinciullo C. Repair of nasal tip and alar defects using cheek-based 2-stage flaps: an alternative to the median forehead flap. Arch Dermatol. 2003;139(8):1033-6.

31. Benoit A, Leach BC, Cook J. Applications of Burow's Grafts in the Reconstruction of Mohs Micrographic Surgery Defects. Dermatol Surg. 2017;43(4):512-20.

32. Fader DJ, Wang TS, Johnson TM. Nasal reconstruction utilizing a muscle hinge flap with overlying full-thickness skin graft. J Am Acad Dermatol. 2000;43(5Pt1):837-40.

33. Pelster MW, Gibbons MS, Patel PM, Behshad R, Semchyshyn N, Maher IA. Aesthetic Outcomes of Nasal Burow's Grafts With Interdomal Sutures After Mohs Micrographic Surgery. Dermatol Surg. 2020;46(2):180-5.

34. Rohrer TE, Dzubow LM. Conchal bowl skin grafting in nasal tip reconstruction: clinical and histologic evaluation. J Am Acad Dermatol. 1995;33(3):476-81.

35. Miladi A, McGowan JWt, Donnelly HB. Two Suturing Techniques for the Prevention and Treatment of Nasal Valve Collapse After Mohs Micrographic Surgery. Dermatol Surg. 2017;43(3):407-14.

36. Zopf DA, Iams W, Kim JC, Baker SR, Moyer JS. Full-thickness skin graft overlying a separately harvested auricular cartilage graft for nasal alar reconstruction. JAMA Facial Plast Surg. 2013;15(2):131-4.

37. Ewanowski CD, Cook J. Using cartilage and skin grafts concurrently: an alternate route to repair. Dermatol Surg. 2009; 35(11):1809-17.

38. Draper BK, Wentzell JM. The "drumhead" graft repair of deep nasal alar defects. Dermatol Surg. 2007;33(1):17-22.

39. Nelmer SA, Papa CA, Ramsey ML, Marks VJ. Alar rotation flap for small defects of the ala. Dermatol Surg. 2000; 26(5):543-6.

40. Guzman AK, Bhatt MD, Sobanko JF, et al. Intrasubunit V-Y Muscle Sling Myocutaneous Island Advancement Flap for Small Defects Isolated to the Nasal Ala. Dermatol Surg. 2020;46(4):546-53.

41. Cerci FB, Nguyen TH. Nasolabial interpolation flap for alar reconstruction after Mohs micrographic surgery. Surg Cosmet Dermatol. 2014;6(2):113-20.

42. Zitelli JA. The nasolabial flap as a single-stage procedure. Arch Dermatol. 1990;126(11):1445-8.

43. Kallini JR, Mattox AR, Maher IA. Z-Plasty for Alar Groove Correction. Dermatol Surg. 2016;42(6):783-6.

44. Humphreys TR. Use of the "spiral" flap for closure of small defects of the nasal ala. Dermatol Surg. 2001;27(4):409-10.

45. Mahlberg MJ, Leach BC, Cook J. The spiral flap for nasal alar reconstruction: our experience with 63 patients. Dermatol Surg. 2012;38(3):373-80.

46. Rohrich RJ, Griffin JR, Ansari M, Beran SJ, Potter JK. Nasal reconstruction – beyond aesthetic subunits: a 15-year review of 1334 cases. Plast Reconstr Surg. 2004;114(6):1405-16.

47. Cerci FB. Auricular cartilage graft for nasal reconstruction after Mohs micrographic surgery. Surg Cosmet Dermatol. 2015;7(2):109-15.

48. Goyal K, Swick M, Mattox A, Pelster MW, Maher IA. Cheek Interpolation Flaps: A Review of the Uses and Execution of Melolabial and Paranasal Interpolation Flaps. Dermatol Surg. 2021;47(2):200-5.

49. Fisher GH, Cook JW. The interpolated paranasal flap: a novel and advantageous option for nasal-alar reconstruction. Dermatol Surg. 2009;35(4):656-61.

50. Campbell T, Eisen DB. Free cartilage grafts for alar defects coupled with secondary-intention healing. Dermatol Surg. 2011;37(4):510-3.

51. van der Eerden PA, Verdam FJ, Dennis SC, Vuyk H. Free cartilage grafts and healing by secondary intention: a viable reconstructive combination after excision of nonmelanoma skin cancer in the nasal alar region. Arch Facial Plast Surg. 2009;11(1):18-23.

52. Rotunda AM, Cabral ES. Free cartilage batten graft with second intention healing to repair a full-thickness alar wound. Dermatol Surg. 2014;40(9):1038-41.

53. Kim DJ, Makdisi J, Regan C, Chen PC, Chao E, Rotunda AM. Reconstruction of Distal Nasal Defects Using Free Cartilage Batten Grafting With Secondary Intention Healing: A Retrospective Case Series of 129 Patients. Dermatol Surg. 2021;47(1):86-93.

54. Portilla N, Cerci FB, Tolkachjov SN. Hinge flaps with Burow's grafts for reconstruction of deep facial defects. J Am Acad Dermatol. 2022;86(1):e7-e9.

55. Cerci FB. Versatility of advancement flaps for nasal reconstruction following Mohs` micrographic surgery. An Bras Dermatol. 2018;93(5):719-22.

56. Nelson T, Mortimer N, Salmon P. Refining the "Pin-Point Technique" for Pexing Sutures in Facial Reconstructive Surgery. Dermatol Surg. 2020;46(1):135-6.

57. Syed ZU, Donnelly HB. Pull Through Marking Technique for Precise Contouring Sutures. Dermatol Surg. 2021; 47(3):418-20.

58. Tan E, Mortimer NJ, Hussain W, Salmon PJ. The nasal sidewall rotation flap: a workhorse flap for small defects of the distal nose. Dermatol Surg. 2010;36(10):1563-7.

59. Willey A, Papadopoulos DJ, Swanson NA, Lee KK. Modified single-sling myocutaneous island pedicle flap: series of 61 reconstructions. Dermatol Surg. 2008;34(11):1527-35.

60. Cook J, Zitelli JA. Primary closure for midline defects of the nose: a simple approach for reconstruction. J Am Acad Dermatol. 2000;43(3):508-10.

61. Newlove T, Trufant JW, Cook J. The Bilateral Dufourmentel Flap for Repair of Nasal Dorsum Defects After Mohs Micrographic Surgery. Dermatol Surg. 2016;42(3): 320-6.

62. MacFarlane DF, Goldberg LH. The nasal floor transposition flap for repairing distal nose/columella defects. Dermatol Surg. 1998;24(10):1085-6.

63. Cook JL. Tunneled and transposed island flaps in facial reconstructive surgery. Dermatol Surg. 2014;40(Suppl9): S16-29.

64. Dzubow LM. Repair of defects on nasal sebaceous skin. Dermatol Surg. 2005;31(8 Pt 2):1053-1054.

65. Burget GC, Menick FJ, Guyuron B. Repair of small surface defects. In: Menick FJ, Guyuron B, ed. Aesthetic reconstruction of the nose. St. Louis: mosby; 1994:117-56.

66. Malone CH, DeCrescenzo AJ, Subrt AP, Wagner RF, Jr. Rhinophyma graft for repair of the phymatous nasal ala. J Am Acad Dermatol. 2017;76(4):e123.

Reconstrução do Aparelho Ungueal

20

| Nilton Gioia Di Chiacchio | Nilton Di Chiacchio | Glaysson Tassara Tavares |

Introdução

A cirurgia micrográfica de Mohs é a técnica de escolha para o tratamento de vários tipos de neoplasias cutâneas e é extremamente eficiente para áreas onde preservar tecido sadio é fundamental, como o complexo ungueal.

Para intervenções bem-sucedidas nessa localização peculiar, são fundamentais a compreensão da anatomia local e o domínio dos principais métodos para o reparo do complexo ungueal (Figura 20.1).

A escolha da técnica a ser utilizada é fundamental para garantir a funcionalidade e a aparência normal das unhas. Retalhos, enxertos e cicatrização por segunda intenção podem ser utilizados, principalmente após a remoção de lesões tumorais. Algumas técnicas de retalhos e enxertos também apresentam aplicabilidade para métodos diagnósticos (biópsias) e tratamento do encravamento das unhas (mau alinhamento congênito, encravamento distal, hipercurvatura transversa etc.), reparo de unhas fissuradas/pterígio e doenças inflamatórias (paroníquia crônica).[1]

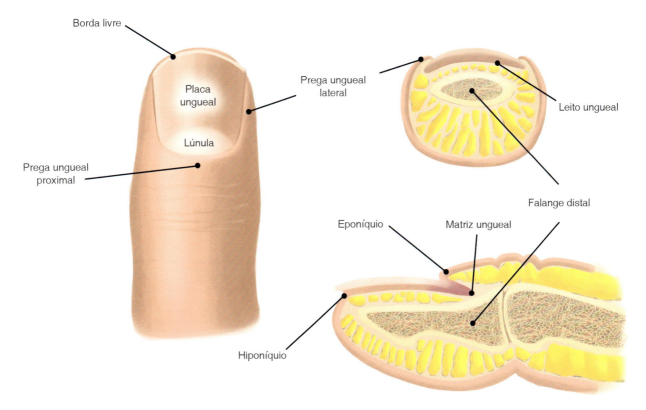

Figura 20.1 Anatomia do complexo ungueal. Fonte: os autores.

Segunda intenção

A cicatrização do aparelho ungueal por segunda intenção, em geral, apresenta resultados funcional e estético bastante aceitáveis. A reepitelização total depende do tamanho do defeito cirúrgico, da condição clínica do paciente e das condições de higienização da ferida, variando de 15 a 90 dias.

Portadores de arteriopatias ou de diabetes melito e tabagistas de longa data devem receber antibioticoprofilaxia. Sutura contínua ancorada pode ser realizada ao redor de defeitos cirúrgicos maiores para fins hemostáticos (Figura 20.2-A). A ferida deve permanecer com curativo oclusivo firme por pelo menos 48 horas e o membro deve ser mantido elevado. O uso de algodão ou de espumas hemostáticas diminui o risco de sangramento nessa fase. Durante o período de reepitelização, o acompanhamento do paciente deve ser frequente, a ferida deve ser higienizada 2 a 3 vezes ao dia e mantida úmida com vaselina sólida ou antibiótico em pomada. A infecção é a complicação mais observada, apesar de pouco frequente.

Remoção do complexo ungueal

A remoção de todo o complexo ungueal pode ser utilizada para tratamento de tumores malignos. Amputações mostram-se necessárias nos casos de invasão óssea, especialmente por carcinoma de células escamosas e melanoma.[2-5]

A incisão deve contemplar os cornos laterais da matriz ungueal, para evitar que a matriz residual seja responsável pela formação de espículas ungueais e pela possível recidiva do tumor. Todo o complexo ungueal deve ser removido ao nível do periósteo, tomando-se precauções para que o leito ungueal não seja perfurado. O tendão extensor da falange distal pode ser facilmente identificado e não deve ser lesionado (Figura 20.2-A).[1]

Leito e matriz ungueal

O leito ungueal apresenta pouca mobilidade, dificultando a sutura direta do defeito cirúrgico. O descolamento lateral justa-ósseo pode facilitar o fechamento direto em alguns casos. Quando a sutura direta do leito ungueal não é possível, prefere-se a cicatrização por segunda intenção (Figura 20.2-C).

A cicatrização por segunda intenção pode ser utilizada com segurança e boa previsibilidade nos defeitos cirúrgicos da matriz e do leito ungueais.[1] Biópsia com *punch*, remoções tangenciais (onicopapiloma e lesões melanocíticas da matriz ungueal) e defeitos menores que 4 mm (tumor glômico submatricial, por exemplo) frequentemente evoluem sem deixar distrofias permanentes na placa ungueal. A cicatrização por segunda intenção tem ótimo custo-benefício, apresentando resultados funcionais e estéticos excelentes.[6]

Dobra ungueal proximal

A cicatrização por segunda intenção pode ser utilizada com ótimos resultados nos defeitos cirúrgicos acometendo a dobra ungueal proximal (Figura 20.2-D).[7] É um procedimento com nível técnico considerado fácil, com alta resolutividade, rápida recuperação e baixo risco de complicações.

Fechamento primário

É o método de escolha para o reparo da ferida operatória, desde que não exista excesso de tensão. Facilita a identificação de sinais de recidiva, devido à pouca movimentação de tecidos. Deve ser realizado com pontos simples, uma vez que não existe tecido dérmico suficiente para sustentar sutura interna.

Dobra ungueal proximal

Usada principalmente após remoção de tumores ou no reposicionamento da dobra ungueal proximal após seu rebatimento proximal para a exposição da matriz ungueal e/ou para a exploração de tumores que se encontram sobre a matriz ungueal (Figura 20.5).[7] Preferencialmente, utiliza-se fio Nylon entre 4-0 a 5-0. Remove-se a sutura com aproximadamente 10 dias.

Leito/matriz

Útil no fechamento de defeitos com pouca tensão, preferencialmente com fios absorvíveis 5-0 ou 6-0 (Figura 20.3). Não há necessidade de retirada dos fios.[6]

Representativa lateral ("S")

Excisão látero-longitudinal que permite a remoção representativa da porção lateral do complexo ungueal. É usada no tratamento de tumores ungueais ou de encravamento lateral da unha e no diagnóstico de doenças inflamatórias. A remoção em forma de "S" permite que o corno lateral da matriz ungueal seja removido e ajuda o patologista na análise total do complexo ungueal. Sugere-se sutura com pontos simples ou em "roldana", utilizando-se fio Nylon 3-0 ou 4-0. A dobra ungueal lateral deve ser reposicionada levemente sobre a porção lateral da placa, mantendo sua anatomia prévia (Figura 20.3).[8]

Representativa medial

É pouco utilizada, pelo alto índice de distrofia ungueal permanente. O fechamento primário pode ser aplicado em casos de pouca tensão (Figura 20.3).[1]

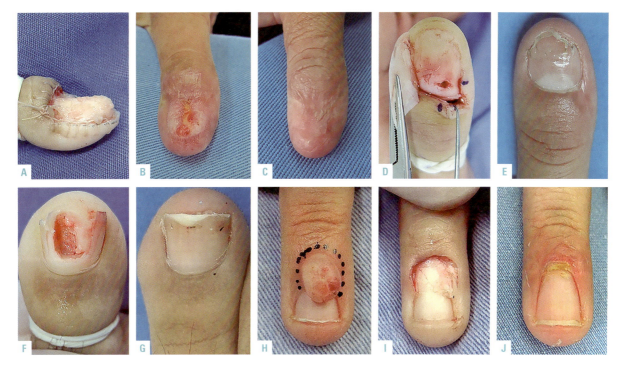

Figura 20.2 Cicatrização por segunda intenção. (A) Cicatrização por segunda intenção após a remoção de todo o complexo ungueal removido ao nível do periósteo. Pós-operatório imediato. Notar sutura das bordas da ferida com fio absorvível 4-0 (contínuo ancorado) para fins hemostáticos. (B) Pós-operatório, 30 dias. (C) Pós-operatório, 60 dias. (D-E) Cicatrização por segunda intenção após punch de 4 mm de diâmetro no leito ungueal. (F-G) Cicatrização por segunda intenção de ferida após remoção de cisto mixoide na dobra ungueal proximal com ótimo resultado após 30 dias. (H-J) Cicatrização por segunda intenção do leito ungueal após remoção de exostose subungueal. Fonte: Nilton Di Chiacchio e Nilton Gioia Di Chiacchio.

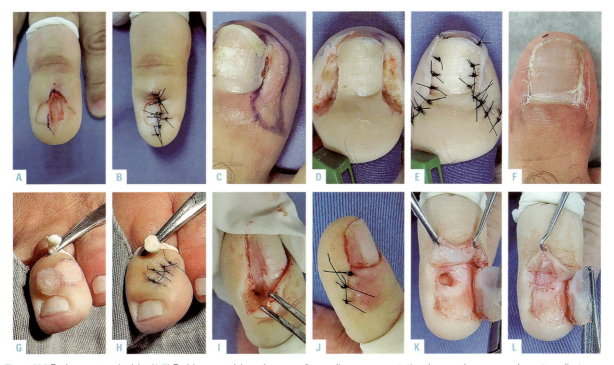

Figura 20.3 Fechamento primário. (A-B) Ferida operatória após remoção mediana representativa do complexo ungueal e sutura direta com Nylon 4-0. (C-F) Marcação em "S" da porção a ser removida para tratamento de onicocriptose bilateral. Defeito cirúrgico após a remoção das porções laterais do complexo ungueal. Sutura direta com Nylon 3-0. Notar o uso de pontos em "roldana" para a aproximação da dobra lateral à dobra ungueal proximal (maior tensão). Pós-operatório, 4 meses. (G-H) Sutura direta na dobra ungueal proximal após remoção de cisto mixoide. Notar a utilização de pontos em "roldana" para maior tensão, já que a fibrose auxilia na interrupção da comunicação entre a articulação interfalangeana distal e o cisto. (I-J) Fixação da dobra proximal por sutura direta com pontos simples. (K-L) Sutura direta de ferida operatória na matriz ungueal com pontos simples e fio absorvível 6-0. Fonte: Nilton Di Chiacchio e Nilton Gioia Di Chiacchio.

Retalhos

Os retalhos cutâneos são pouco utilizados devido à peculiar anatomia local, bem como à maior facilidade e aos bons resultados obtidos com enxertos cutâneos. Retalhos são utilizados preferencialmente para fechar feridas cirúrgicas que não permitem o fechamento direto. Didaticamente, dividimos os retalhos de acordo com o local do defeito cirúrgico.

Todo o complexo ungueal

■ Retalho de Schernberg-Amiel

Pode ser utilizado para fechamento de feridas após a remoção em bloco de parte do complexo ungueal (Figura 20.4).[9-10]

■ Cross-finger

É uma alternativa ao enxerto de pele total, podendo ser utilizado nos defeitos cirúrgicos que acometem todo o complexo ungueal. Apesar dos bons resultados estético e funcional, requer dois ou três estágios cirúrgicos, além de limitar os movimentos usuais das mãos entre as cirurgias. Está indicado em defeitos cirúrgicos grandes e quando há contraindicação ao uso de enxertos.

Nos casos em que há história de doença vascular periférica, vasoespástica ou exposição prévia à radioterapia, o retalho deve ser elevado e sua viabilidade deve ser avaliada após 7 a 10 dias antes de cobrir o defeito primário. Após a colocação do retalho, o pedículo deve ser mantido por 3 semanas, já que a perfusão se inicia depois de 7 a 10 dias. Quando a viabilidade está comprovada, procede-se com a secção do pedículo (Figura 20.5).[9-10]

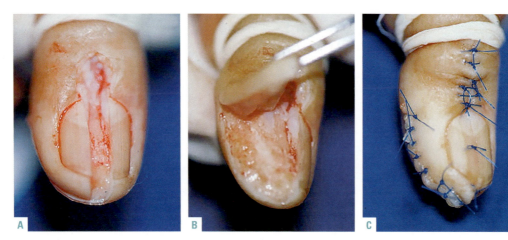

Figura 20.4 Retalho de Schernberg-Amiel. (A) Ferida operatória após remoção em bloco de parte do complexo ungueal. (B) Descolamento justa-ósseo de todo o complexo ungueal lateral para adequada movimentação do retalho. (C) Reposicionamento e sutura do retalho. Fonte: Nilton Di Chiacchio e Nilton Gioia Di Chiacchio.

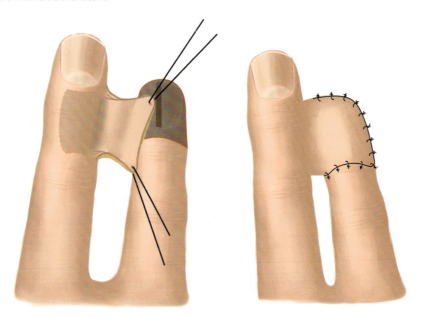

Figura 20.5 Retalho *cross-finger* (primeiro estágio). Fonte: os autores.

Dobra ungueal proximal

Quando há perda de parte da dobra ungueal proximal, o fechamento do defeito primário pode exigir retalhos de avanço para evitar a tensão na sutura. Nesses casos, um ou dois retalhos podem ser necessários, dependendo da posição da lesão (Figura 20.6).[9]

Dobras ungueais laterais

Nos casos em que o defeito primário é do leito e/ou de matriz e leito e a sutura direta pode comprometer o resultado cirúrgico, um retalho bipediculado da dobra lateral pode ser útil. Em alguns casos, após o fechamento do defeito primário, o defeito secundário cicatriza por segunda intenção. Em outros, é possível a sutura direta (Figura 20.7).[9-10]

Matriz e leito ungueal (Fig. 20.8)

Os retalhos na matriz e no leito são normalmente utilizados para fechar defeitos primários longitudinais com largura que excede 3 mm na matriz e 4 mm no leito, onde o fechamento primário acarretaria tensão da sutura, mesmo após o descolamento das laterais do defeito primário.[9]

No leito ungueal, uma ou duas incisões paralelas ao defeito formam um ou dois retalhos bipediculados que se aproximam, permitindo o fechamento do defeito primário sem tensão. Essas incisões laterais cicatrizam por segunda intenção. Na matriz ungueal, prefere-se o retalho A-T, devendo a incisão ser paralela à lúnula.

Enxertos

Os enxertos são considerados extremamente úteis para a restauração de feridas operatórias do complexo ungueal. A espessura do enxerto pode variar de acordo com a finalidade e o local onde será usado.

Enxerto de espessura total

Nos casos em que a cirurgia funcional (remoção total ou parcial do complexo ungueal sem amputação da falange) está indicada, o enxerto de pele total apresenta resultados funcionais e estéticos aceitáveis (Figura 20.9).[6] Quando

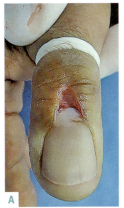 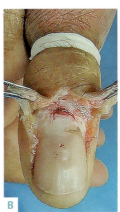 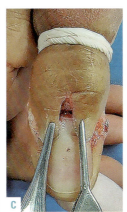 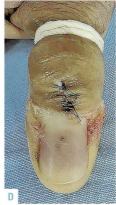 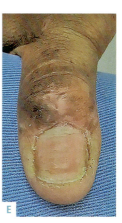

Figura 20.6 Retalho de avanço bilateral. (A) Ferida operatória após a remoção de lesão na dobra ungueal proximal. (B) Descolamento bilateral da área do retalho a ser avançada. (C) Posicionamento dos retalhos. (D) Sutura simples e direta do defeito primário com Nylon 4-0. Note que as incisões laterais serão cicatrizadas por segunda intenção. (E) Pós-operatório, 6 meses. Fonte: Nilton Di Chiacchio e Nilton Gioia Di Chiacchio.

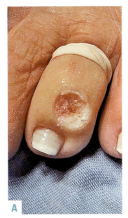 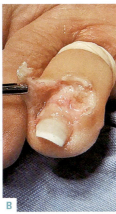 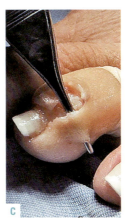 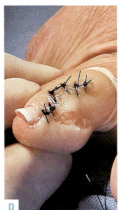 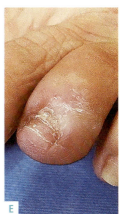

Figura 20.7 Retalho bipediculado. (A) Defeito cirúrgico. (B) Descolamento da dobra ungueal proximal. (C) Incisão lateral, permitindo a movimentação da dobra ungueal lateral medialmente. (D) Sutura simples e direta do defeito primário com Nylon 4-0. Note que a incisão lateral cicatrizará por segunda intenção. (E) Pós-operatório, 2 meses. Fonte: Nilton Di Chiacchio e Nilton Gioia Di Chiacchio.

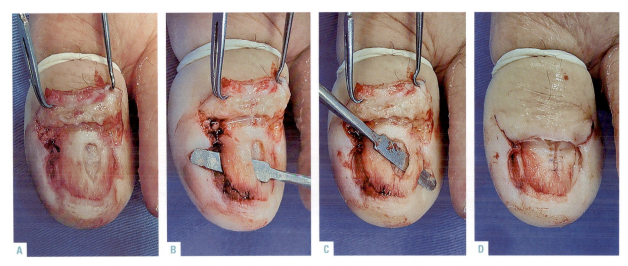

Figura 20.8 Reparo do leito ungueal. (A) Defeito cirúrgico elíptico e longitudinal acometendo a matriz distal e o leito ungueal. (B) O leito ungueal lateral ao defeito cirúrgico é descolado para permitir o fechamento da ferida sem que exista excesso de tensão. (C) Descolamento contralateral da matriz proximal e do leito ungueal. (D) Aproximação do defeito cirúrgico com sutura simples e direta, com fio absorvível 5-0. Fonte: Nilton Di Chiacchio e Nilton Gioia Di Chiacchio.

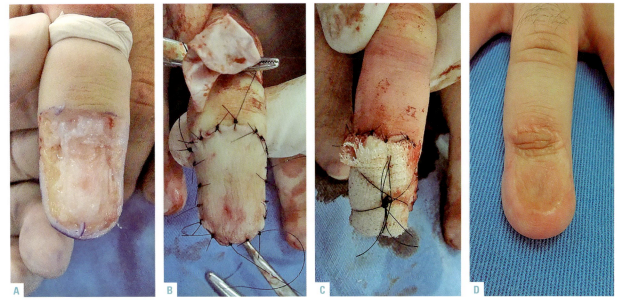

Figura 20.9 Enxerto de pele. (A) Ferida após remoção de todo o complexo ungueal (justa-ósseo). (B) Posicionamento do enxerto. (C) Curativo de Brown. (D) Pós-operatório, 5 anos. Fonte: Nilton Di Chiacchio e Nilton Gioia Di Chiacchio.

há retirada total do complexo ungueal, por exemplo, nos casos de melanoma *in situ* ou minimamente invasivos, um degrau pode se formar mesmo após a colocação do enxerto. Para reduzir essa possibilidade, pode-se realizar enxerto em segundo tempo, deixando a ferida granular por duas semanas antes da colocação do enxerto.[10]

Complicações

As complicações cirúrgicas decorrentes de reparos de lesões ungueais são infrequentes e, quando presentes, seguem as mesmas condutas usadas em qualquer área do corpo.

Conclusão

Para o cirurgião de Mohs, os conhecimentos fisiopatológico, anatômico e histológico do complexo ungueal são fundamentais para um procedimento cirúrgico preciso e bem-sucedido. Os retalhos permitem ao cirurgião restaurar a função e a forma da unidade ungueal e podem exigir equipes multidisciplinares em algumas circunstâncias. A cicatrização por segunda intenção, o fechamento primário e os enxertos apresentam bons resultados funcionais e maior facilidade técnica, mas, em algumas situações, podem apresentar aspecto cosmético inferior ao dos retalhos.

Referências bibliográficas

1. Haneke E, Richert B, Di Chiacchio N. Surgery of the whole nail unit. In: Richert B, Di Chiacchio N, Haneke E. Nail Surgery. London: Taylor and Francis Group LLC; 2010: 133-48.
2. Moehrle M, Metzger S, Schippert W, et al. Functional surgery in subungual melanoma. Dermatol Surg. 2003;29: 366-74.
3. Möhrle M, Lichte V, Breuninger H. Operative Therapie von akral lokalisierten Melanomen. Hautarzt. 2011;62(5):362-7.
4. Dika E, Patrizi A, Fanti PA, Chessa MA, Reggiani C, Barisani A, et al. The Prognosis of Nail Apparatus Melanoma: 20 Years of Experience from a Single Institute. Dermatology. 2016;232(2):177-84.
5. Nakamura Y, Fujisawa Y, Teramoto Y, et al. Tumor-to-bone distance of invasive subungual melanoma: an analysis of 30 cases. J Dermatol. 2014;41(10):872-7.
6. Haneke E, Richert B, Di Chiacchio N. Surgery of the nail bed. In: Richert B, Di Chiacchio N, Haneke E. Nail Surgery. London: Taylor and Francis Group LLC; 2010:55-84.
7. Haneke E, Richert B, Di Chiacchio N. Surgery of the proximal nail fold. In: Richert B, Di Chiacchio N, Haneke E. Nail Surgery. London: Taylor and Francis Group LLC; 2010:42-54.
8. Richert B. Surgery of the lateral nail fold. In: Richert B, Di Chiacchio N, Haneke E. Nail Surgery. London: Taylor and Francis Group LLC; 2010:85-96.
9. Jellinek NJ. Flaps in nail surgery. Dermatol Ther. 2012; 25(6):535-44.
10. Haneke E. Advanced nail surgery. J Cutan Aesthet Surg. 2011;4(3):167-75.
11. Clayburgh RH, Wood MB, Cooney WP 3rd. Nail bed repair and reconstruction by reverse dermal grafts. J Hand Surg Am. 1983 Sep;8(5Pt1):594-8.
12. Brown RE, Zook EG, Williams J. Correction of pincer-nail deformity using dermal grafting. Plast Reconstr Surg. 2000;105(5):1658-61.
13. Tavares GT, Di Chiacchio N, Loureiro WR, Di Chiacchio NG, Bet DL. Correção de hipercurvatura transversa da unha utilizando enxerto de derme autóloga. Surg Cosmet Dermatol. 2011;3(2):160-2.

Revisão de Cicatrizes

21

| André Luiz Simião | Juliana Jordão | Bogdana Victoria Kadunc |

Introdução

As cicatrizes faciais podem ter impacto na estética, na função e no psicológico dos pacientes. Inclusive, muitos julgam o sucesso da intervenção cirúrgica oncológica de acordo com sua aparência final, o que torna imprescindível a meticulosa restauração da ferida. Mesmo assim, determinados casos poderão precisar de revisão da cicatriz.[1-4]

Etiologia e patogênese da cicatriz

A cicatrização de um ferimento envolve os estágios de coagulação, inflamação, reepitelização, fibroplasia e maturação, sendo o resultado final atingido aproximadamente um ano após a cirurgia. Durante o processo, diversos fatores podem influenciar nas características finais da cicatriz.

Os fatores intrínsecos que podem contribuir para uma cicatrização ineficiente são: isquemia tecidual, infecção, incisões inapropriadas, retalhos mal executados, inversão das bordas, tensão excessiva na sutura e falta de aproximação entre planos profundos. Assim, o bom planejamento cirúrgico e o fechamento meticuloso são os primeiros passos para evitar cicatrizes inestéticas. Os fatores individuais que podem dificultar a cicatrização incluem diabetes melito, história de radioterapia prévia, tabagismo e má-nutrição.

A cicatriz ideal é fina, plana e com coloração semelhante à dos tecidos ao redor. Além disso, não deve ocasionar distorções nas subunidades anatômicas, principalmente nas margens livres. O contorno deve ser restaurado e a topografia facial respeitada, sem contraturas ou deformidades. A espessura natural da pele, sua textura e sua pigmentação influenciam a dinâmica da cicatrização. Em fototipos mais baixos, o eritema pós-cirúrgico pode ser mais prolongado, enquanto em fototipos mais altos, há maior tendência de hiperpigmentação, cicatrizes hipertróficas e queloides.

As cicatrizes mais comuns após retirada de tumores são as deprimidas, cujo tratamento se faz por meio de técnicas de *resurfacing,* preenchimentos ou abordagens cirúrgicas. Para as elevadas, hipertróficas ou queloideanas, utilizam-se excisão/*shaving*, criocirurgia, radioterapia e injeções intralesionais de corticoides, 5-fluorouracil (5-FU) ou bleomicina.

Avaliação do paciente

Antes de realizar qualquer procedimento, é importante conhecer os objetivos do paciente e determinar se suas expectativas são reais. Deve-se orientar que as cicatrizes podem ser melhoradas, mas raramente serão eliminadas por completo. O exame inicial deve focar nas características morfológicas da cicatriz e em sua localização anatômica, a fim de definir o tratamento mais indicado.[3] Em alguns casos, pode ser necessária a associação de técnicas.

Geralmente, as abordagens não cirúrgicas do tratamento de cicatrizes podem ser iniciadas 6 a 8 semanas após a cirurgia inicial, enquanto, para abordagens cirúrgicas, são recomendados 3 a 6 meses.[3,4] Além disso, devem-se discutir outras abordagens, como técnicas de camuflagem.

Abordagens não cirúrgicas

Apesar de haver pouca evidência na literatura sobre seu benefício, substâncias tópicas são a opção inicial no tratamento das cicatrizes, por sua facilidade de uso e por seu relativo baixo custo.[5]

Silicone

Géis e placas de silicone são efetivos para o tratamento de cicatrizes. Reduzem a hipertrofia, hidratam e selam o tecido cicatricial. As placas devem ser colocadas sobre a cicatriz como um curativo oclusivo, diariamente, por 12 a 24 horas.[6] Usualmente, são utilizadas no pós-operatório precoce e mantidas enquanto houver benefício na aparência e na qualidade da cicatriz. A maioria dos estudos se refere ao uso da placa, mas os mais recentes mostraram eficácia semelhante entre placa, géis ou cremes. Não devem ser utilizados em feridas abertas. O uso em cicatrizes hipertróficas ou queloides é não somente profilático, mas também terapêutico.[7]

Criocirurgia

Pode ser utilizada para tratamento de cicatrizes hipertróficas e queloides. Entretanto, tem eficácia moderada e, via de regra, necessita de várias sessões. Baseia-se na destruição tecidual secundária às lesões celular e vascular da cicatriz. Na literatura, os resultados são variados, sendo um procedimento operador-dependente. A principal complicação envolvida é a hipopigmentação, que ocorre devido à destruição dos melanócitos.[6]

Subcisão e preenchimento

São indicados para cicatrizes deprimidas. A subcisão, realizada com agulhas apropriadas inseridas sob a pele, libera, com movimentos anterógrados ou em leque, as bandas fibrosas que conectam a superfície da cicatriz aos tecidos profundos. Além disso, cria volume sob a cicatriz, por meio de um hematoma controlado, que evolui para a formação de tecido conectivo.

Cicatrizes deprimidas também podem ser preenchidas com géis injetáveis de ácido hialurônico ou enxertos autólogos de derme ou gordura.[8] A subcisão prévia (30 dias) pode facilitar o preenchimento.

Corticoides

Foi, por décadas, o tratamento de escolha para o manejo de cicatrizes hipertróficas ou queloides. Apesar de ser usualmente utilizado na forma intralesional, cremes ou loções podem ter bons resultados em casos mais leves de cicatriz hipertrófica.

Comumente, inicia-se após a maturação da cicatrização (4 a 6 semanas), em concentrações maiores (triancinolona, 20 ou 40 mg/mL). Entretanto, quando há predisposição a queloides, pode ser iniciado precocemente, em concentrações mais baixas (10 a 20 mg/mL). A frequência geralmente é mensal e o tempo de tratamento varia de acordo com a resposta clínica. É utilizado como monoterapia ou em associação a outras medidas terapêuticas, como curativo de silicone, 5-FU e crioterapia.[2,3]

As possíveis complicações incluem atrofia, formação de granulomas, telangiectasias e alterações pigmentares.

5-fluorouracil

Injetável ou tópico, inibe a proliferação de fibroblastos. A taxa de resposta em queloides pode variar de 45% a 78%, quando usado como monoterapia, chegando a 96%, quando associado a corticoides.[9]

Bleomicina

Inibe a proliferação de fibroblastos e de outras células inflamatórias, mostrando-se efetiva para tratamento de queloides, principalmente quando refratários.[10] Recomendam-se infiltrações intralesionais a cada 4 semanas, na diluição de 3 U/mL (1 U = 0,3 mL/cm^3), em um máximo de 2 mL por sessão. Queloides muito volumosos podem ser reduzidos cirurgicamente por enucleação, antes do uso de bleomicina (Figura 21.1).

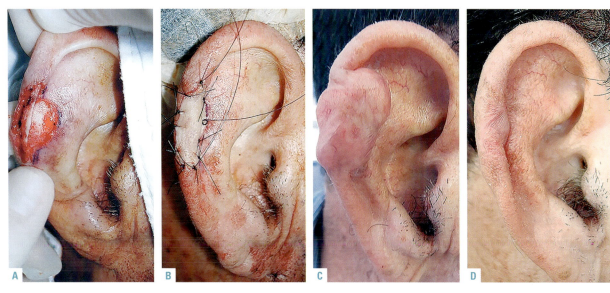

Figura 21.1 Queloide após enxerto de pele. (A) Ferida operatória. (B) Pós-operatório imediato. (C) Surgimento de queloide 2 anos após a cirurgia. (D) Pós-operatório após enucleação parcial da massa queloideana, seguida de seis infiltrações mensais de bleomicina. Fonte: Bogdana Kadunc.

Abordagem cirúrgica das cicatrizes

Dermoabrasão

Lixamento controlado da pele, de forma manual, com lixas-d'água ou com dermoabrasores. O objetivo é nivelar a pele, removendo camadas até o nível da junção entre a derme papilar e a reticular. A profundidade ideal é atingida quando se identifica o orvalho sangrante (derme papilar) (Figura 21.2). Utiliza-se para o tratamento de leves desníveis, já que o alvo é a derme.[11]

Microagulhamento

Pequenas agulhas minimamente invasivas criam dano na área cicatricial, quebrando os feixes de colágeno existentes na camada superficial da derme. O dano leva à deposição de novo colágeno e à produção de fatores de crescimento, melhorando as irregularidades texturais e os desnivelamentos das cicatrizes.[12]

Excisão fusiforme

Pode ser utilizada quando outros tratamentos têm baixa probabilidade de melhora, principalmente para cicatrizes muito largas ou muito deprimidas. Sempre que possível, devem-se utilizar pontos internos invertidos, para diminuir a tensão e everter meticulosamente as bordas. Descolamento adjacente pode ser necessário. A excisão fusiforme pode ser empregada de forma seriada, no caso de cicatrizes muito largas. Pode ter formato de S, de W-plastia ou de Z-plastia, assim como retiradas em linhas geométricas quebradas.

■ W-plastia

Reduz a retração ou a visibilidade de cicatrizes muito retilíneas ou perpendiculares às LTPR, dividindo-as em múltiplos fragmentos pequenos e semelhantes entre si.[2]

As incisões em forma de W devem ser precisamente realizadas com uma lâmina 11, em ambos os lados da retirada, como imagem em espelho. O comprimento dos braços do W é de, em média, 5 mm e os ângulos têm cerca de 60°. Após a retirada, seguem-se descolamento de todas as bordas cirúrgicas e hemostasia. Em seguida, o ápice de cada triângulo é aproximado ao correspondente do lado oposto, formando uma linha em "zig-zag", por meio de suturas intradérmicas. Por fim, sutura externa com pontos interrompidos e curativo compressivo favorecem o nivelamento e o encaixe das bordas em formato de W.

O fechamento em linhas geométricas quebradas tem as mesmas indicações e usa a mesma técnica da W-plastia, mas as microincisões (em espelho) são de formato variado, irregular, sem regra ou continuidade, podendo ser curvilíneas, triangulares, com ângulos de 90° etc.

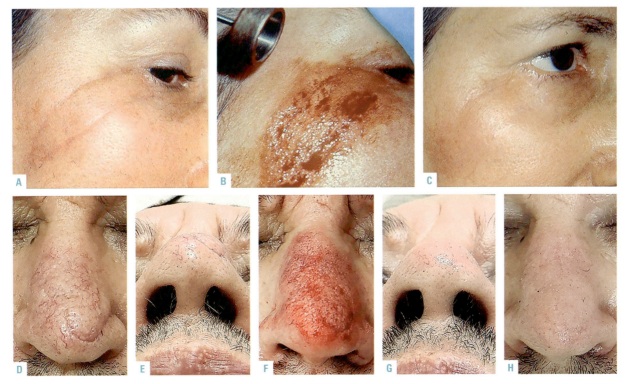

Figura 21.2 Dermoabrasão. (A) Incisões muito visíveis do retalho V-Y. (B) Pós-operatório imediato da dermoabrasão mecânica. (C) Pós-operatório, 2 meses. (D-H) Dermoabrasão manual para melhora do contorno e da linha da cicatriz após retalho bilobado em nariz com pele sebácea. Fonte: (A-C) Bogdana Kadunc e (D-H) Bruno Fantini.

■ Z-plastia

Indicada para cicatrizes com contraturas, para aquelas que interceptam as linhas de junção entre as unidades estéticas da face ou para corrigir desníveis da sobrancelha ou do canto externo dos olhos, "tenda" no canto interno dos olhos (Figura 21.3), desalinhamento vermelhão/lábio cutâneo (Figuras 21.4 e 16.22), comissuras orais e sulco alar.[13,14] São dois retalhos triangulares geralmente idênticos, criados por três incisões de comprimentos iguais e ângulos de 60° em média, os quais, após transpostos, adquirem o formato de um Z. Permite alongamento da pele no braço central do Z, bem como mudança de direção e divisão da cicatriz em várias porções, para torná-la menos visível. O braço central do Z deve ser paralelo às linhas de melhor incisão e, muitas vezes, acaba se continuando com uma ruga de expressão. Os ângulos e o comprimento da incisão central podem variar, de acordo com o alongamento necessário (Figura 21.5).[13]

Reabordagem cirúrgica

Em determinadas situações, apenas a reabordagem cirúrgica é capaz de trazer resultados satisfatórios. Ela pode incluir afinamento de um retalho espesso, excisão de enxerto hipocrômico seguida por confecção de retalho para restaurar a ferida, colocação de enxerto de cartilagem para reestabelecer a patência nasal, entre outros. Na Figura 21.6, foi necessário realizar enxerto de cartilagem combinado com retalho para restaurar a anatomia auricular e melhorar a audição, afetada devido à obstrução parcial do conduto auditivo em decorrência da reconstrução prévia.

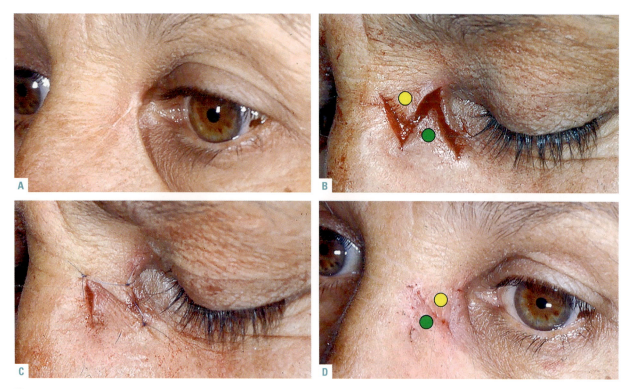

Figura 21.3 Z-plastia para correção de tenda no canto interno. (A) Pré-operatório. (B) Z-plastia. (C) Notar movimento de transposição dos triângulos. (D) Pós-operatório, 10 dias. Fonte: Bogdana Kadunc.

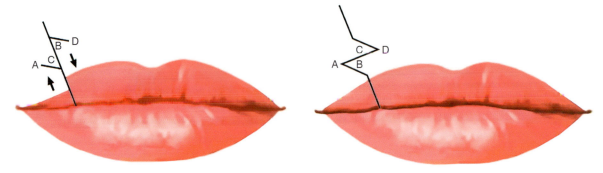

Figura 21.4 Z-plastia para correção de desnível entre vermelhão e lábio cutâneo superior. Fonte: Luiz Gonçalves.

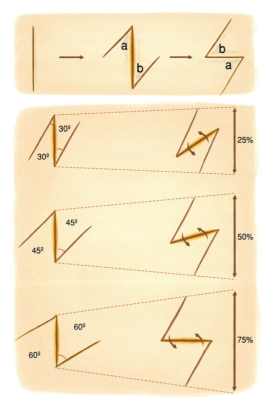

Figura 21.5 Z-plastia e alongamento final, conforme ângulos utilizados. Fonte: Bruno Fantini.

Laser

O uso de *laser* induz uma cascata molecular, que inclui proteínas de choque térmico e metaloproteinases, levando a rápida resposta cicatricial, neocolagênese e remodelamento de fibras colágenas, com redução de fibras tipo I e aumento do tipo III.[1]

A primeira tecnologia considerada eficaz para as cicatrizes foi o *pulsed dye laser* (PDL) (Figura 21.7-A-C). Com afinidade específica por oxiemoglobina, promove a coagulação da microvasculatura de cicatrizes eritematosas e suprime a produção de fibroblastos e de algumas citocinas pró-inflamatórias, reduzindo o eritema e a hipertrofia. Fatores limitantes são o custo e a baixa penetração em lesões espessas. Em sua ausência, luz intensa pulsada (LIP), KTP ou Rubi (Figura 21.7-D,E) podem ser utilizados. Associação com infiltração de triancinolona e/ou 5-FU é efetiva na redução de cicatrizes hipertróficas < 3 mm de espessura.[15,16]

Opção mais efetiva no remodelamento e na neocolagênese são os *lasers* fracionados não ablativos (LFNA) de 1340 nm, 1400 nm, 1540 nm e 1550 nm. Por meio da formação de microzonas térmicas (MZT), rodeadas por tecido viável, induzem a coagulação irreversível de proteínas de colágeno. O tecido ao redor promove a rápida cicatrização das MZT. Os *lasers* fracionados ablativos (LFA), como o de 2940 nm e o de CO_2, promovem, além da coagulação,

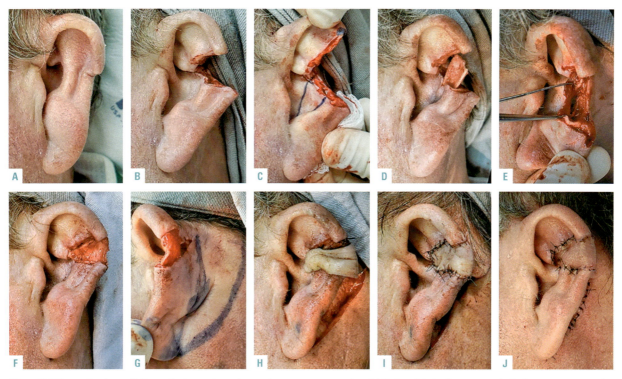

Figura 21.6 Correção de pavilhão auricular restaurado previamente com cunha. (A) Deformidade decorrente de fechamento em cunha prévio, com prejuízo da audição devido à obstrução do conduto auditivo. (B) Ferida operatória após incisão na cicatriz. (C) O desenho triangular na concha representa o molde da cartilagem a ser removida. (D) Enxerto de cartilagem removido utilizando a mesma incisão da ferida. (E) Entre a pinça está o orifício de onde a cartilagem foi removida. (F) Enxerto de cartilagem suturado. (G) Desenho do retalho interpolado. (H) Retalho posicionado sobre a cartilagem. (I) Pós-operatório imediato. (J) 12º pós-operatório. Três semanas após o primeiro estágio foi realizada divisão do pedículo do retalho. Fonte: Bruno Fantini.

a vaporização da epiderme tratada. Apesar de o LFNA induzir menos neocolagênese, é mais seguro e conveniente para todos os fototipos por preservar a epiderme e induzir menos hipercromia.[15]

O LFNA é a primeira opção para cicatrizes imaturas (< 6 meses), pois o risco de desestabilizar o processo de fibroplasia e levar à hipertrofia é maior com LFA.[15] Recomenda-se, para o uso de LFNA, baixa densidade (10% a 20%) e energia proporcional à espessura da cicatriz. Energias mais elevadas podem ser usadas em cicatrizes maduras. As sessões devem ser realizadas a cada 4 a 6 semanas.[15]

O *laser* Er:YAG 2940 nm é considerado mais superficial que o *laser* de CO_2, por ser mais absorvido pela água. A espessura das zonas de coagulação do *laser* de CO_2 é maior que a do Er:YAG. Além disso, o CO_2 produz resposta proliferativa mais robusta, com neocolagênese e remodelamento mais intensos que o de 2940 nm.[15]

Os LFA são os mais indicados para cicatrizes maduras (Figura 21.7-F,G). Sugere-se o uso de baixas densidades (5% a 10%) e de energia proporcional à espessura. As sessões devem ser realizadas a cada 4 a 6 semanas, se forem utilizadas baixas energias, e a cada 8 a 12 semanas, se forem utilizadas altas energias. A associação do LFA ao gotejamento de soluções de TAC e/ou 5-FU, técnica conhecida como *drug delivery*, é tipicamente realizada com baixa densidade e baixa energia, promovendo resultados muito interessantes em cicatrizes hipertróficas. Essa técnica permite dispersão mais homogênea das substâncias no leito cicatricial.[15]

Os resultados esperados em todas as formas de tratamento com tecnologias são redução da espessura e melhora da elasticidade, da aparência geral e da coloração, especialmente no caso de cicatrizes eritematosas e pigmentadas. Dor e prurido também reduzem com o tratamento.[15-17]

Há controvérsia quanto ao melhor momento para se iniciar a aplicação do *laser* em cicatrizes.[15] Sobanko *et al.* realizaram um estudo *split-lesion* com a aplicação única de *laser* de CO_2 (energia de 10 mJ, densidade de 10% e *spot size* de 7 mm), na data de remoção da sutura, em pacientes submetidos à CMM. Após três meses, não foi observada diferença significativa entre o lado tratado e o lado não tratado.[16]

Verhaeghe *et al.* realizaram um estudo *split lesion* em cicatrizes maduras de pacientes submetidos à CMM com quatro sessões de LFNA 1540 nm, em intervalos mensais,. Foram realizadas três a quatro passadas da ponteira de 10 mm, 45 a 85 mJ/mb e 15 ms. Observaram melhora significativa da textura e da elasticidade em relação ao lado não tratado, especialmente após o terceiro mês do tratamento.[17] Estudos mais recentes sugerem o uso de *laser*, de acordo com o tipo de cicatriz, conforme indicado a seguir:

1. **Cicatrizes eritematosas muito recentes (3 a 6 semanas) com hipertrofia < 3 mm ou em sua ausência:** *lasers* vasculares (PDL ou KTP) ou LIP. Em caso de hipertrofia, a infiltração de TAC e/ou 5-FU pode ser associada.

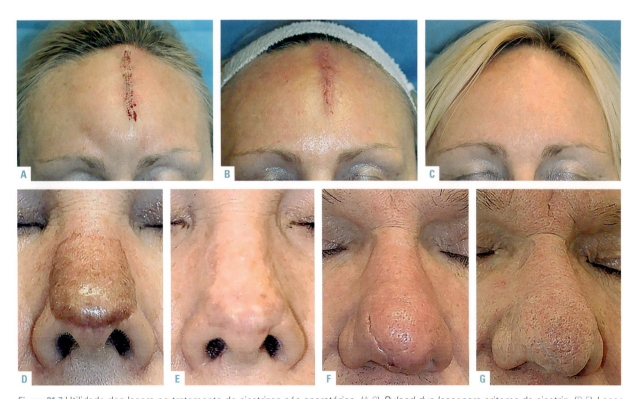

Figura 21.7 Utilidade dos lasers no tratamento de cicatrizes pós-operatórias. (A-C) *Pulsed dye laser* para eritema da cicatriz. (D-E) *Laser* de rubi para hipercromia. (F-G) Laser de CO_2 para cicatrizes atróficas e/ou deprimidas. Fonte: Joseph Sobanko.

2. **Cicatrizes imaturas (6 semanas a 6 meses) com hipertrofia > 3 mm:** LFNA ou LFA com baixa energia e baixa densidade, com ou sem *drug delivery*. *Lasers* vasculares ou LIP podem ser associados, na mesma sessão, em caso de eritema e/ou hipertrofia. Preferir o LFNA em áreas de grande tensão.
3. **Cicatrizes maduras:** LFA com alta energia e alta densidade, com ou sem *drug delivery*.
4. **Cicatrizes hipercrômicas:** despigmentantes tópicos e, se necessário LFNA ou laser Q-*switched* de nanossegundos ou picossegundos.

Critérios de exclusão para uso do *laser* são gestação e infecção ativa de pele.[17] Caso haja histórico de queloide, o uso de *laser* para outras finalidades é uma contraindicação absoluta, pelo risco de induzir um novo queloide. Porém, é possível utilizar o *laser* (PDL) como uma tentativa de tratamento do próprio queloide.

Cicatriz em *trapdoor*

A cicatriz em "*trapdoor*" ou em alçapão merece uma discussão à parte, por ser um problema relativamente comum, que pode ocorrer após alguns retalhos, mesmo após retirada meticulosa do subcutâneo. Supõe-se que ocorra devido à contração do leito receptor abaixo do retalho, à obstrução linfática e ao excesso de subcutâneo.[18] Estratégias para minimizar esse problema estão descritas no Quadro 7.1.

As cicatrizes em *trapdoor* podem regredir espontaneamente ou responder a infiltrações de corticoides (Figuras 21.8 e 19.15), mas uma parcela necessitará de nova abordagem cirúrgica (Figura 21.9).

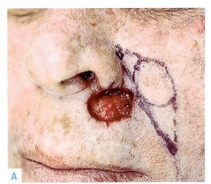
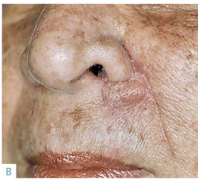
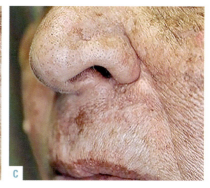

Figura 21.8 *Trapdoor* após retalho tunelizado do SNG. (A) Desenho do retalho. (B) *Trapdoor*. (C) Melhora parcial após duas infiltrações de triancinolona. Paciente estava satisfeita e declinou tratamentos adicionais. Fonte: Felipe Cerci.

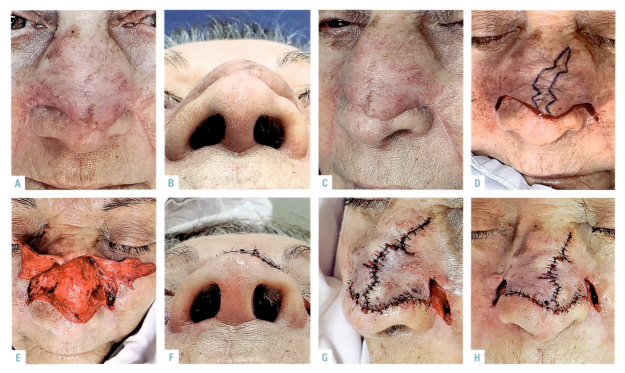

Figura 21.9 *Trapdoor* após dois retalhos de transposição dos SNGs. (A-C) *Trapdoor* significativo. (D) Desenho da incisão em linhas geométricas quebradas. (E) Retalhos descolados e afinados. (F-H) Pós-operatório imediato. Fonte: Bruno Fantini.

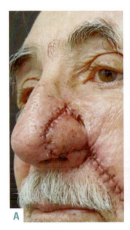 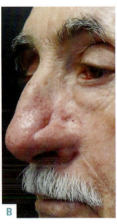 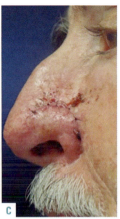 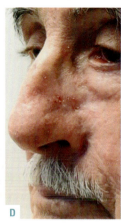 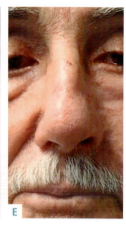

Figura 21.10 Retalho espesso e cicatriz em *trapdoor* após retalho de transposição do SNG. (A) Pós-operatório imediato da reconstrução. (B) Cicatriz após duas sessões de infiltração de triancinolona, com melhora discreta. (C) Pós-operatório de emagrecimento e ressutura do retalho. (D-E) Aspecto final após 12 meses da revisão cirúrgica, sem novas infiltrações. No presente caso, o ideal seria reconstruir o nariz de acordo com o princípio das subunidades anatômicas, ou seja, reparar a asa nasal isoladamente, com retalho interpolado do SNG, e a parede nasal, com fechamento primário ou outro retalho proveniente da porção superior do nariz. Dessa forma, o sulco alar teria sido preservado desde o início. Fonte: André Simião.

Após incisar e descolar o retalho, remove-se o excesso de subcutâneo/fibrose, principalmente do leito. É importante manter parte deles no retalho, para manter sua vascularização. O novo fechamento deve incluir sutura interna dos planos profundos, minimizando a retração tecidual. O curativo de Brown pode ser utilizado para eliminar espaço morto abaixo do retalho. Lesões maiores podem requerer tratamentos associados, como infiltração de corticoides, outras correções cirúrgicas e dermoabrasão (Figura 21.10).[4]

Conclusão

Mesmo com técnica cirúrgica meticulosa para a restauração da ferida, podem ocorrer cicatrizes inestéticas após cirurgia de Mohs. Antes de indicar um tratamento, deve-se averiguar se a cicatriz incomoda o paciente. Se sim, deve-se indicar o tratamento, de acordo com o parâmetro (relevo, cor etc.) a ser melhorado, a fim de evitar procedimentos desnecessários e desgastantes ao paciente.

■ Referências bibliográficas

1. Balaraman B, Geddes ER, Friedman PM. Best Reconstructive Techniques: Improving the Final Scar. Dermatol Surg. 2015;41(Suppl10):S265-275.
2. Kadakia S, Ducic Y, Jategaonkar A, Chan D. Scar Revision: Surgical and Nonsurgical Options. Facial Plast Surg. 2017;33(6):621-6.
3. Brenner MJ, Perro CA. Recontouring, resurfacing, and scar revision in skin cancer reconstruction. Facial Plast Surg Clin North Am. 2009;17(3):469-87.
4. Cerrati EW, Thomas JR. Scar Revision and Recontouring Post-Mohs Surgery. Facial Plast Surg Clin North Am. 2017;25(3):463-71.
5. Tran B, Wu JJ, Ratner D, Han G. Topical Scar Treatment Products for Wounds: A Systematic Review. Dermatol Surg. 2020;46(12):1564-71.
6. Chang CW, Ries WR. Nonoperative techniques for scar management and revision. Facial Plast Surg. 2001;17(4): 283-8.
7. Mustoe TA. Evolution of silicone therapy and mechanism of action in scar management. Aesthetic Plast Surg. 2008; 32(1):82-92.
8. Kasper DA, Cohen JL, Saxena A, Morganroth GS. Fillers for postsurgical depressed scars after skin cancer reconstruction. J Drugs Dermatol. 2008;7(5):486-7.
9. Shah VV, Aldahan AS, Mlacker S, Alsaidan M, Samarkandy S, Nouri K. 5-Fluorouracil in the Treatment of Keloids and Hypertrophic Scars: A Comprehensive Review of the Literature. Dermatol Ther (Heidelb). 2016;6(2):169-83.
10. Moreira MB RC, Delatti MA, Santos MAS, Siqueira DM, Kadunc BV. Use of bleomycin in keloids and hypertrophic scars: a literature review. Surg Cosmet Dermatol. 2016;8(2):97-102.
11. Harmon CB, Zelickson BD, Roenigk RK, et al. Dermabrasive scar revision. Immunohistochemical and ultrastructural evaluation. Dermatol Surg. 1995;21(6):503-8.
12. Lee Peng G, Kerolus JL. Management of Surgical Scars. Facial Plast Surg Clin North Am. 2019;27(4):513-7.
13. Hove CR, Williams EF 3rd, Rodgers BJ. Z-plasty: a concise review. Facial Plast Surg. 2001;17(4):289-94.
14. Wentzell JM, Lund JJ. Z-plasty innovations in vertical lip reconstructions. Dermatol Surg. 2011;37(11):1646-62.
15. Kauvar ANB, Kubicki SL, Suggs AK, Friedman PM. Laser Therapy of Traumatic and Surgical Scars and an Algorithm for Their Treatment. Lasers Surg Med. 2020;52(2):125-36.
16. Sobanko JF, Vachiramon V, Rattanaumpawan P, Miller CJ. Early postoperative single treatment ablative fractional lasing of Mohs micrographic surgery facial scars: a split-scar, evaluator-blinded study. Lasers Surg Med. 2015;47(1):1-5.
17. Verhaeghe E, Ongenae K, Dierckxsens L, Bostoen J, Lambert J. Nonablative fractional laser resurfacing for the treatment of scars and grafts after Mohs micrographic surgery: a randomized controlled trial. J Eur Acad Dermatol Venereol. 2013;27(8):997-1002.
18. Hosokawa K, Susuki T, Kikui T, Masada Y, Hashimoto H. Sheet of scar causes trapdoor deformity: a hypothesis. Ann Plast Surg. 1990;25(2):134-5.

Complicações e Manejo

22

| Henrique José de Magalhães Cavellani | Guilherme Athanasio Shwetz | José David Costa Vieira |

Introdução

Inúmeros artigos científicos demonstraram a segurança e a baixa taxa de complicações da CMM, sobretudo quando realizada em ambiente ambulatorial e sob anestesia local, conforme preconiza o American College of Mohs Surgery e a American Academy of Dermatology.[1-4]

O presente capítulo tem por objetivo discutir as principais complicações e seu manejo.

Sangramento

O risco de sangramento significativo na CMM é baixo. Quando ocorre, normalmente nas primeiras 48 horas de pós-operatório, deve-se realizar pressão ininterrupta sobre o local por 30 minutos por até dois ciclos. Caso persista, o paciente deve ser reavaliado e pode ser necessário abrir a ferida para cauterizar vasos sangrantes. Se forem calibrosos ou não responderem à eletrocoagulação, podem ser ligados com suturas. Para facilitar a identificação dos vasos, pode-se utilizar anestésico sem vasoconstritor na reabordagem. Em determinados casos, quando não se deseja abrir a ferida operatória, sutura em bolsa ao redor da ferida ou sutura em U horizontal interrompida podem ser tentadas.[5]

Hematoma

Massa flutuante de sangue coagulado, que causa distensão da superfície cutânea, frequentemente acompanhada de equimose (Figura 22.1). Normalmente, ocorre nas primeiras 48 a 72 horas. Pode ser classificado de acordo com o tempo de evolução. Se recente e em expansão, a ferida deve ser aberta e os vasos sangrantes, coagulados ou ligados cirurgicamente. Se não houver sinais de infecção, a ferida operatória pode ser fechada no mesmo momento. Quando não tratados, os hematomas podem causar infecção, deiscência e necrose tecidual. No caso de infecção associada, iniciar antibiótico oral e deixar cicatrizar por segunda intenção. A reconstrução pode ser programada posteriormente.

Hematomas em região periorbital ou cervical são emergências, devido ao potencial efeito de massa em estruturas vitais. Se pequeno e assintomático, pode ser observado ou drenado com pequena incisão após anestesia local. Do terceiro ao sétimo dia, os hematomas (tardios) se tornam firmes e rígidos, sendo mais difícil manipulá-los. Desde que não haja emergência, aguardar entre o sétimo e o décimo dia de pós-operatório possibilita sua remoção por incisão e compressão locais (Figura 22.2).[6]

Deiscência

É definida como a ruptura das bordas coaptadas ou suturadas (Figura 22.3). Pode ocorrer até o 30º dia de pós-operatório, sendo mais comum até a segunda semana.

Em casos pequenos e sem evidência de infecção, pode-se ressuturar a ferida ou manter cuidados locais, para que o ambiente úmido permita a cicatrização por segunda intenção. Exsudado moderado a intenso requer curativos absorventes. Tecidos necróticos devem ser removidos com um ou mais métodos de desbridamento (biológico, enzimático, autolítico, mecânico ou cirúrgico).

Deiscência extensa sem evidência de infecção pode ser reabordada com desbridamento e fechamento da ferida. Entretanto, é essencial avaliar os possíveis fatores que contribuíram para a ocorrência, a fim de evitá-los. Por exemplo, em caso de tensão excessiva, considerar descolamento adicional ou até confecção de retalho. Quando decorrente do excesso de movimento, considerar imobilizar a área operada. Deve-se considerar, também, cicatrização por segunda intenção.[7]

Infecções associadas requerem antibióticos tópicos ou sistêmicos e cicatrização por segunda intenção. Posteriormente, pode-se reabordar a ferida/cicatriz.

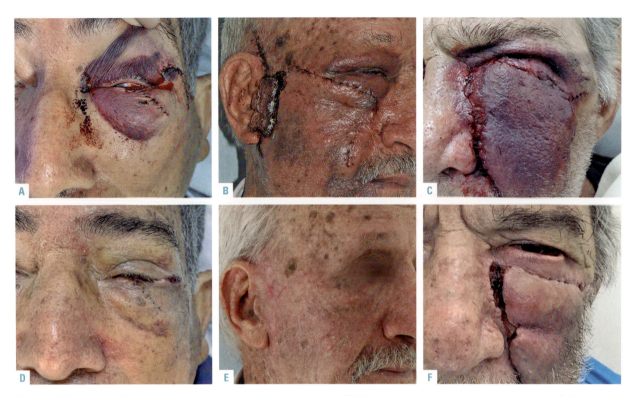

Figura 22.1 Hematoma. (A) Hematoma periocular 5 horas após a cirurgia. (B) Hematoma e equimose periocular e malar. (C) Hematoma 24 horas após cirurgia. (D) Pós-operatório recente após drenagem. (E) Pós-operatório tardio, não realizada drenagem. (F) Apesar da drenagem, evoluiu com deiscência no pós-operatório. Fonte: (A, B, D e E) Bruno Fantini e (C e F) Guilherme de Medeiros Holanda.

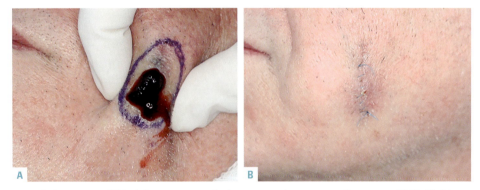

Figura 22.2 Drenagem de hematoma. (A) Incisão e compressão de pequeno hematoma adjacente ao SNG. (B) Pós-operatório, 10 dias após nova sutura da ferida, pois não havia sangramento ativo e o hematoma era pequeno. Fonte: Felipe Cerci.

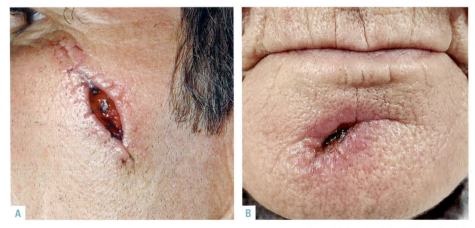

Figura 22.3 Deiscência. (A) Malar esquerda. (B) Sulco mentoniano. Fonte: (A) Ricardo Vieira. (B) Bruno Fantini.

Infecção de ferida operatória

A presença de pus na incisão, de dor além do esperado, de edema significativo ou de eritema sugere o diagnóstico (Figura 22.4). É mais frequente entre o quarto e o sétimo dias. Pode ser superficial (pele e subcutâneo) ou profunda (tecidos profundos, como fáscia e músculo). Sempre que possível, deve-se coletar material para cultura e antibiograma previamente ao início do tratamento empírico. O tratamento consiste no uso de antibióticos orais e tópicos, cuidados locais e, em determinados casos, abertura da área infectada para drenagem da secreção purulenta. Fragmentos de fibrina e fios cirúrgicos devem ser removidos. Os curativos devem manter o ambiente úmido.[8]

Necrose de enxerto

A necrose parcial ou total do enxerto pode ser causada por hematoma, perda do contato enxerto-leito, infecção, tabagismo ou excesso de cauterização do leito (Figura 22.5). Uma discussão mais detalhada está no capítulo 10.

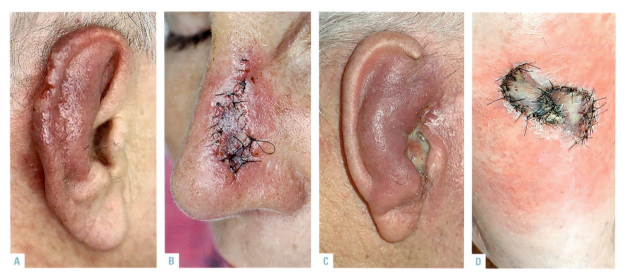

Figura 22.4 Infecção de ferida operatória. (A) Infecção e necrose de enxerto na região posterior da orelha. (B) Enxerto em parede nasal. (C) Pavilhão auricular incluindo conduto auditivo. (D) Retalho na perna. Fonte: (A-B) Felipe Cerci. (C) Ricardo Vieira. (D) Bruno Fantini.

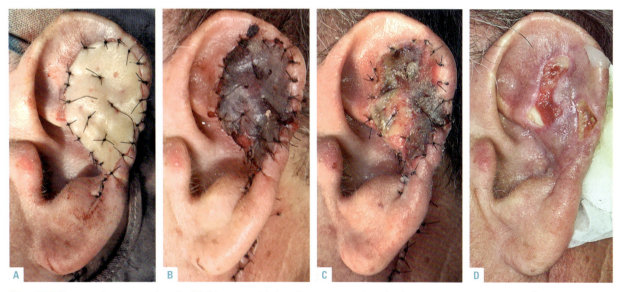

Figura 22.5 Necrose de enxerto de pele. (A) Pós-operatório imediato, enxerto de pele de espessura total suturado. (B) Pós-operatório, 7 dias. (C) Pós-operatório, 14 dias. (D) Pós-operatório, 21 dias. Para reduzir o risco de necrose, duas medidas poderiam ter sido tomadas: afinamento mais intenso do enxerto, além de *punches* na cartilagem para melhorar a nutrição do enxerto com a pele da região posterior da orelha, já que o leito cirúrgico tinha pouca vascularização: cartilagem (avascular) e pericôndrio (pouco vascularizado). Fonte: Henrique Cavellani.

Necrose de retalho

As principais causas são excesso de tensão e planejamento inadequado. No intraoperatório, palidez ou enchimento capilar lentificado após a sutura podem sugerir isquemia. Nesses casos, medidas que reduzam a tensão no retalho (sem reduzir seu suprimento sanguíneo) podem ser úteis. Entretanto, quando há erro de planejamento, esses sinais podem ser observados antes do posicionamento do retalho no leito. Congestão venosa pode levar à isquemia e deve ser suspeitada quando ocorre edema, escurecimento ou surgimento de púrpura no retalho. Sem intervenção, a isquemia pode gerar de epidermólise a perda de espessura total. O manejo de perdas teciduais causadas por isquemia é conservador. Deve-se aguardar a delimitação da necrose para debridar a lesão. Dependendo da extensão da necrose, a cicatrização por segunda intenção pode ter desfecho favorável, evitando outro procedimento. Os cuidados com a ferida são semelhantes aos casos de deiscências (Figura 22.6).[9]

Ectrópio

Geralmente resulta do encurtamento da lamela anterior (pele e músculo orbicular) da pálpebra inferior. É raro na pálpebra superior, devido à ausência do efeito da gravidade.[10]

Técnicas para aumentar a sustentação das pálpebras inferiores, minimizando o efeito da gravidade e da contração da ferida operatória, podem ajudar a preveni-lo. Como exemplo, pode-se ancorar o retalho no periósteo da borda orbital lateral durante a execução do retalho semicircular de Tenzel.[11] Além disso, preconiza-se o fechamento primário com orientação radial em relação ao eixo da abertura palpebral, sempre que possível, para evitar um vetor vertical. Outras técnicas como suturas de suspensão com fios espiculados podem ser úteis em casos específicos para reduzir a tensão na pálpebra inferior.[12]

A sutura de Frost também pode auxiliar na sustentação das pálpebras inferiores. A técnica consiste em fixar a pálpebra inferior com sutura na placa tarsal ou na pele pré-tarsal, no orbicular do olho e no tarso, tomando cuidado para que o ponto seja anterior à conjuntiva palpebral em um ponto próximo ao supercílio, criando um vetor de tensão vertical diretamente oposto à área de maior tração para baixo (Figuras 15.7 e 18.5). Deve permanecer por cerca de 7 dias e tem como desvantagem a necessidade de oclusão ocular.[13]

Existem diversas técnicas cirúrgicas para correção do ectrópio cicatricial. Uma das mais utilizadas é a técnica de *tarsal strip* lateral, com ou sem a execução de enxerto cutâneo em pálpebra inferior (Figura 22.7). Em determinados casos, enxerto cutâneo isolado ou retalho são suficientes para correção do ectrópio (Figuras 22.8 e 22.9).

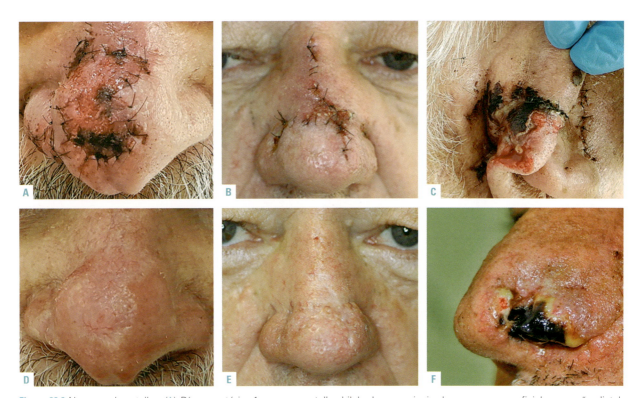

Figura 22.6 Necrose de retalho. (A) Pós-operatório, 1 semana, retalho bilobado com sinais de necrose superficial na porção distal. (B) Necrose superficial de retalho de duplo avanço. (C) Necrose de retalho auricular. (D) Pós-operatório da figura A. (E) Pós-operatório da figura B, demonstrando a área hipocrômica no local da necrose, que contrasta com a pele de característica sebácea adjacente. (F) Necrose de espessura total de retalho para asa nasal. Fonte: (A,C,D e F) Bruno Fantini e (B e E) Felipe Cerci.

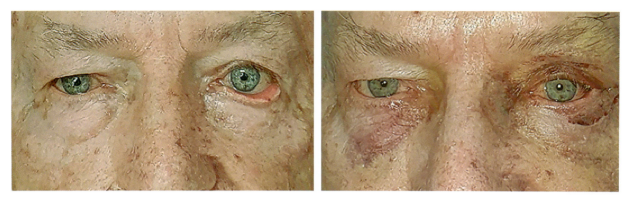

Figura 22.7 Ectrópio cicatricial de pálpebra inferior corrigido com a técnica de *tarsal strip* lateral, associada a enxerto de pele parcial proveniente de pálpebra superior. Fonte: Guilherme A. Shwetz.

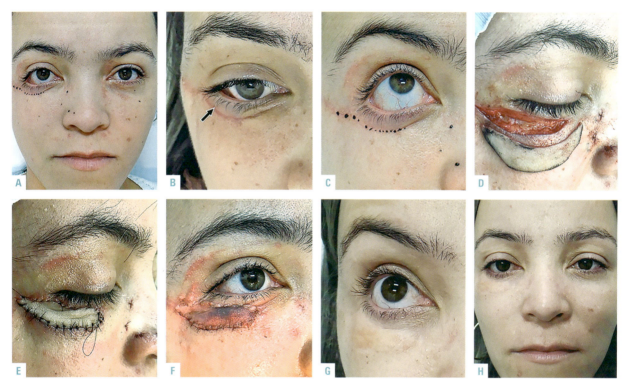

Figura 22.8. Enxerto de pele de espessura total para correção de ectrópio. (A) Ectrópio após reconstrução demonstrada na Figura 2.14. (B) Cicatriz do reparo prévio. (C) Marcação da área a ser incisada para colocação do enxerto. (D) Após incisão e "liberação" da fibrose, foi possível avaliar o tamanho do enxerto necessário. (E) Pós-operatório imediato. (F) Pós-operatório, 1 semana. (G-H) Pós-operatório tardio. Fonte: Bruno Fantini e Henrique Cavellani.

Eclábio

Feridas operatórias cutâneas adjacentes ao vermelhão têm risco de eclábio, principalmente quando reparadas de forma inadequada. Pode ocorrer, também, após a cicatrização por segunda intenção. Quanto mais extenso e profundo o envolvimento da porção cutânea dos lábios, maior o risco de distorção. Como nessa área as partes moles não apresentam inserções ósseas distais, a borda do vermelhão é mais suscetível à retração ao longo do processo de cicatrização. Além disso, defeitos profundos que envolvem significativamente o músculo orbicular oral, podem levar a alterações funcionais que contribuem para o mau posicionamento dos lábios durante a contração muscular. É importante ressaltar que, para feridas superficiais que acometem principalmente o vermelhão, a cicatrização por segunda intenção é excelente indicação, com baixo risco de eclábio.[14-16]

As técnicas cirúrgicas para correção do eclábio incluem: Z-plastia, remoção da cicatriz com fechamento linear no sentido transversal ao eixo dos lábios, retalhos de transposição e retalho em ilha V-Y.[17,18]

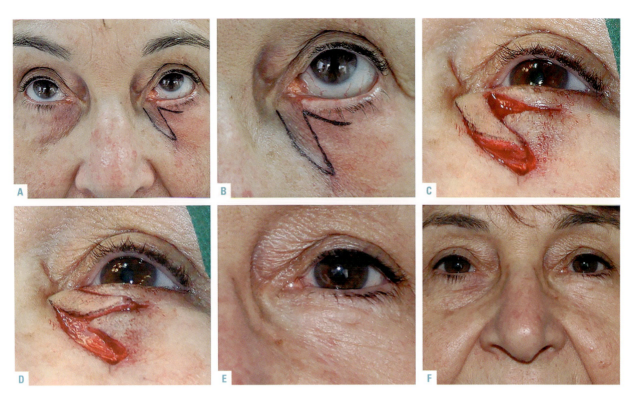

Figura 22.9 Retalho de transposição para correção de ectrópio. (A-B) Ectrópio após retração de enxerto cutâneo. Retalho desenhado. (C) Área de retração e retalho incisados e descolados. (D) Retalho posicionado. (E-F) Pós-operatório tardio. Fonte: Bruno Fantini.

Desabamento da asa nasal

A perda do suporte estrutural (desabamento) da borda alar pode levar ao colapso da válvula nasal externa (Figura 22.10).[19] Reconstruções de grande porção da asa, associadas ou não ao reparo da parede nasal lateral, são mais propensas a essa complicação. Nesses casos, o reforço estrutural da asa nasal com cartilagem auricular tem sido preconizado (Figura 19.12).[20] Alguns autores recomendam o uso "deliberado" de enxertos de cartilagem auricular para reconstrução nasal, para evitar comprometimento funcional.[21]

Arden et al. revisaram 48 reconstruções alares com retalhos interpolados do SNG com e sem suporte de cartilagem. A taxa de colapso da válvula nasal externa no pós-operatório foi de 8% e 29%, respectivamente.[22] Outras séries de casos indicam o uso de suporte estrutural na reconstrução alar, mas um critério objetivo para execução do reforço ainda não foi estabelecido.[23,24]

Lesão de nervos

A lesão de nervos motores é rara na CMM. Entretanto, alguns deles merecem atenção especial, por terem um trajeto relativamente superficial: temporal, marginal da mandíbula, ramo auriculotemporal da divisão mandibular do trigêmeo e nervo acessório.

O tronco do nervo facial encontra-se protegido na espessura da glândula parótida, onde se bifurca em ramo superior (temporofacial), que se divide nos ramos temporal, zigomático e bucal, e inferior (cervicofacial), que se divide nos ramos marginal e cervical. Esses ramos saem da parótida e, em seu trajeto até os músculos da mímica facial que inervam, estão em posição profunda em relação ao sistema músculo-aponeurótico superficial da face. O trajeto do ramo temporal está descrito no capítulo 14. Seu dano resultará em lagoftalmo e ptose da sobrancelha.[25] Essa complicação pode ser revertida por anastomose microcirúrgica ou interposição de enxerto nervoso, idealmente realizada de maneira precoce. Na impossibilidade do reparo, o lagoftalmo pode ser minimizado por tarsorrafia lateral, enquanto a ptose pode ser compensada por elevação cirúrgica da sobrancelha (Figura 22.11).[25,26]

O ramo marginal, após deixar a parótida, acompanha o bordo mandibular inferior protegido apenas pelas fibras do platisma. Seu ponto mais vulnerável encontra-se projetando uma área circular de 2 cm de diâmetro, com centro situado sobre o bordo mandibular, a 2 cm da projeção vertical da comissura oral (Figura 22.12). A lesão leva ao desvio da comissura oral e à incontinência salivar. A reparação por anastomose cirúrgica ou interposição de enxerto nervoso pode ser bem-sucedida, particularmente quando realizada de maneira precoce.[25]

O nervo acessório é responsável pela inervação do músculo esternocleidomastoideo e do trapézio.[27] Sua lesão resulta em disfunção e desalinhamento escápulo-umeral, assim como em dor crônica do ombro. O manejo

Capítulo 22   Complicações e Manejo   **247**

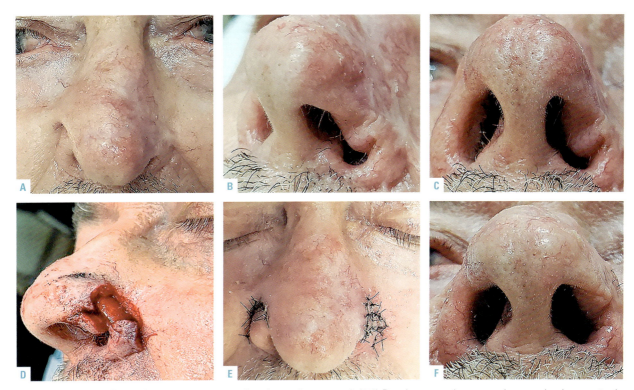

Figura 22.10 Enxerto de cartilagem para correção de colapso da asa nasal. (A-C) Desabamento da asa nasal esquerda, decorrente de reconstrução prévia por outro colega. (D) Após incisão da asa, colocação de enxerto de cartilagem proveniente da concha auricular. (E) Pós-operatório imediato. Foi realizada, também, a correção do sulco alar direito. (F) Pós-operatório tardio. Fonte: Bruno Fantini.

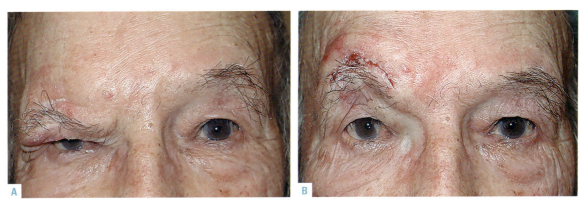

Figura 22.11 Ptose de sobrancelha por dano do ramo temporal do nervo facial. (A) Assimetria facial importante. (B) Pós-operatório imediato da correção pela elevação superciliar, por remoção de crescente de pele e suspensão da sobrancelha ao periósteo do osso frontal. Fonte: Ricardo Vieira.

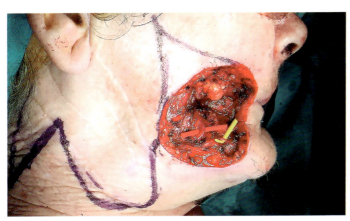

Figura 22.12 Identificação do nervo marginal durante procedimento cirúrgico (marca amarela). O nervo acompanha o bordo inferior da mandíbula e cruza a artéria facial (marca vermelha). Fonte: Ricardo Vieira.

depende do grau de disfunção escápulo-umeral, da intensidade, do tempo decorrido desde o dano e da existência de melhoria clínica e eletromiográfica em avaliações seriadas.[28]

O nervo auriculotemporal, ramo do nervo mandibular do trigêmeo, pode ser seccionado em intervenções na região parotídea. Como esse nervo acompanha os vasos temporais superficiais na espessura da glândula parótida, o risco de lesão nervosa só existe quando o plano cirúrgico ultrapassa a fáscia parotídea. O resultado é um quadro de hiperidrose gustativa conhecido como síndrome de Frey, manejado com injeção de toxina botulínica na área afetada.[29]

Lesão vascular

A lesão de grandes vasos durante a CMM é rara. Os vasos de maior dimensão que podem ser atingidos são os vasos temporais superficiais e seus principais ramos, fasciais e angulares. Na região cervical, a veia jugular externa é o vaso calibroso mais acessível ao dano. O conhecimento da anatomia cirúrgica é crucial para prevenir a lesão operatória desses vasos. A lesão vascular é causadora de sangramento agudo durante a intervenção cirúrgica e facilita a ocorrência de hematomas ou de pseudoaneurismas no período pós-operatório.[30] No entanto, a existência de rica circulação colateral não acarreta outras complicações relevantes. Por essa razão, a forma mais simples e adequada de manejar essas complicações consiste em ligar o vaso lesado com fio de sutura.

Conclusão

Mesmo os cirurgiões mais experientes podem se ver diante de intercorrências cirúrgicas. Deve-se tentar preveni-las com cuidados adequados pré-operatórios, intraoperatórios e pós-operatórios. Saber conduzi-las e ter boa relação médico-paciente são aspectos fundamentais para um bom desfecho.

■ Referências bibliográficas

1. Merritt BG, Lee NY, Brodland DG, Zitelli JA, Cook J. The safety of Mohs surgery: a prospective multicenter cohort study. J Am Acad Dermatol. 2012;67(6):1302-9.
2. Alam M, Ibrahim O, Nodzenski M, et al. Adverse events associated with mohs micrographic surgery: multicenter prospective cohort study of 20,821 cases at 23 centers. JAMA Dermatol. 2013;149(12):1378-85.
3. Elliott TG, Thom GA, Litterick KA. Office based dermatological surgery and Mohs surgery: a prospective audit of surgical procedures and complications in a procedural dermatology practice. Australas J Dermatol. 2012;53(4):264-71.
4. Cook JL, Perone JB. A prospective evaluation of the incidence of complications associated with Mohs micrographic surgery. Arch Dermatol. 2003;139(2):143-52.
5. Iyengar S, Yeager DG, Cohen JL, Ozog DM. Update and Review of Bleeding Considerations in Dermatologic Surgery: Hemostatic Techniques and Treatment Strategies for Bleeding Complications. Dermatol Surg. 2020;46(2):203-12.
6. Nguyen TH. Hemostasis. In: Robinson J, Hanke WC, Siegel DM, ed. Surgery of the Skin: Procedural Dermatology. New York and London: Elsevier Mosby; 2005:245-58.
7. Hunter S, Thompson P, Langemo D, Hanson D, Anderson J. Understanding wound dehiscence. Nursing. 2007;37(9):28-30.
8. Leaper D, Fry D, Assadian O. Perspectives in prevention and treatment of surgical site infection – a narrative review of the literature. Wounds. 2013;25(11):313-23.
9. Woodard CR. Complications in facial flap surgery. Facial Plast Surg Clin North Am. 2013;21(4):599-604.
10. Carniciu AL, Jovanovic N, Kahana A. Eyelid Complications Associated with Surgery for Periocular Cutaneous Malignancies. Facial Plast Surg. 2020;36(2):166-75.
11. Clark ML, Kneiber D, Neal D, Etzkorn J, Maher IA. Safety of Periocular Mohs Reconstruction: A Two-Center Retrospective Study. Dermatol Surg. 2020;46(4):521-4.
12. Kim JH, Yi SM, Kim S, Lee KG, Kim IH. Barbed suture suspension technique for prevention of lower eyelid ectropion after Mohs micrographic surgery. Ophthalmic Plast Reconstr Surg. 2011;27(3):e79-81.
13. Connolly KL, Albertini JG, Miller CJ, Ozog DM. The suspension (Frost) suture: experience and applications. Dermatol Surg. 2015;41(3):406-10.
14. Gloster HM, Jr. The use of second-intention healing for partial-thickness Mohs defects involving the vermilion and/or mucosal surfaces of the lip. J Am Acad Dermatol. 2002;47(6):893-87.
15. Donigan JM, Millican EA. Cosmetic and Functional Outcomes of Second Intention Healing for Mohs Defects of the Lips. Dermatol Surg. 2019;45(1):26-35.
16. Leonard AL, Hanke CW. Second intention healing for intermediate and large postsurgical defects of the lip. J Am Acad Dermatol. 2007;57(5):832-5.
17. Wentzell JM, Lund JJ. Z-plasty innovations in vertical lip reconstructions. Dermatol Surg. 2011;37(11):1646-62.
18. Taher M, Bennett R. Revision of upper lip vermilion border elevation. Dermatol Surg. 2007;33(2):225-8.
19. Barbosa NS, Baum CL, Arpey CJ. Nasal Valve Insufficiency in Dermatologic Surgery. Dermatol Surg. 2020;46(7):904-11.
20. Bloom JD, Ransom ER, Miller CJ. Reconstruction of alar defects. Facial Plast Surg Clin North Am. 2011;19(1):63-83.
21. Yong JS, Christophel JJ, Park SS. Repair of intermediate-size nasal defects: a working algorithm. JAMA Otolaryngol Head Neck Surg. 2014;140(11):1027-33.
22. Arden RL, Miguel GS. The subcutaneous melolabial island flap for nasal alar reconstruction: a clinical review with nuances in technique. Laryngoscope. 2012;122(8):1685-9.
23. Ezzat WH, Liu SW. Comparative Study of Functional Nasal Reconstruction Using Structural Reinforcement. JAMA Facial Plast Surg. 2017;19(4):318-22.
24. Cerci FB, Nguyen TH. Nasolabial interpolation flap for alar reconstruction after Mohs micrographic surgery. Surg Cosmet Dermatol. 2014;6(2):113-20.
25. Condie D, Tolkachjov SN. Facial Nerve Injury and Repair: A Practical Review for Cutaneous Surgery. Dermatol Surg. 2019;45(3):340-57.

26. Georgescu D, Anderson RL, McCann JD. Brow ptosis correction: a comparison of five techniques. Facial Plast Surg. 2010;26(3):186-92.

27. Axibal E, Terella A, Ricci D, Brown M. Neuropraxia of the Spinal Accessory Nerve After Mohs Micrographic Surgery. Dermatol Surg. 2017;43(9):1192 5.

28. Cesmebasi A, Spinner RJ. An anatomic-based approach to the iatrogenic spinal accessory nerve injury in the posterior cervical triangle: How to avoid and treat it. Clin Anat. 2015;28(6):761-6.

29. Motz KM, Kim YJ. Auriculotemporal Syndrome (Frey Syndrome). Otolaryngol Clin North Am. 2016;49(2): 501-9.

30. Dunbar SW, Hurst EA. Pseudoaneurysm formation and repair after Mohs micrographic surgery: a report of 3 cases. JAMA Dermatol. 2014;150(5):546-9.

Índice Remissivo

A

Abordagem cirúrgica das cicatrizes, 235
Anatomia
– da orelha, 167
– da região malar, 141
– do couro cabeludo, 123
– do nariz, 197
– do terço superior da face, 131
– periocular, 179
Ângulo de entrada da agulha, 13
Anti-hélice, 109, 172
Antitragus, 174
Aparelho ungueal, reconstrução
    do, 225
– complicações, 230
– fechamento primário, 226
– segunda intenção, 226
Arcabouço ósseo, 198
Área pré-auricular, 120
Asa nasal, 111, 118, 204
– reconstrução da, 111
Auricular, reconstrução, 167
– anatomia, 167
– complicações, 176

B

Back cut, 48
Banner flap, 61, 63
Base do retalho, 18
Bleomicina, 234
Borda principal do retalho
    (leading edge), 18

C

Camuflagem das incisões, 9
Canto medial, 117

Cantólise
– associadas à cunha, 191
– do tendão tarsal, 191
Cantotomia, 191
Cartilagem
– auricular para reparar defeitos
– – auriculares, 113
– – nasais, 111
– da escafa, 109
Cicatriz(es)
– atróficas e retrações, 164
– em trapdoor, 239
– eritematosas, 238
– etiologia e patogênese da, 233
– faciais, 233
– hipercrômicas, 239
– hipertrófica, 150
– imaturas, 239
– maduras, 239
Cicatrização por segunda
    intenção, 23
– combinada a outros métodos de
    reparo, 27
– complicações, 27
– cuidados com a ferida
    durante a, 27
– estágios da cicatrização, 23
– fatores relacionados ao paciente
    e ao tumor, 26
– indicações, 23
– localização e características da
    ferida, 23
– reconstrução
– – de couro cabeludo, 125
– – periorbital, 180
– satisfação do paciente, 27

Cirurgia micrográfica de Mohs
– comparação com a cirurgia
    convencional e com a cirurgia
    convencional com biópsia de
    congelação, 3
– complicações e manejo, 241
– histórico, 1
– principais indicações da, 3
– segurança da cirurgia ambulatorial, 4
– técnica cirúrgica, 1
– uma breve introdução, 1
– vantagens da, 5
Columela, 214
Combinações com retalhos em
    dobradiça (hinge flaps), 120
Complexo ungueal, 228
Concha, 172
Correção do sulco alar, 220
Corticoides, 234
Couro cabeludo, 56, 120
– anatomia do, 123
– reconstrução de, 123
– – avaliação da ferida operatória, 125
– – cicatrização por segunda intenção, 125
– – complicações, 129
– – enxerto de pele, 128
– – fechamento primário, 126
– – opções de reconstrução, 125
– – paciente calvo ou com cabelo, 125
– – retalhos, 126
– – – de avanço, 127
– – – de rotação, 127
– – – de transposição, 128
Criocirurgia, 234
Cruz da hélice, 110
Cunha do lábio inferior, 162
Curativo de Brown, 103

D

Defeito(s)
– do canto medial, 192
– primário, 18
– secundário, 18
Degrau
– na borda do vermelhão, 164
– na linha de transição entre as zonas úmida e seca, 164
Deiscência, 150, 241
Dermoabrasão, 235
Desabamento da asa nasal, 246
Diminuição da tensão das bordas epidérmicas, 32
Distorção(ões)
– da comissura oral, 165
– de margens livres, 9
Dobra(s) ungueal(is)
– laterais, 229
– proximal, 226, 229
Dog ear ("orelhas de cachorro"), 20, 34
Dorso nasal, 211

E

East-west, 201
Eclábio, 245
Ectrópio, 150, 244
Embebição, 98
Enxerto(s)
– composto (condrocutâneo), 97, 111
– cutâneo, 191
– de Burow, 101, 129
– de cartilagem auricular, 107
– – seleção da área doadora, 107
– – técnica para retirada, 107
– de espessura total, 229
– de pele, 97
– – complicações, 98
– – da asa nasal, 204
– – da ponta nasal, 204
– – de espessura
– – – parcial, 97, 101
– – – total, 97, 99
– – – com tecido subcutâneo, 97
– – fisiologia do enxerto, 98
– – na região temporal, 136
– – seleção da área doadora, 98
– – total, 184
– na parede nasal, 209
– tardios, 103
– tarso-conjuntival, 188
– tipos de, 97
Erradicação do tumor, 9

Escafa, 109, 172
Espaço subgaleal, 123
Espessura
– parcial, 180
– total, 184
Estágios da cicatrização, 23
Eversão das bordas com sutura interna, 12
Excisão
– em crescente, 34
– fusiforme, 235
Exérese em cunha, 189

F

FAIR, sigla, 23
Fat lip deformity, 164
Fechamento(s)
– cirúrgicos periorificiais ou próximos a margens livres, 32
– primário, 31, 180, 189
– – princípios básicos, 31
Feridas
– concomitantes, 215
– operatórias redondas, 31
Fios de sutura e agulhas, 9
Fisiologia do enxerto, 98
Flip-flop flap, 78
5-fluorouracil, 234
Frontal e temporal, reconstrução, 131
– anatomia, 131
– complicações, 140
– enxertos de pele, 135
– fechamento primário, 133
– opções de reconstrução, 132
– retalhos, 136
– segunda intenção, 133
Fronte, 53

H

Hatchet flap, 48, 49
Hélice, 169
Hematoma, 241
Hinge flaps, 120

I

Incisões fusiformes em linha reta com ângulos apicais de 30° ou menos, 32
Infecção de ferida operatória, 243
Inosculação, 98

J

K.I.S.S., 16
Keystone flap, 78

L

Lábio(s), 54
– cutâneo
– – inferior, 158
– – superior, 118
– – – unidade
– – – – central, 154
– – – – lateral, 152
Laser, 237
Leading edge, 18
Leito e matriz ungueal, 226, 229
Lesão
– de nervos, 246
– vascular, 248
Lóbulo, 175
– primário, 18
– secundário, 18

M

M-plastia, 33
Malar, 54, 117
– medial, 116
– reconstrução, 141, 143
– – análise do paciente e do defeito cirúrgico, 143
– – anatomia, 141
– – complicações, 150
– – subunidade
– – – bucal, 147
– – – lateral, 146
– – – medial, 143
– – – zigomática, 147
Matriz e leito ungueal, 226, 229
Mento, 56, 163
Microagulhamento, 235
Movimento
– primário, 18
– secundário, 18
Mucosa labial, 159
Múltiplas subunidades envolvidas pela mesma ferida, 214

N

Nariz, 53, 117, 118
– anatomia do, 197
– sebáceo, 218
Nasal, reconstrução, 197
– anatomia, 197
– complicações e resultados desfavoráveis, 220
– opções de reconstrução, 200
Nasalis sling flap, 76, 77
Necrose
– de enxerto, 243
– do retalho, 150, 244

NEET, sigla, 23
Neovascularização, 98
NOCH, sigla, 23
Nomenclatura dos retalhos, 18

O

Orelha(s), 56
– anatomia da, 167
– de cachorro, 20, 34

P

Pálpebra, 54
– inferior, 179, 180
– superior, 179, 184
Parede nasal, 116, 209
– lateral, 112, 118
Pedículo ou base do retalho, 18
Perioral, reconstrução, 151
– anatomia, 151
– avaliação e reconstrução das
    feridas, 152
– complicações, 163
Periorbital, reconstrução, 179, 180
– anatomia, 179
– avaliação da ferida e planejamento
    cirúrgico, 180
– complicações, 192
Pincer flap, 72, 78, 157
Planejamento dos fusos paralelamente às
    linhas de tensão da pele relaxada, 32
Ponta, 200
– do retalho, 18
Ponto
– de canto, 15
– de saída mais alto que a ferida, 48
– em "X", 15
– em roldana ou polia, 14, 15
– – semissepultado, 15
– – sepultado, 15
– horizontal ou em "U", 14, 15
– – semissepultado, 15
– pivô (*pivot point*), 18
– vertical (Donati), 14, 15
– – semissepultado, 14, 15
Porção posterior da orelha, 172
Pull through flap, 78

R

Reabordagem cirúrgica, 236
Reconstrução
– auricular, 167
– – anatomia, 167
– – complicações, 176
– combinadas, 115

– cutânea, princípios básicos de, 9
– da asa, 111
– da região cantal lateral, 191
– de couro cabeludo, 123
– – anatomia, 123
– – avaliação da ferida
    operatória, 125
– – cicatrização por segunda
    intenção, 125
– – complicações, 129
– – enxerto de pele, 128
– – fechamento primário, 126
– – opções de reconstrução, 125
– – paciente calvo ou com
    cabelo, 125
– – retalhos, 126
– – – de avanço, 127
– – – de rotação, 127
– – – de transposição, 128
– do aparelho ungueal, 225
– – complicações, 230
– – fechamento primário, 226
– – segunda intenção, 226
– frontal e temporal, 131
– – anatomia, 131
– – complicações, 140
– – enxertos de pele, 135
– – fechamento primário, 133
– – opções de reconstrução, 132
– – retalhos, 136
– – segunda intenção, 133
– malar, 141, 143
– – análise do paciente e do defeito
    cirúrgico, 143
– – anatomia, 141
– – complicações, 150
– – subunidade
– – – bucal, 147
– – – lateral, 146
– – – medial, 143
– – – zigomática, 147
– nasal, 197
– – anatomia, 197
– – complicações e resultados
    desfavoráveis, 220
– – opções de reconstrução, 200
– perioral, 151
– – anatomia, 151
– – avaliação e reconstrução das
    feridas, 152
– – complicações, 163
– periorbital, 179, 180
– – anatomia, 179
– – avaliação da ferida e planejamento
    cirúrgico, 180
– – complicações, 192

Região
– auricular, 120
– cantal lateral, reconstrução da, 191
– malar
– – anatomia da, 141
– – subdivisão da, 142
– periocular, 179
– perioral, 151
– temporal, 136
Remoção
– de tecido adicional, 33
– do complexo ungueal, 226
Reparo(s)
– combinados, principais locais
    para, 116
– de feridas operatórias sob o ponto
    de vista oncológico, 16
Representativa
– lateral, 226
– medial, 226
Restauração
– da parede nasal e da região
    malar, 116
– do contorno, 9
Retalho(s)
– bilobado, 62
– – de Esser, 63
– – de Zitelli, 63
– – extranasal, 67
– *bull horn* e asa de gaivota, 159
– cutâneos, 228
– de Abbé, 93, 160
– – cuidados pós-operatórios, 94
– – desenho do retalho, 93
– – elevação do retalho, 93
– – secção do pedículo, 94
– – sutura do retalho, 94
– de Abbé-Mustardé, 191
– de avanço, 39
– – bilateral, 156, 161, 162
– – – O-T, 190
– – de Burow, 44, 146, 182, 201
– – – para região temporal, 138
– – duplo O-T, 137
– – em U, 189
– – frontal, 137
– – lateral, 145, 156, 191
– – princípios básicos, 39
– – reconstrução de couro
    cabeludo, 127
– – variações do, 39
– de Cutler-Beard, 191
– de Dufourmentel, 59, 60
– de espessura parcial, 189
– de Fricke, 184
– de Hughes, 183

– de Imre, 54
– de interpolação paranasal, 90
– de Karapandzic, 56, 160
– de Limberg, 59, 60
– de Mustardé, 54, 183
– de Rintala, 201
– de rotação, 47, 49
– – bilateral, 48, 52
– – com *back cut*, 51
– – com ponto de saída além da ferida e *back cut*, 50
– – com triângulo de compensação ou triângulo de Burow, 51
– – da fronte, 53
– – da orelha, 56
– – da pálpebra, 54
– – de Rieger, 53, 201
– – do couro cabeludo, 56
– – do malar, 54
– – do mento, 56
– – do nariz, 53
– – do SNG, 56
– – – com *back cut*, 157
– – dos lábios, 54
– – heminasal, 53
– – inferior, 146, 183
– – lateral, 144, 145
– – malar lateral, 54, 55
– – O-Z, 53
– – para as diferentes unidades anatômicas, 53
– – princípios básicos, 47
– – reconstrução de couro cabeludo, 127
– – sem necessidade de remover triângulo de Burow, 50
– – uni ou bilaterais, 54
– – variações no desenho, 48
– de Schernberg-Amiel, 228
– de Tenzel, 54, 183
– – invertido, 191
– de transposição, 59, 60, 147, 181, 183, 202
– – bilateral, 63
– – com dupla Z-plastia, 63
– – combinado com V-Y, 160
– – do SNG, 155
– – – para a asa nasal, 64
– – – para asa e parede nasais, 65
– – em bandeira do sulco nasogeniano, 61
– – em ilha, 75, 76
– – nasogeniano, 153
– – reconstrução de couro cabeludo, 128
– de Tripier, 182

– de Webster, 60, 61, 62
– dupla rotação O-Z, 52
– em bandeira (*banner flap*), 61, 63
– – para cauda da sobrancelha, 64
– – para hélice superior, 64
– em crescente, 45
– em dobradiça, 120
– em espiral, 54
– – logarítmica, 55
– em ilha, 71, 202
– – de tubarão, 72, 75
– – para glabela, 138
– – princípios básicos, 71
– – V-Y, 73
– – – baseado no músculo nasal, 76, 77
– em machado (*hatchet flap*), 48, 52
– em porta giratória, 72, 78
– glabelar, 53, 54
– interpolado(s), 81, 202
– – considerações pré-operatórias, 81
– – do sulco nasogeniano, 86, 204
– – – desenho do retalho, 87
– – – divisão do pedículo, 89
– – – elevação/descolamento do retalho, 89
– – – fechamento da área doadora, 89
– – – sutura do retalho, 89
– – retroauricular, 90, 91
– – – desenho e elevação do retalho, 90
– – – divisão do pedículo, 93
– Keystone (*Keystone flap*), 72, 78, 79
– locais, 181
– O-H, 40
– O-L, 42
– O-T, 41, 190
– para defeitos de espessura total, 191
– para ponta nasal, 200
– paramediano frontal, 82, 83, 202, 203
– – alternativas realizadas em um único estágio, 86
– – cuidados pós-operatórios, 85
– – desenho do retalho, 83
– – divisão do pedículo, 85
– – "dobrado" (*folded*), 86
– – elevação/descolamento do retalho, 84
– – fechamento da área doadora, 85
– – sutura do retalho, 85
– *pull through*, 79
– romboide
– – com dupla Z-plastia, 67

– – e suas variantes, 59
– trilobado, 63, 66, 67
– tunelizado, 72, 76, 77
– V-Y, 144, 158, 183, 191
– – clássico, 78
– – duplo, 74
– – em pinça (*pincer flap*), 72, 78, 157
Retração, 164
Revisão de cicatrizes, 233
– abordagens não cirúrgicas, 233
– avaliação do paciente, 233

S

S-plastia, 34
Sangramento, 241
Shark island flap, 72, 75
Silicone, 233
Sistema musculoaponeurótico superficial da face (SMAS), 141
Sobrancelha, 139
Sobras de pele, 34
Subcisão e preenchimento, 234
Subunidades
– anatômicas, 32
– – nasais, 198
– auriculares, 107
Sulco nasogeniano, 141, 151
Supercílio, 139
Sutura(s)
– contínua, 15
– – ancorada, 14, 15
– – horizontal ou "barra grega", 14
– – intradérmica, 15
– de ancoragem, 14
– de Frost, 244
– e tipos de nós tipos de, 11
– em "X", 16
– em bolsa, 15
– – de tabaco (*purse-string suture*), 16
– – sepultada, 15
– "interestágios", 18
– interna com nó invertido, 12
– intradérmica contínua, 14
– vertical contínua em "barra grega", 15
Sutura-chave, 18

T

Têmpora, 120
Tendão cantal lateral, 179
Terço superior da face anatomia do, 131
Tragus, 174
Transposição em ilha, 75

Triângulo(s)
– apical, 151, 152
– moles, 209

U

U-plastia, 40
Unidade
– central do lábio cutâneo superior, 154

– lateral do lábio cutâneo superior e triângulo apical, 152

V

Variações
– do fechamento primário, 33
– do retalho em ilha, 75
Vermelhão, 118, 151, 159

Vestíbulo nasal, 218

W

W-plastia, 235

Z

Z-plastia, 236